全国高职高专护理类专业"十三五"规划教材

（供护理、助产专业用）

护理心理学基础

主　编　刘　婕

副主编　李玉霞　唐小丽　孙国庆

编　者　（以姓氏笔画为序）

刘　婕（山东医药技师学院）

任　滨（山东医药技师学院）

孙国庆（吉林医药学院）

李玉霞（漯河医学高等专科学校）

李明芳（重庆三峡医药高等专科学校）

张黎逸（重庆医药高等专科学校）

姚大志（哈尔滨医科大学大庆校区）

贾新静（泰山护理职业学院）

唐小丽（安庆医药高等专科学校）

曹　璐（四川护理职业学院）

焦迎娜（山东中医药高等专科学校）

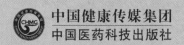

中国健康传媒集团

中国医药科技出版社

内 容 提 要

本书为"全国高职高专护理类专业'十三五'规划教材"之一。本教材具有专业针对性强、紧密结合岗位知识和职业能力要求、理论与临床密切联系、对接护士职业资格考试要求等特点。全书分为十个章节，分别介绍了心理学基础知识、心理与健康、心理护理技能和临床心理护理应用等相关知识。书中在每章节前设有"故事点睛"；章节中穿插有"知识链接""知识拓展"和对接护考内容的"考点提示"。章节末设有选择题和思考题，以帮助学生切实做到学以致用，更好地将理论知识与临床实践结合起来。本教材为书网融合教材。即纸质教材有机融合电子教材、教学配套资源、题库系统、数字化教学服务（在线教学、在线作业、在线考试）。

本教材主要供全国高职高专院校护理类专业师生使用，也可作为临床护理工作人员的参考培训用书。

图书在版编目（CIP）数据

护理心理学基础/刘婕主编 . —北京：中国医药科技出版社，2018.8

全国高职高专护理类专业"十三五"规划教材

ISBN 978 – 7 – 5214 – 0129 – 5

Ⅰ . ①护…　Ⅱ . ①刘…　Ⅲ . ①护理学 – 医学心理学 – 高等职业教育 – 教材　Ⅳ . ①R471

中国版本图书馆 CIP 数据核字（2018）第 061473 号

美术编辑　陈君杞
版式设计　麦和文化

出版　**中国健康传媒集团** | 中国医药科技出版社
地址　北京市海淀区文慧园北路甲 22 号
邮编　100082
电话　发行：010 – 62227427　邮购：010 – 62236938
网址　www.cmstp.com
规格　889 × 1194mm ¹⁄₁₆
印张　11 ¾
字数　236 千字
版次　2018 年 8 月第 1 版
印次　2020 年 9 月第 3 次印刷
印刷　三河市百盛印装有限公司
经销　全国各地新华书店
书号　ISBN 978 – 7 – 5214 – 0129 – 5
定价　**35.00 元**
版权所有　盗版必究
举报电话：010 – 62228771
本社图书如存在印装质量问题请与本社联系调换

数字化教材编委会

主　编　张　晶　刘　婕
副主编　李　梅　张建巍　王玉静
编　者　（以姓氏笔画为序）
　　　　王玉静　白海秀　刘　婕
　　　　李　梅　张　晶　张建巍
　　　　高慧丰　霍亚丽

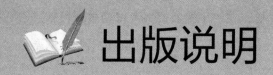

出版说明

为贯彻落实国务院办公厅《关于深化医教协同进一步推进医学教育改革与发展的意见》（〔2017〕63号）等有关文件精神，不断推动职业教育教学改革，推进信息技术与医学教育融合，加强医学人才培养，使职业教育切实对接岗位需求，教材内容与形式及呈现方式更加切合现代职业教育需求，培养具有整体护理观的护理人才，在教育部、国家卫生健康委员会、国家药品监督管理局的支持下，在本套教材建设指导委员会和评审委员会顾问、苏州卫生职业学院吕俊峰教授和主任委员、南方医科大学护理学院史瑞芬教授等专家的指导和顶层设计下，中国健康传媒集团·中国医药科技出版社组织全国100余所以高职高专院校及其附属医疗机构为主体的，近300名专家、教师历时近1年精心编撰了"全国高职高专护理类专业'十三五'规划教材"，该套教材即将付梓出版。

本套教材先期出版包括护理类专业理论课程主干教材共计27门，主要供全国高职高专护理、助产专业教学使用。同时，针对当前老年护理教学实际需要，我社及时组织《老年护理与保健》《老年中医养生》《现代老年护理技术》三本教材的编写工作，预计年内出版，作为本套护理类专业教材的补充品种。

本套教材定位清晰、特色鲜明，主要体现在以下方面。

一、内容精练，专业特色鲜明

本套教材的编写，始终满足高职高专护理类专业的培养目标要求，即：公共基础课、医学基础课、临床护理课、人文社科课紧紧围绕专业培养目标要求，教材内容精练、针对性强，具有鲜明的专业特色和高职教育特色。

二、对接岗位，强化能力培养

本套教材强化以岗位需求为导向的理实教学，注重理论知识与护理岗位需求相结合，对接职业标准和岗位要求。在教材正文适当插入临床案例（如"故事点睛"或"案例导入"），起到边读边想、边读边悟、边读边练，做到理论与临床护理岗位相结合，强化培养学生临床思维能力和护理操作能力。同时注重护士人文关怀素养的养成，构建"双技能"并重的护理专业教材内容体系；注重吸收临床护理新技术、新方法、新材料，体现教材的先进性。

三、对接护考，满足考试需求

本套教材内容和结构设计，与护士执业资格考试紧密对接，在护士执业资格考试相关课程教材中插入护士执业资格考试"考点提示"，为学生学习和参加护士执业资格考试奠定基础，提升学习效率。

四、书网融合，学习便捷轻松

全套教材为书网融合教材，即纸质教材有机融合数字教材，配套教学资源，题库系统，数字化教学服务。通过"一书一码"的强关联，为读者提供全免费增值服务。按教材封底的提示激活教材后，读者可通过 PC、手机阅读电子教材和配套课程资源（PPT、微课、视频、动画、图片、文本等），并可在线进行同步练习，实时反馈答案和解析。同时，读者也可以直接扫描书中二维码，阅读与教材内容关联的课程资源（"扫码学一学"，轻松学习 PPT 课件；"扫码看一看"，即刻浏览微课、视频等教学资源；"扫码练一练"，随时做题检测学习效果），从而丰富学习体验，使学习更便捷。教师可通过 PC 在线创建课程，与学生互动，开展在线课程内容定制、布置和批改作业、在线组织考试、讨论与答疑等教学活动，学生通过 PC、手机均可实现在线作业、在线考试，提升学习效率，使教与学更轻松。此外，平台尚有数据分析、教学诊断等功能，可为教学研究与管理提供技术和数据支撑。

编写出版本套高质量教材，得到了全国知名专家的精心指导和各有关院校领导与编者的大力支持，在此一并表示衷心感谢。出版发行本套教材，希望受到广大师生欢迎，并在教学中积极使用本套教材和提出宝贵意见，以便修订完善。让我们共同打造精品教材，为促进我国高职高专护理类专业教育教学改革和人才培养做出积极贡献。

中国医药科技出版社

2018 年 5 月

全国高职高专护理类专业"十三五"规划教材

建设指导委员会

张义伟（宁夏医科大学）

张亚光（河南医学高等专科学校）

张向阳（济宁医学院）

张绍异（重庆医药高等专科学校）

张春强（长沙卫生职业学院）

易淑明（益阳医学高等专科学校）

罗仕蓉（遵义医药高等专科学校）

周良燕（雅安职业技术学院）

柳韦华（山东第一医科大学）

贾　平（益阳医学高等专科学校）

晏廷亮（曲靖医学高等专科学校）

高国丽（辽宁医药职业学院）

郭　宏（沈阳医学院）

郭梦安（益阳医学高等专科学校）

谈永进（安庆医药高等专科学校）

常陆林（广东江门中医药职业学院）

黄　萍（四川护理职业学院）

曹　旭（长沙卫生职业学院）

蒋　莉（重庆医药高等专科学校）

韩　慧（郑州大学）

傅学红（益阳医学高等专科学校）

蔡晓红（遵义医药高等专科学校）

谭　严（重庆三峡医药高等专科学校）

谭　毅（山东医学高等专科学校）

　　本课程教材系护理专业基础教材，学习本课程教材主要为今后从事医疗护理、心理咨询的学生奠定理论知识和临床心理护理技能基础，培养具有健全人格、拥有较高职业道德修养和职业素质的技能型护理人才，满足社会的需要。

　　本教材共分为十章，以人本主义教育理念为主，满足护理岗位适应生物－心理－社会医学模式的需求，从整体上进行内容整合。在编写中做到：①遵循"三基五性"的教材编写原则，体现教材的思想性、科学性、启发性和适用性。②注重本科教育和职业教育的区别，强调基础知识的涵盖，力求实现中高职教育的有机衔接。③注重以心理护理技能常规技术为基础，以关键技术为重点，以先进技术为导向，体现与临床心理护理发展相同步的原则。④教材突出理论与实践的紧密结合，在每一个章节里都有"故事点睛"情景模拟，要求学生分组进行模拟体验，以激发学生的学习兴趣，促进学生的思维拓展，加深对护理心理学在护理工作中的理解和应用。本教材为书网融合教材。即纸质教材有机融合电子教材、教学配套资源、题库系统、数字化教学服务（在线教学、在线作业、在线考试）。

　　本教材主要适用于全国高职高专院校护理类专业师生使用，也可作为临床护理工作人员的学习用书以及各类成人教育教材使用。

　　本教材的编写分工如下：刘婕老师负责第一章，孙国庆老师负责第二章，焦迎娜老师负责第三章，张黎逸老师负责第四章，唐小丽老师负责第五章，贾新静老师负责第六章，李玉霞老师负责第七章，李明芳老师负责第八章，姚大志老师负责第九章，曹璐老师负责第十章。最后由任滨老师、刘婕老师统稿、修改、定稿。

　　本教材的编写得到了各主编院校领导和老师的大力支持，各位编者老师付出了艰辛的劳动；另外，本教材也参考了一些相关教材和著作，在此一并表示衷心的感谢。

　　本教材在编写过程中，尽管各位编者付出了艰辛的劳动，但难免还存在不足之处，恳请各位同行专家、教师和同学予以批评和指正。

编　者

2018 年 3 月

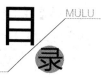

第一章　绪　论

扫码"学一学"

学习目标

1. **掌握**　护理心理学的概念；整体护理的概念。
2. **熟悉**　护理心理学研究的对象和任务。
3. **了解**　护理心理学的产生和发展。
4. 能领会护理心理学产生的理论基础和时代背景，增进对本门课程的情感认知。

故事点睛

旁白： 古代有位名医张大夫，他擅长治疗疑难杂症。一天有个患者来求诊，她只知道腹中饥饿，却不想进食饭菜，而且还动不动就怒骂无常，吃了许多药都无济于事。张大夫听后，告诉家属先找来两名妇女，装扮成滑稽小丑进行表演，果然令患者哈哈大笑心情愉悦，病情减轻许多。紧接着又叫来两位食欲旺盛的妇女，在患者面前狼吞虎咽地吃东西。患者看着看着，也不自觉地一起吃起来了。

人物： 由两名学生分别担任故事人物，进行即兴表演。

请问：

1. 名医张大夫最后达到不药而愈，靠的是什么呢？

2. 利用人的心理作用治病养病在我国自古就有，当今它有哪些新发展和应用意义呢？

一、护理心理学的概念

（一）护理心理学的定义

护理心理学是心理学和护理学相结合的一门交叉学科，是将心理学的知识、理论和技术应用于现代护理领域，研究心理因素在人体健康以及疾病的发生、发展、治疗及护理与预防保健中作用的学科。在护理心理学定义中表述的"交叉学科"是指其涉及了多学科知识和技术，因此护理心理学既是护理学的一门基础性学科，研究护理工作中的心理行为问题，包括护理对象的心理行为特点、各种疾病的心理行为和心理行为变化等；同时也是护理学的一门应用性学科，将心理学系统知识结合护理工作实践，应用到临床护理工作的各个方面，指导护理人员依据护理对象的心理活动规律实施心理护理，从而实现系统化整体护理。

（二）整体护理

整体护理是美国乔治梅森大学护理与健康科学学院吴袁剑云博士根据中国护理临床和教育实际，在1994年设计的系统化的整体护理模式，随后整体护理在我国逐步普及，并不断完善。

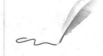

整体护理是一种以患者为中心，以现代护理观为指导，以护理程序为基础框架和核心，并且把护理程序系统化地运用到临床护理和护理管理中的护理行为的指导思想或护理理念。整体护理的目标是根据人的生理、心理、社会、文化、精神等多方面的需要，提供合适患者的最佳护理，是一种新兴的护理模式。"整体"包括了以下三个方面的内涵。

（1）是强调人的整体性；

（2）是强调护理的整体性；

（3）是强调护理专业的整体性。

> **考点提示**
> 整体护理包含的三层内涵。

其中，人的整体性更为重要，即将护理对象视为生物的、心理的、社会的、文化的、发展的人，强调人与环境的相互影响。

知识拓展

弗罗伦斯·南丁格尔的护理理念

早在 2 个世纪以前护理学的先驱——弗罗伦斯·南丁格尔（1820—1911）就曾经提出"护理工作的对象不是冷冰冰的石块、木头和纸片，而是有热血和生命的人类"。但是，由于当时生物医学模式正处于鼎盛时期，因而护理学偏离了南丁格尔的思想，把患者当作石块、木头和纸片来护理，当"机器"来维修。今天我们不得不由衷地佩服南丁格尔的超前理念，随着医学护理模式的转变，整体心理护理越来越凸显出它的重要性。

二、护理心理学的产生和发展

护理心理学是在现代心理学和现代护理学发展的基础上逐渐形成与发展的。护理心理学的历史非常短暂，其发展与临床护理工作模式的转变和护理教育体系的改革密切相关。

（一）护理心理学的萌芽

早在古代，人类一切的生老病死所引发的护理对应措施，都包含护理心理学的萌芽。我国最早的经典医学论著《黄帝内经》中就有关于"怒伤肝、喜伤心、忧悲伤肺、思伤脾、恐惊伤肾"的记载，这表明中医学几千年前就已开始关注情志对健康的影响了。

公元前 460 年，西医之父希波克拉底创建的"体液学说"主张划分人的气质类型，认为治疗应考虑患者的个性特征因素，护理重于医疗，其主要目的在于帮助人们洗净灵魂——最高理想是爱和信心。最早提出心理护理思想的是护理学先驱南丁格尔。1943 年，继南丁格尔之后，美国学者奥利维亚提出"护理是一种艺术和科学的结合，包括照顾患者的一切，增进其智力、精神和身体健康"。

（二）护理心理学的形成

20 世纪 40~70 年代生物医学模式走向顶峰并开始逐渐衰退，最后被"生物－心理－社会"医学模式所取代，护理模式也随之发生了转变，护理心理学逐渐形成并得到认可。医学模式是指一定时期内人们对健康和疾病总和的认识，并成为当时医学发展的指导思想，也是一种哲学观在医学上的反映。生物医学模式认为：每一种疾病都可以在器官、细胞或生物分子水平上找到可测量的形态或化学的变化，都可以确定出生物或理化的特定原因，找到相应的治疗手段。在这种模式的指导下，现代医学得到了快速发展，同时也导致护理工作的视点集中在机体的"疾病"上，出现了以"疾病"为中心的护理模式。

知 识 链 接

护理程序

20世纪50~60年代，美国的护理学家率先提出了"护理程序"的概念，提出"应重视人是一个整体，除生理因素以外，心理、社会、经济等方面的因素都会影响人的健康状况和康复程度"的新观念，进一步提出了"在疾病护理的同时，重视人的整体护理"的专业发展新目标，心理护理被提升到了重要地位。

随着社会经济和医学科学的发展，生物因素引起的疾病如传染病逐渐被控制，取而代之的是与心理社会因素密切相关的一类心身疾病，如脑血管疾病、心血管疾病、恶性肿瘤等。此外，据分析人类死亡的前10种原因中，约半数死亡原因直接或间接与不良生活方式有关，而不良生活方式又与心理社会因素直接相关。种种事实说明生物医学模式已不足以阐明人类健康和疾病的全部本质。1973年美国医学教授恩格尔在《Science》杂志上发表一篇文章，提出了"生物－心理－社会"的医学模式。这是一种系统论和整体观的医学模式，它要求把人看成是一个多层次的、完整的连续体，在健康和疾病问题上，要同时考虑生物、心理和社会因素的综合作用。随着医学模式的转变，护理模式也从功能制护理转变为整体制护理。护理模式的转变和现代心理学理论、技术的高速发展促进了护理心理学的形成并为其发展奠定了基础，创造了条件。

（三）护理心理学的发展

1. 学科建设日趋成熟和完善 各个国家的护理专业均开设有心理学、行为学、人际关系等课程，使护理人才的知识体系更贴近现代护理模式的需求。美国四年制专科护理教育的课程中有近百学时的心理学课程内容，包括普通心理学、生理心理学、社会心理学、变态心理学、临床心理治疗学等，其中特别强调护患关系及治疗性沟通对患者身心健康的重要性及护士的沟通技能训练。1995年11月"中国心理卫生协会护理心理专业委员会"在北京宣告成立，我国护理心理学领域有了最高层次的学术机构，也标志着我国护理心理学的学科发展进入一个新的时期。我国护理心理学教育起始于20世纪80年代初，现已成为护理专业的必修课。护理心理学教学同时对优化护士的职业心理素质、增强护士的职业技能等起到了积极促进作用。

2. 科研活动广泛开展 护理心理学的地位和作用日益突出，护理心理学的研究论文在数量上逐年递增，其研究内容涉及护理心理学的各个方面。广大护士积极开展临床心理护理应用研究，探索患者的心理活动共性规律和个性特征的各类研究设计。将心理疗法应用于临床心理护理实践，成为国内外护理心理学研究的一个重要特点。

3. 临床心理护理突出个性心理特征 随着护理心理学理论及心理护理方法研究的不断深入，近几年来逐步开展了心理护理个案研究，特别认识到突出个性心理活动特征的重要性。不同个性的患者对疾病的承受能力、反应方式、社会角色和社会经历的不同，疾病的心理活动规律也有极大差异；护士掌握了心理护理的相关知识，对千差万别的患者实施有针对性的个性化护理。

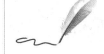

（四）前景与展望

心理社会因素在许多疾病的发生、发展和防治中的重要作用已得到医学界的高度重视。随着科学技术的发展，心理学研究在心理社会因素与健康的关系方面已取得重大进展，力求有效地控制不良心理社会因素对健康的影响。护理心理学也还在不断发展的过程中，其理论体系、方法和技术、运用范畴等都需要在实践中不断地完善。心理护理的开展大大提高了护理质量，但要达到专业化很高的程度还需较长时间，因为护士需要掌握丰富的心理学相关知识，同时还需要组织提供一个有利于心理护理发展的良好条件，包括确立心理护理的专业地位、提供人员培训和配置方面的支持等。

三、护理心理学的研究对象和任务

护理心理学研究的对象包括护理对象和护理人员两大部分。其中护理对象包括患者、亚健康者、健康者。

（一）护理心理学的研究对象

1. 患者 一般而言，当个体的角色由健康者转化为患者时，无论什么疾病，对患者的心理活动都会产生一定的负面影响；但不同的患者，因个性心理的差异所产生的心理变化和心理反应是不同的。

2. 亚健康者 就是健康状态受到诸如社会因素、情绪因素、人格因素、不良行为方式等潜在因素威胁的亚健康状态的人。

3. 健康人 研究健康人正常的心理活动、健康的行为方式和应激的应对方式等对健康的影响。

4. 护理人员 作为护理活动的主体，其良性的心理特征培养和良好职业素质的塑造和养成，以及心理护理技能的熟练掌握等都会对心理护理的成效产生决定性的作用。

（二）护理心理学的研究任务

护理心理学的主要任务是研究有效的心理干预方法，从个体的心理护理到群体的心理保健以及适合护理程序使用的心理评估方法。

1. 研究人的心理活动和心理因素对健康的作用 护理心理学必须研究人们的心理活动对身体生理活动的影响，从而揭示疾病与心理因素之间的内在联系。护理人员只有认识并掌握了其中的规律，才能自觉地采取恰当措施进行心理护理。

2. 研究患者的心理特点和心理护理的理论与技术 护理心理学还应研究患者的一般心理活动规律和特殊的心理表现，在此基础上进一步研究干预患者心理活动的理论与技术，采取恰当措施实施最佳心理护理。

3. 研究和应用有效交往和心理评估的理论与技术 掌握与患者进行有效交往的技术是非常重要的，这不仅对于护理人员及时、准确地评估和诊断护理问题十分有用，而且是实施心理咨询与治疗的前提和保证。

4. 研究心理护理与整体护理的关系在护理工作中的作用 虽然心理护理在患者的康复中起着极为重要的作用，但是基础护理作为最基本的护理则是不可或缺的，将两者统一起来的整体护理在整个护理流程中更为突出，更为重要。

5. 研究和应用心理健康教育的内容和方法 对正常人进行适当的心理健康教育，能帮助人们预防某些心理问题的出现，或一旦出现心理问题便能及时寻求帮助；适当的心理健康教育也能帮助人们对某种疾病产生正确的认知，消除由于错误认知带来的心理恐惧。

6. 研究和培养护理人员的心理品质 护理人员通过护理为患者减轻疾苦，并使之安全、舒适，这是一项崇高的职业。要做好这项工作，就要求护理人员必须具备一系列良好的心理品质。比如，对患者抱有同情心，尊敬和体贴他们；对患者的需要应认真对待，尽量给予满足；在工作中要表现出高度的责任心和精湛娴熟的护理技术，以增强患者的安全感。甚至连护理人员的言谈举止、仪表修饰都应十分讲究，展现"白衣天使"的崇高形象，从而使患者在心理上增强战胜疾病的信心和力量。

四、护理心理学在护理模式转变中的作用

当人们逐渐认识到旧的"生物医学模式"已不能适应医学发展的现状与未来时，"生物－心理－社会"医学模式应运而生。随着医学模式由"生物医学模式"向"生物－心理－社会"医学模式的转变，护理模式也随之由"以疾病为中心"的旧模式向"以患者为中心"的整体护理新模式转变。现代护理学对护士的素质、知识、能力提出了更高的要求。护理心理学作为一门学科，既有其独立的内容，又有与医学密不可分的一面；其要求护理专业的学生在掌握医药知识的同时，还应具备护理心理学的知识与技能。

1. 心理学理论是现代护理学的重要来源和理论基础 这些理论主要包括"人本主义心理学理论"，其中马斯洛关于需求和动机理论构成了现代护理学基础的一个重要部分。此外，关于自我概念、应激的转化与应对等许多新理论也作为重要理论基础被吸收到现代护理学中。

2. 护理心理学技术和方法大大丰富和推动了护理实践 临床护理心理学方法、临床心理护理评价、心理健康教育和心理保健策略等为护理实践提供了有效的技术素材，如心理评估技术、心理测验和评定量表在患者心理的估计和诊断步骤中均为不可缺少的定性与定量技术；而心理护理的方法和技术、心理健康策略则是心理干预和护理教育中被广泛应用的重要措施。

3. 心理问题已成为现代护理的重要内容和对象 北美护理诊断协会（NANDA）通过的128 种护理诊断中有一半以上与心理社会方面的功能有关，大约1/3 的护理诊断是纯粹的心理障碍问题，因此通过护理心理学的学习，有助于掌握心理护理方法和技术，对心理问题的估计、诊断、干预计划的制订与实施和干预效果的评估是尤其重要的。

4. 护理心理学知识是整体护理质量和水平的重要保证 了解和掌握有关认知、情绪、人格以及社会文化等因素与健康疾病的相互关系，有助于对疾病病因和发病机制的认识和理解；针对患者一般的心理反应和不同患者的心理特点，制定相应的护理计划，有的放矢地开展心理护理，以提高整体护理的质量和水平。

五、学习护理心理学的意义

1. 提高护理心理评估和心理干预能力 心理评估就是科学地运用多种手段从各个方面获得信息，对某一个心理现象进行全面、系统和深入的客观描述，用于进行能力鉴定；单独或协同对心理障碍或心身疾病做出的心理诊断；或帮助正常人及时发现心理问题，以便及时调整或矫正等。心理干预则是在确诊的基础上，采用一系列适合护理对象的心理治疗方法对其心理问题及行为进行矫正或治疗。总之，护理专业的学生通过学习、理解护理心理学的理论和掌握护理心理学的技能，有利于提高其护理心理评估和心理干预能力，促进护理人才专业素质的提高。

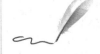

2. 有助于提高护理质量 通过护理心理学的学习有助于护理人员对护理对象特殊行为方式的理解，有助于掌握不同年龄、性别和不同类型的护理对象的心理特征，从而制定相应的护理计划，取得事半功倍的效果。同时还有助于掌握沟通、观察、咨询和治疗等各种技术，促进与护理对象进行有效交往，获得准确信息和提高干预效果。

3. 促进良好心理素质的培养 护理心理学主要是由心理学和护理学结合而成的，是用心理学的理论、方法来解决护理实践中的心理问题。因此，通过心理学有关知识的学习，不仅能指导心理护理工作，同时还能了解自己在认知、情绪、意志方面的品格优劣，在能力、气质、性格方面的长短，这将有助于自我观察、自我分析，可有效地调控自我、不断完善自我，从而提高自身的心理素质。

六、护理心理学的相关学科

护理心理学是应用心理学的分支，护理心理学的教学内容建立在医学心理学、普通心理学、发展心理学、社会心理学等学科的基础上。

1. 医学心理学 医学心理学是研究心理与疾病关系的学科，研究心理因素在疾病的发生、诊断、治疗及预后中的作用。医学心理学强调建立医生与患者之间和谐、互相尊重、互相信任的关系，还主张运用心理学的知识，研究维护患者心理健康的各种手段，以达到预防疾病的目的。医学心理学与护理心理学关系密切，护理心理学诞生于医学心理学。

2. 普通心理学 在心理学中，它处于基础学科地位。普通心理学是研究心理现象发生和发展的最一般规律，涉及心理与客观现实的关系、心理与脑的关系、各种心理现象间的相互联系及其在人的整个心理结构中的地位与作用的学科。普通心理学是心理学中的基础学科，既概括了各分支学科的研究成果，同时又为各分支学科提供理论基础。因此，普通心理学是学习护理心理学的入门学科。

3. 发展心理学 发展心理学是研究心理的种系发展和人的心理的个体发展的学科，研究前者又称为比较心理学，将动物心理与人的心理进行比较；而后者是研究人类个性发展的生命全过程中心理发生和发展规律的科学，按照人生的阶段，分为儿童心理学、青年心理学、成年心理学、老年心理学。发展心理学阐述各个年龄阶段的心理特征，并揭示个体心理从一个年龄阶段发展到另一个年龄阶段的规律，护理心理学应用其知识为患者提供初级心理保健。因此，发展心理学也是护理心理学的重要基础学科。

4. 社会心理学 社会心理学是系统研究社会心理与社会行为的科学。它研究社会心理现象，如社会情绪、阶段和民族宗教心理、社会交往与人际关系等；还研究小团体中的社会心理显现，如团体中人际关系、团队气氛、团体的团结与价值定向、领导与被领导等。社会心理学的核心是人际关系，而人际关系理论和沟通技巧对护理心理学影响重大。

本章小结

通过对本章的学习，学生可以理解护理心理学基础是研究在护理情境下医疗服务对象和护理人员心理现象的发生、发展及其变化规律的应用性心理分支学科。学好护理心理学基础，我们就可以顺利地提升整体护理工作的能力，尤其是提升心理护理工作能力的有效途径。

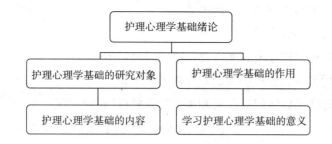

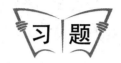

一、选择题

【A1/A2 型题】

1. 护理心理学基础是

    A. 心理学与护理学相结合的一门交叉学科

    B. 护理心理学与心理学和护理学有关，与其他学科无关

    C. 研究人的心理因素变化发展的应用性学科

    D. 护理学的基础性学科和应用性学科

    E. 指导护理人员依据护理对象的心理活动规律实施心理护理的应用性学科

2. 护理学与护理心理学的关系是

    A. "母子"关系　　　　　　　　　　B. 平等关系

    C. "子母"关系　　　　　　　　　　D. 重复关系

    E. 护理学与护理心理学是毫不相干的两门学科

3. 整体护理的概念主元素包括

    A. 强调人的整体性　　　　　　　　B. 强调护理的整体性

    C. 强调护理专业的整体性　　　　　D. 护理的对象也可以是正常人

    E. 整体护理在我国已经完善了

4. 整体心理护理概念的设计者是

    A. 罗杰斯　　　　　　B. 弗洛伊德　　　　　　C. 斯纳金

    D. 艾利斯　　　　　　E. 袁剑云

5. 护理心理学基础研究的对象包括

    A. 护理对象和护理人员　　　　　　B. 患者和护理人员

    C. 患者、亚健康状态的人、健康人　　D. 患者、亚健康的人

    E. 患者、亚健康的人和护理人员

6. 护理心理学的研究任务有

    A. 有效的心理干预方法　　　　　　B. 适合护理程序使用的心理评估方法

    C. 个体的心理护理和群体的心理保健　D. 人在成长过程中特有的心理现象

    E. 人的心理活动的一般规律

7. 现代整体护理在护理模式转变中的作用有

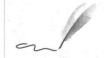

A. 以疾病防治与护理为中心的模式

B. 以患者为中心的模式

C. 心理学是现代护理模式的重要来源和理论基础

D. 心理问题已成为现代护理的重要内容和对象

E. 护理心理学是整体护理质量和水平的重要保证

8. 1973年美国医学教授_____在《Science》杂志上发表一篇文章，首先提出了"生物－心理－社会"医学模式。

A. 恩格尔   B. 威廉·冯特   C. 弗洛伊德

D. 艾丽斯   E. 罗杰斯

9. 我国护理心理学教育起始于

A. 20世纪80年代初   B. 20世纪70年代初

C. 20世纪60年代初   D. 20世纪50年代初

E. 20世纪90年代初

10. 护理心理学基础的未来发展趋势包括

A. 护士需要掌握丰富的心理学相关知识   B. 确定心理护理的专业地位

C. 提供人员不断提升的培训和配置支持   D. 服务对象着重住院患者

E. 加大职业心理素质教育

二、思考题

患者张帅，男，34岁，某高三毕业班班主任，因阵发性胸闷、憋气、心悸反复发作十年有余，最近病情加重入院。既往无其他重病史，个性比较急躁、缺乏耐心、喜欢争强好胜，无阳性心血管疾病家族史。入院后偶感心前区憋闷、时时叹气、心事重重，不安心住院，睡眠差，夜醒3~4次，医生入院诊断为"冠心病"。

请问：

（1）如何看待患者的个性、职业压力等心理、社会因素与冠心病反复发作的关系？

（2）护士书写护理病例时应提出哪些护理问题和诊断依据？

扫码"练一练"

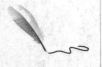

第二章　心理过程

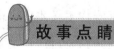

学习目标

　　1. **掌握**　心理学概念、心理学实质、感觉、知觉、记忆、思维、情绪情感概念和意志的概念及特征。

　　2. **熟悉**　记忆过程及遗忘规律，思维种类及影响问题解决的因素、情绪情感的表达及意志行动的基本阶段。

　　3. **了解**　患者感知差异与护理心理、情绪和意志与护理专业的关系。

　　4. 能够构建出心理过程中的认识过程、情感过程和意志过程，以及在护理工作中的表现。

扫码"学一学"

第一节　心理学概述

故事点睛

　　旁白：小李对小高说："我学过心理学，这可是一门特别有意思的学科。"小高吃惊地望着小李："是吗？那你一定能一眼看穿别人，知道别人是怎么想的吧？请你给我算一卦吧。"小李摆摆头说："你误解了，心理学是一门科学，它与相面测字、算命卜卦等江湖骗术是根本不同的。"

　　人物：由两名学生分别担任故事人物，进行即兴表演。

　　请问：

　　1. 小高对心理学的认知对吗？为什么呢？

　　2. 你对心理学的认识是怎样的？

一、心理学的概念

　　心理（mind）是客观事物在头脑中的反映，包括感觉、知觉、记忆、思维、想象、情绪、情感、意志、能力、性格等。人的心理是高度发展的物质——大脑的功能，是人在社会实践过程中形成和发展的。心理学，其英文为"psychology"，是由两个希腊文字"psyche"和"logos"组成的。前者的含义是"心灵""灵魂"；后者的含义是"讲述"或"解说"。"对心灵或灵魂的解说"是心理学最早的定义，由于心理学长期隶属于哲学，因而它只具有哲学定义，不具备科学内涵。1879年，德国心理学家冯特在莱比锡大学建立了第一个心理学实验室，标志着科学心理学的诞生。心理学成为一门独立学科后，其发展经历了100多年，定义也在不断地变更，直到20世纪80年代，对心理学的界定演变为："心理学是研究人的行为与心理活动规律的科学。"

日常生活中，人会接触到各种各样的现象，有自然现象如彩虹、地震、流水等，也有社会现象如追星等；还有一些心理现象，如看见壮丽的山水美景，人会感觉心旷神怡、心情舒畅。心理现象（psychological phenomena）是个体心理活动的表现形式，一般把心理现象分为两类，即心理过程和人格心理。

心理过程包括认知过程、情感过程与意志过程。认识过程是人获得信息的过程，包括感觉、知觉、记忆、思维、想象等；人在认识客观事物的时候，由于客观事物的不同、客观事物与人的关系不同，人对客观事物会产生不同的态度或体验，如满意或不满意、愉快或不愉快等，这些复杂多样的态度或体验称为情绪和情感。产生态度或体验的过程就是情绪情感过程。人不仅能认识事物，体验对事物的态度，而且还能为了满足某种需要，自觉地确定目的，制订计划，克服困难，努力达到目的；这就是人的意志过程。人由于先天素质不一样，生活的环境和受到的教育也存在差别，以及从事的实践活动的不同。所以，人在活动的过程中，会表现出其各自的独特特点，这些特点就是他的人格特点。人格是人稳定的心理特征的综合。

人的心理过程和人格是相互密切联系的。人格心理是通过心理过程形成的；同时，已经形成的人格又会制约心理过程的进行，并在心理活动过程中得到表现，从而对心理过程产生重要影响，使得每一个人在认知、意志、情感等方面表现出明显的人格差异。

二、心理的发生发展过程

人类对心理的本质问题经历了相当长的探索历史，到了近代，辩证唯物主义才将心理的本质问题做出了科学的解释。科学的心理观认为，脑是心理的器官，心理是脑的功能，是脑对客观现实主观的、能动的反映。归纳起来，可以理解为，心理是人脑的功能，是客观现实的反映。

1. 心理是脑的功能 心理活动与脑有密切的关系，人类的心理现象是人脑进化的结果。大脑是由大量神经细胞借助突触而形成的一个巨大的网络系统。每个神经细胞可能和6万到30万个神经细胞发生联系。从动物进化上看，随着神经系统特别是脑的进化，动物的心理由无到有、由简单到复杂在逐渐发展变化。特别是随着新皮层的出现，动物的心理有了质的改变，如类人猿的大脑皮质能够借助于表象和简单的概括能力，在一定程度上反映事物之间的关系，并解决一些较复杂的问题。不同的动物随着其心理的需要，其皮层发展也是不同的，如人和猿猴相比，颞区、下顶区和额区的面积显著地增大，这些脑区正是对信息进行加工、综合、贮存、控制等的部位。大脑既可同时接受各种刺激，还受过去所经历过的刺激的影响，加上反馈作用，使得心理变得极为复杂。现代个体研究也发现，心理的发生发展也是以脑的发育为物质基础的。现代的生理解剖和临床医学证明，人脑由于外伤或疾病受到损伤，相应的心理活动也会发生改变，如大脑右半球病变时就会引起视空间、注意和情绪障碍。这都证明了心理是脑的功能。

2. 心理是脑对客观现实主观的、能动的反映 脑是心理产生的器官，是一切心理活动的物质基础，但大脑本身并不能凭空产生心理活动，客观现实是心理的源泉和内容，没有客观现实就没有心理。心理活动的内容来源于客观现实，人的感觉和知觉是由于客观事物直接作用于人的感觉器官而产生的反映，记忆、思维、情绪情感等心理活动是在感知觉的基础上形成和发展起来的。脑对客观现实进行反映时，不是机械的、被动的反映，是一种

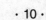

主观的反映，受到个人经验、个性特征和自我意识等多种因素的影响。在这一过程中，逐渐形成了不同的心理水平、心理状态和人格特征，而这些内容反过来又影响和调节个体对客观现实的反映，从而表现出人的心理的主观特点。

第二节 感觉与知觉

扫码"学一学"

一、感觉

感觉（sensation）是人脑对直接作用于感觉器官的客观事物的个别属性的反映，是最基本的认知过程。它是我们认识客观事物的第一步，感觉给我们提供了内外环境的信息，保证了机体与环境的信息平衡，它是一切较高级、较复杂的心理现象（如思维、记忆）的基础。

知识拓展

感觉统合理论

感觉统合理论是由美国南加州大学爱尔丝博士 1969 年提出的。所谓感觉统合，是指机体在环境内有效利用自己的感官，以不同的感觉通路从环境中获得信息输入大脑，再对其信息进行加工处理，并做出适应性反应的能力。简言之，感觉统合是大脑和身体相互协调的学习过程。只有经过感觉的统合，人类才能完成高级而复杂的认识活动。感觉统合理论是由脑神经生理学基础发展而来，感觉统合术语已广泛应用于行为和脑神经科学的研究。

（一）感觉的分类

根据刺激的来源可把感觉分为外部感觉和内部感觉。外部感觉是由外部刺激作用于感觉器官引起的感觉，包括视觉、听觉、嗅觉、味觉和皮肤觉。内部感觉是由有机体内部的刺激所引起的感觉，包括运动觉、平衡觉、内脏感觉（包括饥渴、饱胀、窒息等）。

1. 视觉 视觉是光刺激于人眼所产生的感觉。是人类对外部世界进行认识的最主要途径，人类所接受的信息有 80% 是来自于视觉的。视觉能使人们快速意识到环境中刺激物的变化，并做出相应的行为反应。视觉的适宜刺激是波长为 380 ~ 780nm 的可见光波。

2. 听觉 听觉是声波作用于耳所产生的感觉。听觉是人类另一重要感觉。听觉的适宜刺激是声波（16 ~ 20000Hz）。

3. 嗅觉 嗅觉是由有气味的气体物质作用于鼻腔黏膜中的嗅细胞所引起的。研究人员发现不同的气味对人体可以产生不同的作用。比如，有一些芳香物质可以使人精神振奋，减轻疲劳，提高工作效率；天竺葵花的香味具有镇静作用，能使患者安然入睡。

4. 味觉 味觉的感觉器官是舌头上的味蕾，溶于水、唾液或酯类的化学物质对味蕾进行适宜的刺激，便形成味觉。一般认为，人有酸、甜、苦、咸四种基本味觉，其他味觉都是由它们混合产生的。实验证明，人们的舌尖对甜味最敏感，舌中部对咸味敏感，舌两侧对酸味敏感，而舌根部则对苦味最为敏感。

5. 皮肤觉 皮肤觉的基本形态有四种：触觉、冷觉、温觉和痛觉。皮肤觉的感受器在皮肤上呈点状分布，称触点、冷点、温点和痛点，它们在身体不同部位的数目不同。皮肤觉对人类的正常生活和工作有着重要意义。人们通过触觉认识物体的软、硬、粗、细、轻重，盲人用手指认字，聋人靠振动觉欣赏音乐，都是对皮肤觉的运用。

（二）感觉的特征

1. 感受性与感觉阈限 感受性也称为感觉的敏锐程度，是感受器对刺激的感受能力。感觉总是由一定的刺激引起，但并非所有的刺激都能让人感觉到。例如，落在手背上的灰尘，我们是感觉不到的；但是一个小石头落在手背上，我们就能感觉到。感受性的高低用感觉阈限大小来测量。感觉阈限是衡量感觉能力的客观指标，可分为绝对感觉阈限和差别感觉阈限。我们把刚刚能引起某种感觉的最小刺激量称为绝对感觉阈限，觉察出最小刺激量的能力称为绝对感受性；刚刚能引起差别感觉的刺激最小变化量是差别感觉阈限，觉察出同类刺激物之间最小差别量的能力是差别感受性。感受性与感觉阈限成反比关系，阈限低感受性高，感觉敏锐；反之，阈限越高，感受性越低，感觉越迟钝。各种感觉的绝对感觉阈限并不相同，同一感觉的绝对感觉阈限也因人而异。另外，人的各种感受性都不是一成不变的，它们受内外条件的影响，例如，适应、对比、感官之间的相互作用；生活需要和训练等都能导致相应的感受性发生变化。

2. 感觉的适应 是指由于刺激物对感受器的持续作用使感受性发生变化（感受性提高或降低）的现象，就是感觉的适应。人具有很高的适应性，适应机制使人能够在变动的环境中比较容易进行精细分析，从而实现较准确的反应。感觉器官在弱刺激持续作用下，感受性会增强，如暗适应现象；感觉器官在强刺激持续作用下，感受性会减弱。但人的适应是有限度的，不断地适应和过度的适应则易使人疲劳，降低感受性。

3. 感觉的对比 是指同一感觉器官在不同刺激物的作用下，感受性在性质和强度上发生变化的现象。例如，黑人牙齿总给人以更洁白的感觉。感觉对比分为同时对比和继时对比两种。如右手泡在热水盆里，左手泡在凉水盆里，然后双手同时放进温水盆里，结果右手感觉凉，左手感觉热，这叫同时对比。再如，先吃糖，后吃苹果，就会感觉苹果变酸，这叫继时对比。

4. 感觉的相互作用 是指当一种感觉器官受到刺激而产生一种特定感觉的同时又产生另外一种不同的感觉。如颜色的感觉就具有冷暖感、远近感：红、橙、黄等色有温暖感，称为暖色，同时又能使空间感觉上变小；蓝、青、紫等色有寒冷感，称为冷色，同时又能使空间在感觉上变大。

5. 感受性的补偿与发展 感受性的补偿是指当某种感受器受到损伤之后，在社会生活与实践活动的影响下，其他感受器的感受性大大提高的现象。如美国妇女海伦·凯勒盲聋哑俱全，但其手指触觉却发展得极其敏锐，她学习发声，就是通过手指触觉来领会发音时喉咙的颤动和嘴的运动。她经过努力终于成为著名的教育家，其感觉补偿作用达到了惊人的程度。感受性的发展是指人的感受性在生活和劳动实践的长期锻炼中，是可以大大提高和发展的，特别是通过实践活动和某些特殊训练，可以提高到常人不可能达到的水平。如《水浒传》里的郑屠，称肉不差分毫；卷烟包装工一次能抓二十支卷烟；卖油翁不洒一滴油，缘由"惟手熟尔"。

6. 联觉 当一种感觉器官受到刺激而产生一种特定感觉的同时又产生另外一种不同的感觉。我们感觉到的"沉重的乐曲""甜蜜的笑容"等就是联觉现象。

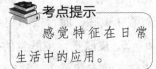

考点提示
　　感觉特征在日常生活中的应用。

二、知觉与错觉

知觉（perception）是人脑对直接作用于感觉器官的客观事物的整体属性的反映，它是一系列组织并解释外界客体和事件产生的感觉信息的加工过程。例如，我们看见一个红红的苹果、听到一首动听的歌曲，而不是仅仅看到红色的、圆形，听到高音或低音、乐音或噪音，这些就是知觉现象。

感觉和知觉是人认识客观事物的初级阶段，是人的心理活动的基础。人们通过感觉可以认识事物的个别部分或个别属性，而通过知觉能够把由各种感觉通道所获得的感觉信息进行整合以获得对事物整体的认识。人的感觉的产生更多地受客观刺激的影响，而知觉的产生除了受客观刺激的作用外，还很大程度上要受个人经验等主观因素的制约。

（一）知觉的分类

根据知觉反映的客观事物的特性的不同，我们可以把知觉分为空间知觉、时间知觉和运动知觉。

1. 空间知觉　空间知觉是对物体的形状、大小、远近、方位等空间特性的知觉。它包括形状知觉、大小知觉、距离知觉和方位知觉等，是多种感受器协同活动的结果。

2. 时间知觉　是对客观事物的顺序性和延续性的反映。

3. 运动知觉　是个体对物体空间移动以及移动速度的反映。例如，鸟在天上飞、鱼在水里游等。通过运动知觉，人们可以分辨物体的运动和静止，以及运动速度的快慢。

（二）知觉的基本特性

1. 知觉的选择性　人在知觉事物时，首先要从复杂的刺激环境中将一些有关内容抽象出来组织成知觉对象，而其他部分则留为背景，这种根据当前需要，对外来刺激物有选择地作为知觉对象进行组织加工的特征就是知觉的选择性。知觉的选择性是个体根据自己的需要与兴趣，有目的地把某些刺激信息或刺激的某些方面作为知觉对象而把其他事物作为背景进行组织加工的过程。影响知觉选择性的客观因素不仅与客观刺激物的物理特性有关，还与知觉者的需要和动机、兴趣和爱好、目的和任务、已有的知识经验以及刺激物对个体的意义等主观因素密切相关。知觉的选择性既受知觉对象特点的影响，又受知觉者本人主观因素的影响。

2. 知觉的整体性　是指知觉系统把感觉到客观事物的个别特征、个别属性整合为整体的功能特性。知觉的整体性与过去经验有关，还与知觉对象本身的特征有关，如对象的接近性、相似性、连续性、封闭性等。一般来说，刺激物的关键部分、强的部分在知觉的整体性中起着决定作用。临床医生根据患者疾病的典型特征做出正确的诊断就是知觉整体性的体现。

3. 知觉的理解性　人在感知当前的事物时，不仅依赖于当前的信息，还要根据自己过去的知识经验来理解它，给它赋予一定的意义，这就叫作知觉的理解性。知觉的理解性使人的知觉更为深刻、精确和迅速。知觉的理解性会受到情绪、意向、价值观和定势等的影响，在知觉信息不足或复杂情况下，知觉的理解性需要语言的提示和思维的帮助。知识、经验不同，对知觉对象的理解也不同。

4. 知觉的恒常性　当知觉对象的刺激输入在一定范围内发生了变化的时候，知觉形象并不因此发生相应的变化，而是维

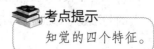 考点提示
知觉的四个特征。
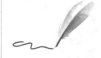

持恒定，这种特性称为知觉的恒常性。例如，一个人从不同角度看篮球板上的篮筐，视觉形象均不同，但也仍然以篮筐是"圆"的而不是"椭圆"的形状来知觉。知觉的恒常性有利于人们正确地认识和精确地适应环境，对于我们现实生活有着重大意义。它可以使我们保持对事物本来面目的认识，保持对事物的稳定不变的知觉，从而更好地适应不断变化的环境。

（三）错觉

当你坐在正在开着的火车上，看车窗外的树木时，会以为树木在移动；当我们在大路上行走时，放眼向远方望去，路两边的树木仿佛相会在一起；两条等长的线段，一条垂直于另一条的中点，那么垂直线段看上去比水平线段要长一些，这些现象都是错觉。错觉（illusion）是在客观事物刺激作用下产生的对刺激的主观歪曲的知觉，是不正确的知觉。在生活中常见的错觉有大小错觉、形状错觉、方向错觉、形重错觉、倾斜错觉、运动错觉、时间错觉等。错觉产生的机制目前虽然不清楚，但是研究错觉对我们更好地研究知觉和认识自然现象具有重大的意义。在错觉中，视错觉表现得最明显。

三、患者感知差异与护理心理

从护理的角度看，患者感知觉的敏锐性存在一定差异，并影响护理工作的效果。如感觉敏锐的患者可以容易闻到异常气味，更容易捕捉外部环境的细微变化，对患者的康复带来影响。因此护士可以针对不同患者设计相应的护理环境，增加患者的满意度。例如，利用冷暖色调产生的联觉设计病房。

扫码"学一学"

第三节　注意与记忆

一、注意

注意（attention）是心理活动对一定对象的指向和集中。注意本身不是一种独立的心理活动，它不能单独进行或完成，它是心理活动的一种属性或特性，指向性和集中性都是注意的基本特征。

（一）注意的功能与外部表现

注意有选择功能、保持功能及对活动的调节和监督功能，这些功能使个体能从大量周围环境的刺激中，选择出哪些对人很重要，哪些对人不那么重要，排除无关信息，控制并使信息保持在意识中。

注意是一种内部心理状态，可以通过人的外部行为表现出来。人在注意时，血液循环和呼吸都可能出现变化，当注意力高度集中时，还常常伴随某些特殊的表情动作，如托住下颌、凝神远望等。

（二）注意的分类

1. 无意注意　是指没有预定目的，也不需要做意志努力的注意。如天空中突然有一架轰隆而至的飞机，人们不由自主地抬头去望，这时的心理活动就是无意注意。无意注意是一种初级的、被动的注意形式，它的产生和维持，不依靠意志的努力。新异的刺激物、强度大的刺激物、刺激物与背景的差别大以及刺激物的运动和变化都是引起无意注意的客观因素。

2. 有意注意　是指有预定的目的，需要一定意志努力的注意，是注意的一种高级形式。人们在劳动、工作和学习中都需要大量的有意注意才能完成任务。有意注意自觉主动地服从一定目的和任务，有意注意的客体不一定吸引人。需通过一定意志努力自觉调节和支配，去注意那些必须注意的事物。

3. 有意后注意　是指事先有预定的目的，但不需要一定意志努力的注意。有意后注意是在有意注意的基础上发展起来的，它具有高度的稳定性，是人类从事创造活动的必要条件。如人们在进行熟练地阅读、打字、开车等机械枯燥的工作，在强迫自己做下去的同时，不断培养自己对事物的兴趣，随着熟悉强度的加大，慢慢地接受这份工作，而不需意志力的努力。

（三）注意的品质

良好的注意应具有适当的范围、比较稳定、善于分配和主动转移等四个品质。

1. 注意广度　是指在单位时间内（0.1 秒）能够清楚地把握的对象数量。在 0.1 秒的时间内，人眼只能知觉对象一次，那么这一次知觉到的数量就是注意的范围。正常成人能注意到 4~6 个毫无关联的对象。

2. 注意的稳定性　是指在同一对象或同一活动上注意所能持续的时间，这是注意品质在时间上的特性。保持的时间越长，表明注意的稳定性越好。一般人的注意集中时间为 10 分钟左右，但经过严格训练的外科医生可以集中注意在手术部位达数小时之久。注意的稳定性并不是一成不变的，而是在间歇性地加强和减弱，这种现象叫作注意的起伏，是注意的基本规律之一。

3. 注意分配　是指在同一时间内人把注意同时指向两种或两种以上活动或对象中去的能力。注意分配的能力可以通过训练得到提高，例如，通过长期的针对性训练，足球运动员在比赛中的注意分配情况可谓眼观六路、耳听八方。

4. 注意转移　是指个体有目的地、主动地把注意从一个对象转移到另一个对象。注意转移的速度主要取决于注意的紧张性和引起注意转移的新的刺激信息的性质。决定注意转移快慢的因素有以下几个。

（1）原有注意的紧张、稳定和集中的程度　紧张度高者较难转移。

（2）引起注意转移的新事物的意义、趣味性与吸引力的大小　新事物越符合个体的需要时越易引起注意转移。

（3）个体的神经活动类型　灵活型者较易产生注意转移。

二、记忆与遗忘

（一）记忆的概念和分类

记忆（memory）是指在头脑中积累和保持个体经验的心理过程。从信息加工的观点看，记忆是人脑对外界输入的信息进行编码、储存和提取的过程。记忆根据分类标准的不同，可以分为不同的类型。

1. 按记忆的内容分类　根据记忆的内容不同，记忆可分为形象记忆、逻辑记忆、情绪记忆和运动记忆。形象记忆是以感知过的客观事物在头脑中再现的具体形象为内容的记忆。它可以帮助我们记住事物的具体形象，包括事物的大小、形状、颜色、声音以及物体的活动变化等。语词逻辑记忆又称语义记忆，是指以概念、公式、理论、推理等为内容的记忆。

它是人类所特有的，具有高度的理解性、逻辑性的记忆。情绪记忆以过去体验的情绪、情感为内容的记忆，如触景生情、经验教训等都是情绪记忆。运动记忆又称操作记忆，是对过去做过的运动或操作动作的记忆，如开车、游泳都是运动记忆。这种记忆是技能、技巧、技术和习惯动作形成的基础。

2. 按记忆加工的方式或保持时间的长短分类　根据记忆中信息保持时间的长短，将记忆分为感觉记忆、短时记忆和长时记忆。瞬时记忆的信息在感觉系统存留时间仅有 $0.25 \sim 2$ 秒，具有鲜明的形象性。短时记忆是瞬时记忆和长时记忆的中间阶段，信息在头脑中存留 5 秒 ~2 分钟，信息储存量有限，一般为 7 ± 2 个记忆单位。长时记忆是指信息经过深入加工在头脑中长期贮存的记忆。长时记忆的内容是个体的知识和经验，可以保持一段时间，甚至终身。

3. 根据记忆时空关系的方式分类　图尔文将长时记忆分为两类：情景记忆和语义记忆。情景记忆是指人们根据时空关系对某个事件的记忆。这种记忆与个人亲身的经历分不开，如人们对自己参加某次聚会的记忆，对游览某个景点的记忆。由于该记忆受一定的时间空间的限制，信息的储存容易受到各种因素的干扰，因而不够稳定。语义记忆是指人们对一般知识和规律的记忆，与特殊的地点、时间无关，如人们对符号、公式、定理等的记忆。这种记忆受规则、知识、概念和词的制约，较少受外界因素的干扰，因而比较稳定。

4. 根据记忆获得的方式分类　安德生根据记忆获得的方式以及提取时是否需要意识的参与，将记忆分为陈述性记忆和程序性记忆两种。陈述性记忆是指对有关事实和事件的记忆。它可以通过语言传授而一次性获得。它的提取往往需要意识的参与，如我们对日常生活常识的记忆。程序性记忆是指如何做事情的记忆，包括对知觉技能、认知技能和运动技能的记忆。在利用这类记忆时往往不需要意识的参与。例如，一项运动技能的形成，先前的动作要领的学习是陈述性记忆，动作技能形成以后，形成了某项动作后的操作动作是程序性记忆。

（二）记忆的基本过程

1. 识记　识记（memorization）是通过对客观事物的感知与识别而获得事物的信息和编码，并在头脑中留下印象的过程。识记是记忆的开端，是保持的前提。

2. 保持　保持（retention）是指识记过的材料（经验）和获得的信息在头脑中得到储存和巩固的过程。它是实现再认和再现的重要保证。保持是一个动态变化的过程，表现为保存信息的数量和质量会随着时间的推移而发生改变。在质的方面：一种是原来识记内容中的细节趋于消失；另一种是增添了原来没有的细节，内容更加详细、具体，或者突出夸大某些特点，使其更具特色。在量的方面：一种是记忆回溯现象，即在短时间内延迟回忆的数量超过直接回忆的数量，也有人称之为记忆恢复现象；第二种倾向是识记的保持量随时间的推移而日趋减少，有部分内容不能回忆或发生错误，即遗忘。

3. 再认和再现（回忆）　再认和再现（回忆）都是对长时记忆所储存信息的提取过程。再认（recognition）是指过去经历过的事物重新出现时能够识别出来的心理过程。再现（reproduction）是过去经历过的事物不在主体面前，由其他刺激作用而在大脑里重新出现的过程。通常是能够回忆的内容都可以再认，而可再认的内容不一定能够回忆。

（三）遗忘

记忆的内容不能保持或提出时有困难称为遗忘。遗忘可分为暂时性遗忘和永久性遗忘。

由于某种原因对识记材料一时不能再认或回忆的叫暂时性遗忘，识记过的内容不经重新学习不能再认或回忆的叫永久性遗忘。

德国心理学家艾宾浩斯对遗忘规律做了首创性系统性的研究。结果表明，学习后最初一段时间遗忘快，随时间推移和记忆材料的数量减少，遗忘便渐渐缓慢，最后稳定在一定水平上。遗忘的规律与特点如下。

1. 遗忘进程先快后慢　遗忘的进程是不均衡的，有先快后慢的特点。

2. 遗忘的多少与记忆材料的性质和长度的关系　从记忆材料的性质上说，抽象的材料遗忘快于形象的材料；无意义的材料遗忘快于有意义的材料；言语材料遗忘快于形象材料；熟练的技能遗忘最慢。从记忆材料的长度来说，记忆材料长度越长，就越容易遗忘。

3. 遗忘的多少与个体的心理状态的关系　能满足个体需要或对个体有重要意义的材料容易保持，不能满足个体需要或对个体没有意义的材料容易遗忘；能引起个体愉快的情绪体验的材料容易保持，能引起个体不愉快的情绪体验的材料容易遗忘。

4. 遗忘与个体的学习程度和学习方式的关系　从学习程度方面来说，学习重复的次数越多，就越不容易遗忘；但从经济高效的角度来看，超额学习 50% 最佳。从学习方式方面来说，

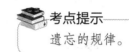
考点提示
遗忘的规律。

反复阅读与试图回忆相结合比单纯的反复阅读记忆保持得效果好。这是因为，反复阅读与试图回忆相结合能加强注意力，充分利用时间。

知 识 链 接

艾宾浩斯

艾宾浩斯生于德国巴门商人家庭，17 岁进入波恩大学学习历史学和语言学。1873 年在波恩大学获得博士学位。1875 – 1878 年游学于英国、法国，在费希纳影响下开始用实验方法研究记忆。1886 年任柏林大学副教授。1890 年，艾宾浩斯与他人共同创办了《心理学和感觉生理学杂志》。

在 1885 年出版了《关于记忆》。他试图背诵三个字母（两个辅音夹一个元音）一组的无意义音节。观察自己需要多长时间才能背诵下来，作为自己学习速度的量度。一段时间后，再检查需要通读多少遍才能再一次背出，他发现了遗忘规律。

扫码"看一看"

三、提高记忆效率的方法

1. 注意力集中　记忆时只有聚精会神，专心致志，排除杂念和外界干扰，大脑皮层就会留下深刻的记忆痕迹而不容易遗忘。如果精神涣散，一心二用，就会大大降低记忆效率。

2. 兴趣浓厚　如果对学习材料、知识对象索然无味，即使花再多时间，也难以记住。

3. 理解记忆　理解是记忆的基础。只有理解的东西才能记得牢、记得久，仅靠死记硬背则不容易记得住。对于重要的学习内容，如能做到理解和背诵相结合，记忆效果会更好。

4. 过度学习　即对学习材料在记住的基础上，多记几遍，达到熟记、牢记的程度。

5. 及时复习　遗忘的速度是先快后慢。对刚学过的知识，趁热打铁，及时温习巩固，是强化记忆痕迹，防止遗忘的有效手段。

6. 经常回忆　学习时，不断进行尝试回忆，可使记忆中的错误得以纠正，遗漏得以弥

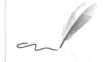

补，使学习内容中的重难点记得更牢。闲暇时经常回忆过去识记的对象，也能避免遗忘。

7. 视听结合 可以同时利用语言功能和视、听觉器官的功能来强化记忆，提高记忆效率。这比单一默读的效果好得多。

8. 多种手段 根据情况灵活运用分类记忆、图表记忆来缩短记忆过程。或者采取编提纲、记笔记、做卡片等方法来增强记忆力。

9. 最佳时间 一般来说，上午 9 ~ 11 时，下午 15 ~ 16 时，晚上 19 ~ 22 时为最佳记忆时间。利用上述时间来记忆重难点和学习材料，效果要好得多。

10. 科学用脑 应在保证营养、积极休息、进行体育锻炼等保养大脑的基础上科学用脑。只有防止过度疲劳，保持积极乐观的情绪，才能大大提高大脑的工作效率。这是提高记忆力的关键。

扫码"学一学"

第四节　思维与想象

一、思维

（一）思维的概念

思维（thinking）是人脑间接地、概括地对客观事物的反映。人的思维是借助概念、表象和动作，在感性认识的基础上认识事物一般的和本质的特征和规律性联系的心理过程。

间接性和概括性是思维过程的主要特征。思维的间接性表现在它是借助其他事物为媒介间接地认识事物。比如，医生难以直观感知到患者心肌缺血，但借助心电图描记的 ST 段下移和 T 波倒置就可间接地诊断为心肌缺血。思维的概括性表现两个方面：一是对一类事物共同本质特征概括性的认识。例如，在医院里用于医疗的工具很多，而且具体用途也各不相同，但都具有一个共同的特征，即都是用于医疗的工具，抓住这一本质特征，就可统称为医疗器械。二是对事物之间规律性的内在联系的认识。例如，严重腹腔积液的患者一般都有移动性浊音，这是医生对"严重腹腔积液"和"移动性浊音"之间规律性联系的认识。

（二）思维的分类

1. 根据思维方式分类

（1）**动作思维** 是以实际动作或操作来解决问题的思维，即思维以动作为支柱，依赖实际操作解决具体直观的问题。在个体心理发展中，此种思维方式是 1 ~ 3 岁幼儿的主要思维方式，在实际的生活中成人也常常依赖实际操作来解决一些问题，但这种直观动作思维要比幼儿的直观动作思维水平高。

（2）**形象思维** 是利用具体形象解决问题的思维，思维活动依赖具体形象和已有的表象。在个体心理发展中，它是 3 ~ 6 岁儿童的主要思维方式，也是许多艺术家、文学家及设计师较多运用的思维方式。

（3）**抽象思维** 是以抽象的概念和理论知识来解决问题的思维，这是人类思维的核心形式。例如，学生运用公式、定理、定律解答数、理、化的问题的思维方式等。

2. 根据思维探索答案的方向（思维的指向性）分类

（1）**聚合思维** 也称求同思维，就是把解决问题所能提供的各种信息聚合起来，得出一个正确的答案或一个最好的解决问题的方案。

（2）发散思维 又称求异思维，是指解决一个问题时，沿着各种不同的方向去进行积极的思考，找出符合条件的多种答案、解决方法或结论的一种思维。

3. 根据思维的独立程度分类

（1）常规思维 是用常规的方法和现成的程序解决问题的思维。这种思维不创造新成果，创造性水平很低。

（2）创造性思维 是指在思维过程中，在头脑中重新组织已有的知识经验，沿着新的思路寻求产生一些新颖的、前所未有的、有创造想象参加的且具有社会价值的思维。

（三）思维过程

1. 分析与综合 分析是指在头脑中把整体事物分解为各个部分或各个属性，再分辨出个别方面、个别特征，并加以思考的过程。而综合则是在头脑中把事物的各个部分、各个特征、各种属性结合起来，形成一个整体。综合是思维的重要特征，通过综合，可以全面、完整地认识事物，从而认识事物之间的联系和规律。

2. 比较和分类 比较是在分析综合的基础上，把各种事物和现象加以对比，从而找出事物之间的相同点、不同点及其联系。通过比较，才能看出异中之同或同中之异。分类是在比较的基础上确认事物主次、同性的异同，并将其联合为组、局、种、类的过程。通过分类可揭示事物的从属关系、等级关系，从而使知识系统化。

3. 抽象与概括 抽象是找出事物的本质属性，排除非本质属性的思维过程。概括是在思想上把抽象出的各种事物与现象的共同特征和属性综合起来，形成对一类事物的概括性本质属性的认识。例如炎症有各种表现，经抽象找出其本质特征如红、肿、热、痛；推而广之，只要有红、肿、热、痛就可确认为炎症。这就是概括。

二、想象

（一）想象的概念

想象（imagination）也是一种思维活动，是人脑对已有的表象进行加工改造形成新形象的过程，也就是在人脑中创造过去未曾感知的事物形象，或将来才能实现成为事实的事物形象的思维活动。表象是指过去感知过的事物形象在人脑中的再现。

想象是新形象的创造，想象的内容往往出现在现实生活之前。但是任何想象都不是凭空产生，构成新形象的一切感性材料都来自客观现实生活以及过去的经验，是在客观刺激物的作用下，人脑对已有表象的重新组合与创造。

（二）想象的分类

根据想象有无预定目的分类，可分为无意想象和有意想象。

1. 无意想象 无意想象是指没有预定目的、不由自主的想象。无意想象是最简单、最初级的想象。例如，"浮想联翩"所形容的意境以及梦境等均属于无意想象的范畴。

2. 有意想象 有意想象是指根据一定的目的、自觉地进行的想象。根据想象的独立性、新颖性和创造性的特点，有意想象又可分为再造想象、创造想象和幻想。

再造想象是根据词语描述或图形描绘，在头脑中形成与之相符或相仿的新形象的过程。例如，医学生学习人体解剖时，通过解剖挂图想象出人体结构的活动就属于再造想象。形成正确的再造想象需要两个条件：首先，要正确理解词和实物标志的意义，不理解它们的

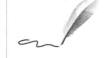

意义，再造想象无法进行；其次，要有丰富的表象储备，表象越多，越细致深刻，再造想象的内容就越丰富。

创造想象是指不依据现成的描述，而是运用头脑里储存的记忆表象或感知材料作为原型或素材，经选择、加工、改造而独立地创造出新形象的过程。创造想象具有首创性、独立性和新颖性的特点。例如，艺术家的构思与创作、科学家的发明等活动，都包含有创造想象的成分。创造想象对人类生活实践具有极其重要的意义。一切科学发现、技术革新、文艺创作，都离不开创造想象。即使是在儿童画画、小学生解答数学应用题时，没有创造想象的参与都难以完成。

幻想是创造想象的一种特殊形式，是与人的生活愿望相联系并指向未来的想象，是构成创造性想象的准备阶段。幻想可分积极和消极两种，如果是以现实为依据，并指向行动，经过努力最终可以实现，那么这种幻想就是积极的，可以称之为理想，能激励人的斗志，鼓舞人的信心，推动人们努力工作；如果某种幻想完全脱离现实，毫无实现的可能，那就是空想，这种脱离实际虚无缥缈的空想往往会把人引向歧途。

三、问题解决的思维过程及其影响因素

（一）问题解决的思维过程

思维过程体现在解决问题的活动之中。问题解决的具体心理过程分为发现问题、分析问题、提出假设和验证假设四个阶段。

1. 发现问题 问题解决首先必须是发现并提出问题，产生解决问题的需要和动机；能否发现问题与个人对活动的态度、兴趣爱好和知识经验有关。

2. 分析问题 分析问题最基本的条件是全面系统地掌握感性材料，并在此基础上把问题分析为局部，使矛盾充分暴露，再通过分析、比较，找出主要矛盾。分析问题在很大程度上依赖于已有的知识经验，知识经验越丰富，越容易在分析问题的过程中抓住主要矛盾。

3. 提出假设 问题解决的关键是找出解决问题的方案，而解决问题的方案常常是先以假设的方式出现。假设的提出是从当前问题的分析出发，通过推测、预想和推论，然后有指向、有选择地提出解决问题的建议和方案，或者是对某种现象产生的机制提出解释的理论。提出假设依赖许多条件，已有的知识经验、直观的感性形象和常识性的实际操作、创造性思维等都对其都有重要影响。

4. 验证假设 问题解决的最后一步是验证假设。验证假设是通过实际活动或认知操作验证所提出的假设是否可以真正解决问题、达到目的。

问题解决的各个阶段并非完全遵循这一顺序，当验证假设阶段发现某一假设不能解决问题时，思维过程直接再次进入分析问题或提出假设阶段，重新进行问题解决过程。

（二）问题解决的影响因素

1. 定势 定势是心理活动的一种准备状态，这种准备状态使个体以特定的方式进行认知或行为，或在解决问题时具有一定的倾向性。在环境相对不变的条件下，定势使个体能够应用已掌握的方法迅速解决问题，而在情境发生变化时，则会妨碍个体采用新的解决方法。因此，定势对解决问题既有积极的作用，也有消极的影响。

2. 动机 动机是解决问题的内部动力，对问题解决起着重要作用。动机的性质和强弱影响解决问题的进程。有社会意义的动机，能促使人们为解决问题而进行积极、紧张、顽

强的探索。根据伯奇的研究，动机的强弱与解决问题的关系，呈现一条"倒转的 U 型曲线"。这一曲线表明，太强或太弱的动机均不利于问题的解决，而中等强度的动机则有利于问题的解决。

3. 功能固着　人们习惯于把某种功能牢固地赋予某一物体，称为功能固着（functional fixedness），如钥匙用来开锁、笔用来写字等等。在解决问题的过程中，人们能否改变事物固有的功能以适应新的问题情景的需要，常常是解决问题的关键。在功能固着的影响下，人们难以摆脱事物用途的固有观念，直接影响到解决问题的灵活性。

4. 迁移　迁移（transfer）是指已经获得的知识、技能和学习方法对学习新知识和新技能的影响，也就是平时所说的举一反三、触类旁通。迁移有正负之分，一种知识技能的掌握对另一种知识技能的掌握具有促进作用称为正迁移（positive transfer）；反之，一种知识技能的掌握对另一种知识技能的掌握具有阻碍作用称为负迁移（negative transfer）。

5. 个性　解决问题的效率常受个性因素的影响。智慧因素对解决问题有重要作用。另外，自信心、灵活性、创新精神、毅力等都会影响问题解决。

第五节　情绪与情感

扫码"学一学"

一、情绪与情感的定义及关系

情绪（emotion）和情感（affection）是指人们对客观事物是否符合自身需要的态度的体验，是个体对当前所面临的事物与正在进行的活动或已形成的观点之间的关系的体验和反映。情绪与情感是人们对客观事物的一种反映形式，客观事物是产生情绪、情感的源泉，离开了客观事物，情绪、情感就成了无源之水。客观事物与人的需要之间关系，又决定了人对客观事物的态度，人对这种关系进行反映的形式则是体验和感受。所以当客观事物满足了人的需要和愿望时，就会引起人的诸如高兴、愉快、满意、爱慕等积极肯定的情绪和情感；当客观事物不能满足人的需要和愿望时，会引起人的诸如生气、苦闷、不满、憎恨等消极否定的情绪和情感；当客观事物只能满足人们一部分需要时，则会引起诸如喜忧参半、百感交集、啼笑皆非等肯定与否定、积极与消极相互交织的情绪与情感。

二、情绪的分类与表达

情绪分类的方法有许多，我国最早的情绪分类思想源于《礼记》，其中记载人的情绪有"七情"分法，即喜、怒、哀、惧、爱、恶、欲七种基本情绪。从生物进化的角度来看，人的情绪可分为基本情绪和复合情绪。基本情绪是人与动物共有的，每一种基本情绪都具有独立的神经生理机制、内部体验和外部表现，并有不同的适应功能。20 世纪 70 年代初，美国心理学家伊扎德用因素分析的方法提出人类的基本情绪有 11 种，即兴趣、惊奇、痛苦、厌恶、愉快、愤怒、恐惧，悲伤、害羞、轻蔑和自罪感等。还有的心理学家将情绪分为七类。虽然情绪的分类方法有很多，但一般认为有四种基本情绪，即喜、怒、哀和惧。

（一）情绪的基本分类

1. 快乐　快乐是一种感受良好时的情绪反应，一般来说是一个人盼望和追求的目的达到后产生的情绪体验。由于需要得到满足，愿望得以实现，心理的急迫感和紧张感解除，快乐随之而生。快乐的程度取决于多种因素，包括所追求目标价值的大小、在追求目标过

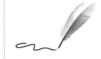

程中所达到的紧张水平、实现目标的意外程度等。

2. 愤怒 愤怒是指在实现目标时受到阻碍，而使愿望无法实现时产生的情绪体验。愤怒时紧张感增加，并且有时不能自我控制，甚至可能出现攻击行为。愤怒的程度取决于干扰的程度、干扰的次数与挫折的大小。愤怒的引起在很大程度上依赖于对障碍的意识程度。这种情绪对人身心的伤害也是非常明显的。

3. 悲哀 悲哀也称悲伤，是指心爱的事物失去时，或理想和愿望破灭时产生的情绪体验。悲哀的程度取决于失去的事物对自己的重要性和价值。悲哀时带来的紧张的释放，会导致哭泣。当然，悲哀并不总是消极的，它有时能够转化为前进的动力。

4. 恐惧 恐惧是企图摆脱和逃避某种危险情景而又无力应付时产生的情绪体验。所以，恐惧的产生不仅仅是由于危险情景的存在，还与个人排除危险的能力和应付危险的手段有关。一个初次出海的人遇到惊涛骇浪或者鲨鱼袭击会感到恐惧无比，而一个经验丰富的水手对此可能已经司空见惯，能泰然自若地应对。

复合情绪是由基本情绪的不同组合派生出来的，在以上这四种基本情绪的基础之上，可以派生出众多的复杂情绪，如厌恶、羞耻、悔恨、嫉妒、喜欢、同情等。

（二）情绪状态的分类

情绪状态是指在一定的生活事件影响下，一段时间内各种情绪体验的一般特征表现。根据情绪状态的强度和持续时间可分为心境、激情和应激。

1. 心境 心境（mood）是指微弱而持久，带有渲染性的情绪状态，具有弥漫性。它不是关于某一事物的特定的体验，而是以同样的态度体验对待一切事物。喜、怒、哀、惧等各种情绪都可能以心境的形式表现出来。一种心境的持续时间依赖于引起心境的客观刺激的性质，如"感时花溅泪，恨别鸟惊心"；一个人取得了重大的成就，在一段时间内处于积极、愉快的心境中。

心境对个体既有积极的影响，也会产生消极的影响。良好的心境有助于积极性的发挥，可以提高工作学习效率；不良的心境会使人沉闷，妨碍工作学习，影响人们的身心健康。所以，保持一种积极健康、乐观向上的心境对每个人都有重要意义。

2. 激情 激情（intense emotion）是一种迅猛爆发、激动短暂的情绪状态。激情是一种持续时间短、表现剧烈、失去自我控制力的情绪，激情是短暂的爆发式的情绪体验。人们在生活中的狂喜、狂怒、深重的悲痛和异常的恐惧等都是激情的表现。与心境相比，激情在强度上更大，但维持的时间一般较短暂。激情通过激烈的言语爆发出来，是一种心理能量的宣泄，从一个较长的时段来看，对人的身心健康的平衡有益，但过激的情绪也会使当时的失衡产生可能的危险。特别是当激情表现为惊恐、狂怒而又爆发不出来的时候，会出现全身发抖、手脚冰凉、小便失禁、浑身瘫软等症状。

3. 应激 应激（stress）是指个体对某种意外的环境刺激所做出的适应性反应，是个体觉察到环境的威胁或挑战而产生的适应或应对反应。比如，人们遇到突然发生的火灾、水灾、地震等自然灾害时，刹那间人的身心都会处于高度紧张状态之中。此时的情绪体验，就是应激状态。

应激既有积极作用，也有消极作用。一般应激状态使机体具有特殊的防御或排险功能，使人精力旺盛，活动量增大，思维特别清晰，动作机敏，帮助人化险为夷，及时摆脱困境。但应激也会使人产生全身兴奋，注意和知觉的范围缩小，出现言语不规则、不连贯，行为动作紊乱等表现。紧张而又长期的应激甚至会导致休克和死亡。

（三）情感的分类

情感是指与人的社会性需要相联系的主观体验。人类高级的社会性情感主要有道德感、理智感和美感。

1. 道德感　道德感（moral feeling）是在评价人的思想、意图和行为是否符合道德标准时产生的情感。由于不同历史时代、不同社会制度、不同的民族具有不同的道德标准，所以人的道德感具有社会历史性。

2. 理智感　理智感（rational feeling）是在认识和评价事物过程中所产生的情感。它是人们学习科学知识、认识和掌握事物发展规律的动力。人的理想、世界观对理智感有重要的作用。例如，求知欲、好奇心等都属于理智感的范畴。

3. 美感　美感（aesthetic feeling）是根据一定的审美标准评价事物时所产生的情感。人的审美标准既反映事物的客观属性，又受个人的思想观点和价值观念的影响，美感具有一定的社会历史性，不同历史时期、不同文化背景的人们对美的认识不同，例如，唐朝的女性以胖为美。

（四）情绪情感的表达

情绪和情感是内部的主观体验，当这种体验发生时，又总是伴随着某些外部表现，并可观察到。人的外显行为主要指面部可动部位的变化、身体的姿态和手势，以及言语器官的活动等等。这些与情绪情感有关联的行为特征称为表情（emotional expression），它包括面部表情、身段表情和言语表情。

1. 面部表情　面部表情（facial expression）是指通过眼部、颜面和口部肌肉的变化来表现各种情绪状态。达尔文在他的《人类和动物的表情》一书中认为，表情是动物和人类进化过程中适应性动作的遗迹。例如，悲伤时的嘴角下拉，可能源于啼哭时的面型，其功能是在苦难中求援。这种求援行为的痕迹世世代代遗传下来，就自然成为不愉快的普遍表情。正因为人的表情具有原始的生物学的根源，所以，许多最基本的情绪，如喜、怒、悲、惧的原始表现是通见于全人类的。一些心理学家提出人面部的不同部位在表情方面的作用是不同的。艾克曼经实验证明，眼睛对表达忧伤最重要，口部对表达快乐与厌恶最重要，前额能提供惊奇的信号，眼睛、嘴和前额对表达愤怒情绪都是重要的。

2. 身段表情　身段表情（body expression）是指情绪发生时身体各部分呈现的姿态，通常也称"体语"。如兴奋时手舞足蹈，悔恨时捶胸顿足，愤怒时摩拳擦掌等身体姿势都可以表达个人的某种情绪。

手势（gesture）是一种重要的身段表情，它通常和言语一起使用来表达人的某种思想感情。在一些情况下，手势也可以单独使用，如人们在无法用言语进行沟通时，往往是通过手势等肢体语言进行交流，表达个人的情感，传达个人信息，它为人们提供了非言语信息和感觉反馈。近年来，人们发现通过身体的反馈活动可以增强情绪和情感的体验。

3. 言语表情　言语表情（language expression）是指情绪发生时在语音的语调、节奏和速度等方面的变化，是人类特有的表达情绪的手段。言语中音调的高低、强弱，节奏的快慢等所表达的情绪是言语交际的重要辅助手段。例如，喜悦时语调高昂，语速较快；悲哀时语调低沉，语速缓慢；此外，感叹、激愤、讥讽、鄙视等也都有一定语速和语调的变化。

由于外部表达方式具有习得性，人们往往为达到某种目的而故意隐瞒或装扮出某种情

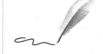

绪表现，因此表情常常带有掩饰性和社会称许性，所以我们在观察个体的情绪变化时，只注意他的外在表现是不够的，还需要注意观测个体的一些生理变化的指标。

三、情绪与护理专业

在护理工作中，护士保持良好的情绪状态是做好护理工作的前提，也能对患者的情绪产生积极的影响。反之，护士不能自我调节好情绪，甚至把不良情绪转移发泄到患者身上，会加重患者的消极情绪，导致护患关系紧张，不利于患者康复。因此，了解一定的情绪调节方法对护士十分重要。

1. 认知调节　指个体出现不适度、不恰当的情绪反应时，理智地分析和评价所处的环境，冷静地做出应对。

2. 转移调节　把时间、精力从消极情绪体验中转向有利于个人未来发展的方向。

3. 建立社会支持系统　当陷入较严重的情绪障碍时，有必要向社会支持系统寻求帮助，如亲人、朋友，或者专业的社会工作者、心理医生。

4. 放松训练　通过呼吸放松、肌肉放松、音乐放松等方式，可以缓解紧张情绪，减低心理压力，消除疲劳。

5. 合理宣泄　宣泄就是舒散吐露心中的积郁。适度宣泄对人的生理和心理健康都是有益的。宣泄形式很多，无论是通过哭还是喊的方式，只要把心中委屈、忧郁、牢骚等宣泄出来，达到心理平衡，可以说就是好的宣泄方式。

第六节　意志过程

扫码"学一学"

一、意志的概念和特点

（一）意志的概念

意志（will）是指人们自觉地确定目标，有意识地支配、调节行为，通过克服困难以实现预定目标的心理过程。意志作为人的重要的精神力量，对人的活动有着最直接的影响。

意志是人类所特有的一种极其复杂的心理过程，是和人类所独有的第二信号系统的作用分不开的。意志使人的内部意识转化为外部的动作，充分体现了意识的能动性。意志具有引发行为的动机作用，但比一般动机更具选择性和坚持性，因而可以看成是人类特有的高层次动机。

意志过程和认识过程、情绪情感过程共同构成了人的心理过程，它们从不同方面反映了心理活动的不同特征。认知是基础，情感是动力，意志是保证，三者之间是相互联系、相互影响的。一方面认识过程是意志活动的前提和基础，认识协助意志确定目的、制定计划、采取克服困难的合理办法，而情绪情感对意志具有动力作用，表现为情绪情感既能激发又能阻碍人的意志行动；另一方面意志过程又可以推动认识活动的不断深入，同时意志对情绪情感具有调节和控制作用。

（二）意志的品质

意志的品质是指构成人意志的某些比较稳定的心理特征。意志品质是人格的一个组成部分，它具有明显的个体差异。良好的意志品质是在人生中逐渐形成的，需要从小进行培养和自我锻炼。

1. 自觉性　它是指能主动地支配自己的行动，使其能达到既定目标的心理过程。个体具有明确的行动目的，并能充分认识行动效果的社会意义，使自己的行动符合社会、集体的利益，不屈从于周围人的压力，按照自己的信念、知识和行动方式进行行动的品质。与自觉性相反的有意志的动摇性、受暗示性、盲从、随波逐流、刚愎自用和独断性等。

2. 果断性　意志的果断性是指人善于明辨是非，迅速而合理地采取决断，并实现目的的品质。这种品质以深思熟虑和大胆勇敢为前提，在动机斗争时，能当机立断，在行动时，能敢作敢为，在不需要立即行动或情况发生变化时，又能立即停止已做出的决定。与果断性对立的是优柔寡断、患得患失和草率从事，都是不果断的表现。

3. 坚韧性　是指一个人能长期保持充沛的精力，战胜各种困难，不屈不挠地向既定的目的前进的品质。与坚韧性相悖的品质是做事虎头蛇尾、见异思迁、急躁、轻浮、疑虑和执拗等。

4. 自制性　是指一种能够自觉地、灵活地控制自己的情绪和动机，约束自己的行动和语言的品质。这种人能够克服懒惰、恐惧、愤怒和失望等抗内、外诱因的干扰能力。善于使自己做与自己愿望不符合的事情，执行已确定的目的和计划。与自制性相对立的是任性和怯懦。易冲动、易激惹、感情用事则是自制性差的表现。

二、意志行动的基本阶段

1. 意志行动的基本过程　人的意志是通过行为表现出来的，受意志支配的行为称为意志行动。意志行动的基本过程包括采取决定阶段和执行决定阶段。采取决定阶段是意志行动的初始阶段，它包括确定行动的目标，选择行动的方法并做出行动的决定；执行阶段是意志行动的完成阶段，一方面它要求个体坚持执行预定的目标和计划好的行为程序，另一方面制止和修改那些不利于达到预定目标的行动。只有通过这两个阶段，人的主观目的才能转化为客观结果，主观决定才能转化为实际行动，实现意志行动。

2. 意志行动的基本特征　意志的首要特征是具有明确的目的性，这是意志活动的前提。人不同于一般动物，不是消极被动地适应环境，而是积极能动地改造世界，成为现实的主人。人为了满足某种需要而预先确定目的，并有计划地组织行动来实现这一目的。人在从事活动之前，活动的结果已经把行动的目的以观念的形式存在于头脑中，并用这个观念来指导自己的行动。人的这种自觉的目的性还表现在能发动符合于目的的行动，同时还能制止不符合目的的另一些行动。意志的这种调节作用也是意志的能动性表现。

意志的第二个特征是意志是与克服困难相联系的，这是意识活动的核心。在实际生活中，并不是人的所有目的的行动都是意志的表现，有的行动虽然也有明确的目的，如果不与克服困难相联系，就不属于意志行动。意志是在人们克服困难中集中表现出来的，这种困难包括内部的困难和外部的困难；内部的困难指来自于自身内部的困难，如缺乏信心等；外部困难是指来自于外部环境的困难。所以，个体的行动需要克服的困难越大，意志的特征就显得越充分、越鲜明。

意志的第三个特征是以随意活动为基础。人的活动可分随意活动和不随意活动两种。不随意活动是指那些不以人的意志为转移的、自发的、控制不了的运动，主要指的是由自主神经支配的内脏运动。随意运动是指可以由人的主观意识控制的运动，主要是由支配躯体骨骼肌的自主神经控制的躯干四肢的运动。意志行动是有目的的行动，这就决定了意志行动是受人的主观意识调节和控制的。

三、意志与护理专业

护士应具备良好的意志品质，当面对患者尤其是不合作的特殊患者，护士不应知难而退，而是应该以坚韧的意志力克服种种困难，给患者提供及时的护理。同时利用这种意志品质潜移默化患者，告诉患者疾病的康复与意志力有关，特别是一些慢性病患者在坚持长期服药时就需要意志力。

本章小结

本章节系统介绍了心理学的基础理论和知识，以及正常心理现象尤其是心理过程的发生发展的规律及其特点，对于护理工作者有效识别心理活动对人类行为的影响以及与健康疾病的关系、高质量开展护理工作具有重要的意义。

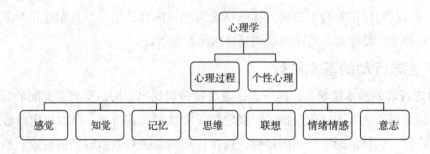

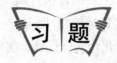

习题

一、选择题

【A1/A2 型题】

1. 人的心理实质是

   A. 心脏的功能

   B. 思维的结果

   C. 脑的功能

   D. 个性的反映

   E. 学习的结果

2. 心理过程指的是以下过程中的

   A. 感觉、知觉、记忆、理想、思维、情感意志等

   B. 感觉、知觉、记忆、想象、思维、情感意志等

   C. 感觉、知觉、记忆、想象、能力、情感意志等

   D. 感觉、知觉、动机、想象、思维、情感意志等

   E. 感觉、注意、记忆、想象、能力、思维情感等

3. "入芝兰之室久而不闻其香，入鲍鱼之肆久而不闻其臭"是由于人嗅觉的感受性

   A. 提高了

   B. 降低了

   C. 适应了

   D. 迟钝了

   E. 保持了

4. 皑皑白雪，在晚霞的映照下，呈现出一片红色，但是我们对雪地的知觉仍然是白色。这是因为人的知觉具有

    A. 理解性   B. 对比性   C. 整体性

    D. 组织性   E. 恒常性

5. 过去经历过的事物再度出现时仍能认识，称为

    A. 再现   B. 再认   C. 追忆

    D. 识记   E. 保持

6. 将自己的思路禁锢在"框框"里，这种思维僵化称为

    A. 功能固着   B. 刺激的空间排列组合   C. 迁移

    D. 定势   E. 以上都不对

7. 对事物的指向和集中是心理现象的哪个过程

    A. 思维   B. 想象   C. 注意

    D. 记忆   E. 感知

8. 比较微弱又比较持久的情绪状态指的是

    A. 心情   B. 心境   C. 应激

    D. 激情   E. 以上都不是

9. 思维的主要过程以下哪项正确

    A. 分析、综合、比较、抽象和概括

    B. 感觉、知觉、记忆、分析和综合

    C. 知觉、记忆、比较、分析和综合

    D. 记忆、分析、比较、概括和综合

    E. 感觉、记忆、比较、分析和概括

10. 关于遗忘的规律，以下哪项是正确的

    A. 有意义的材料不容易遗忘

    B. 内容比较具体的材料不容易遗忘

    C. 过度学习达 150% 不容易遗忘

    D. 分散学习不容易遗忘

    E. 以上都正确

11. 按照现代心理学界的标准，四项基本情绪是

    A. 忧虑、快乐、悲哀和愤怒   B. 忧虑、快乐、悲哀和恐惧

    C. 忧虑、快乐、恐惧和愤怒   D. 快乐、悲哀、恐惧和愤怒

    E. 以上都不对

12. 思维的重要特征是

    A. 抽象性和创造性   B. 深刻性和观念性   C. 上升性和决策性

    D. 分析性和综合性   E. 间接性和概括性

13. 自觉地确定目的，并根据目的支配自己的行为，克服困难以实现目的的心理过程是

    A. 认识   B. 意志   C. 情感

    D. 感知   E. 思维

扫码"练一练"

二、思考题

李辛是初三的一名学霸，同学们都问他学习的秘诀是什么？李辛说最重要的是做好三部分，第一做好预习，初步把学习的内容搞清楚，记忆一遍重点难点内容；第二上课认真听讲，把老师讲的所有内容与预习记忆的内容强化一遍，解决问题疑虑；第三课后一定要进行及时复习，把重点难点问题强化记忆一遍。

请问：

（1）李辛说的有道理吗？

（2）李辛说的三部分学习技巧与遗忘规律有什么联系？

第三章　人　格

学习目标

1. **掌握**　人格、气质、能力、性格、需要、动机的概念。
2. **熟悉**　人格的特点、人格形成的影响因素、护士角色人格的主要内容。
3. **了解**　人格的结构。
4. 学会气质学说对患者的气质类型进行判断，具备根据患者不同气质类型进行相应沟通的能力；培养良好的性格；具有识别、尊重、关心患者需要和动机的意识。

故事点睛

　　莉莉是护理专业的实习生，在她实习转科到内科时，发现了这样的情景：同样是临近手术，4 床的老伯伯沉着冷静、自信坚定，5 床的阿姨却焦虑不安、退缩不前……她不由得发出"人心不同，各如其面"的感慨。尽管如此，人与人还是有许多相似之处。比如她发现心内科的患者大多脾气急躁，时间观念强，平日里比较强势，争强好胜。

　　请问：

　　1. 在日常生活中，你有没有发现面对同一处境，人们的反应大不相同？请举几个例子来说明。

　　2. 以上这种差别是天生的吗？

第一节　人格概述

一、人格的定义及特点

（一）人格的定义

　　人格（也称个性）一词，最初源于希腊文，原意是指面具，就是演员在戏剧舞台上因剧情的需要所戴的面具，类似于京剧中的脸谱，它明确表现了剧中人物的角色和身份。心理学家把面具指义为人格，实际上包含两层含义：一是指在人生的舞台上表演的各种角色行为，也就是表现于外的、留给他人的印象或公开的自我；二是指个人蕴涵于内的、外部未露的特点，即面具后面真实的自我。我国古代汉语中没有"人格"一词，但有"人性、人品、品格"等词。我国最早提到"人性"的人是孔子，他曾说过："性相近也，习相远也"（《论语·阳货》）。他认为人的先天素质是没什么差别的，个体的差异来自后天环境和教育。

　　人格是众多学科研究的课题，因各自着眼点和侧重点而不同而各有千秋，学者和世人对其理解、界定和使用可谓千差万别。人格作为哲学、美学、管理学、医学、文学、艺术、

扫码"学一学"

宗教、历史、法学、社会学、心理学、伦理学、生理学、教育学皆着力研讨的对象，其内涵非常宽泛而外延又极难把握。我国的《心理学大词典》对人格的定义是：人格是指一个人整体的精神面貌，即具有一定倾向性的各种心理特征的总和。古往今来，许多仁人贤哲或学者名流都曾从各自的视角来探索人格构成与表现、人格产生与发展、人格培养与提升、人格适应与矫正等方面的规律和机制。

（二）人格的特点

1. 整体性 人格虽然有多种成分，但对于现实中的人来说，它们不是孤立地存在，而是相互联系、相互制约的统一整体，受自我意识的调控，具有内在的一致性。人的行为不仅表现了某个特定部位的运动结果，而且与其他部分的运动紧密协作、密不可分，方可形成协调一致的活动。就像一个交响乐团，要进行一场高质量的演出，必须要由每一位乐手密切配合、团结协作才能顺利进行。

2. 稳定性和可塑性 稳定性是指一个人的人格一旦形成，无论时间、地点和条件如何变化，都会表现出同样或近似的特征。人格是稳定的，我们可以通过不同的时间和不同的情境下的相似行为来证明。一个人可能改变自己的职业，可以变得贫穷或富有，愉快或悲伤，幸福或不幸，但仍认为是同一个人。我们可以预期，今天活泼开朗的人，明天同样活泼开朗。一个喜欢交往的人在工作单位与很多人交往密切，在业余学习班能很快认识很多人，在健身俱乐部也有许多朋友，甚至在完全由陌生人组成的旅行团里也能很快与大家混熟。当然，情境不同，人的行为也可能不同。一个爱说话的人面对自己不熟悉的话题而又有权威人士在场时，他可能很少讲话；但在平时或多数情境下，他通常比别人的话多。"江山易改，本性难移"，说的就是人格的稳定性。然而人格的稳定性只是相对的，人格的稳定性并不代表一生当中一成不变，随着生理的成熟和环境的不断发展和变化，也会发生一定的变化。儿童人格不稳定，受环境影响较大；成年人的人格比较稳定，但自我调节对人格的改变起重要作用。例如，逆境可以使人消沉，但可以通过自我调节使自己变得坚强。

3. 独特性 人与人之间没有完全相同的心理面貌，即使是同卵双生子甚至连体婴儿长大成人，他们的人格也不会完全相同。因为人格在遗传、成熟、环境和教育等先天和后天因素的共同影响下，形成了独特的心理特点。所谓"人心不同，各如其面"恰是人格独特性的经典描述。人格既包括人与人之间在心理面貌上的差异性，也包括心理面貌上的共同性，例如勤劳朴实是中华民族共同的个性特征。

人人都有人格，但每个人的人格都各不相同。正是这些具有千差万别人格的人，组成了我们这个生动活泼、丰富多彩的大千世界和各种各样、既相互联系又相互制约的人类群体，推动着历史的前进和时代的变迁。

4. 社会性和生物性 人的人格不仅受生物因素的制约，而且受社会因素的制约。生物因素为人格发展提供了可能性，社会因素将此可能性转化为现实。如果离开了人类的社会生活，人的正常心理就无法形成和发展。人类的婴儿不同于其他动物的幼崽，具有一种与生俱来的对社会生活的需要和适应此种社会生活的能力，如学会使用语言，用概念进行思维，将学得的经验加以抽象、沟通和传递的能力等。社会化与个人所处的文化传统、社会制度、种族、民族、阶级地位、家庭有密切的关系。通过社会化，个人获得了从妆饰、风俗到价值观和自我概念等人格特征。人格既是社会化的对象，也是社会化的结果。

二、人格的结构

人格的结构主要包括人格心理特征、人格倾向性两大方面。

人格心理特征是指个体身上经常表现出来的、稳定的心理特征，它影响一个人做事的效率，反映一个人的能力和风格，集中反映了一个人精神面貌稳定的类型差异，包括气质、性格、能力等。

人格倾向性是决定个体对事物的态度和行为的内部动力系统，是人格结构中最活跃的因素，由需要、兴趣、动机、理想、信念、价值观等构成。

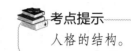

考点提示

人格的结构。

三、人格形成的影响因素

（一）生物遗传因素

生物遗传因素是人格形成和发展的物质基础，为人格的发展提供了前提条件。个体的性别、神经系统、内分泌系统和体型等因素是由遗传因素决定的。没有与生俱来的生物实体的存在，人格便无从产生。

双生子研究被许多心理学家认为是研究人格遗传因素的最好方法，并提出了双生子的研究原则。同卵双生子具有相同的基因形态，他们之间的不同可归于环境因素差异。异卵双生子的基因虽然不同，但在生长环境上有许多相似性，如出生顺序、父母年龄等，因此为环境控制提供了可能性。完整研究这两种双生子，就可以看出不同环境对相同基因的影响，或者是相同环境下不同基因的表现。

一项有关高中生的双生子研究中，共有 1700 名学生施测了《加州心理调查表》。这一人格调查表包括 18 个分量表，其中有一些与社会相关较大的人格成分，如支配性、社会性、社交性、责任心等。结果表明同卵双生子比异卵双生子的相关性高。20 世纪 80 年代，明尼苏达大学对成年双生子的人格进行了比较研究（1984，1988），有些双生子是一起长大的，有些双生子则是分开抚养的，平均分开的时间是 30 年。结果显示，同卵双生子的相关比异卵双生子高很多，分开抚养的与未分开的同卵双生子具有同样高的相关。

遗传对人格具有一定的影响。但是遗传作用有多大，目前尚无定论。根据当前研究的结果，心理学家认为遗传是人格不可缺少的影响因素，遗传因素对人格的作用程度因人格特征的不同而异，通常在智力、气质这些与生物因素相关较大的特质上，遗传因素较为重要；而在价值观、信念、性格等与社会因素关系紧密的特征上，后天环境因素更重要。

（二）社会文化因素

社会文化具有对人格的塑造功能，反映在不同文化的民族有其固有的民族性格，还表现在同一社会的人在人格上具有一定程度的相似性。

社会文化对人格的影响力因文化而异，社会对文化的要求越严格，其影响力就越大。影响力的强弱也要视其行为的社会意义的大小，对于不太具有社会意义的行为，社会容许较大的变异；对于在社会功能上十分重要的行为，就不容许有太大的变异，社会文化的制约作用也更大。但是，若个人极端偏离其社会文化所要求的人格基本特征，不能融入社会文化环境之中，可能会被视为行为偏差或心理障碍。

（三）家庭环境因素

家庭是社会文化的媒介，它对人格具有强大的塑造力。父母的教养方式在很大程度上

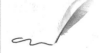

决定了孩子的人格特征，父母在养育孩子过程中表现出的人格，会有意无意地影响和塑造着孩子的人格，形成家庭中的"社会遗传性"。这种社会遗传因素主要表现为家庭对子女的教育作用，"有其父必有其子"这句话不无道理。父母们按照自己的意愿和方式教育着孩子，使他们逐渐形成了某些人格特征。

一般研究者把家庭教养方式分成三类。第一类是权威型教养方式，这类父母在对子女的教育中表现为过分支配，孩子的一切活动均由父母来控制。成长在这种家庭环境下的孩子容易形成消极、被动、依赖、服从、懦弱，做事缺乏主动性，甚至会形成不诚实的人格特征。但是对于个性很强的儿童，也容易形成反叛、对抗等人格特征。第二类是放纵型教养方式，这类父母对孩子过于溺爱，让孩子随心所欲，父母对孩子的教育甚至达到失控状态。这种家庭里的孩子多表现为任性、幼稚、自私、野蛮、无礼、独立性差、唯我独尊、蛮横胡闹等特点。第三类是民主型教养方式，父母与孩子在家庭中处于一个平等和谐的氛围中，父母尊重孩子，给孩子一定的自主权，并给孩子以积极正确的指导。父母的这种教育方式多能使孩子形成一些积极的人格品质，如活泼、快乐、直爽、自立、彬彬有礼、善于交往、容易合作、思想活跃等。

另外，家长的价值观、人生观等人格特征，甚至对工作、学习和生活的态度，都会对子女产生潜移默化的影响。

（四）早期童年经验

人生童年所发生的事情对人格的影响，一直被人格心理学家所重视。人格心理学家之所以如此看重早期经验对人格的影响，是因为西方一些国家的调查发现，"母爱丧失"的儿童（包括受父母虐待的儿童），在婴儿早期往往会出现神经性呕吐、厌食、慢性腹泻、阵发性绞痛、不明原因的消瘦和反复感染等问题，同时还表现出胆小、呆板、迟钝、不愿与人交往、敌对情绪、攻击和破坏行为等人格特征，这些特征会影响他们一生的发展，或者出现情绪障碍、社会适应不良等问题。

也研究表明：人格发展的确受到童年经验的影响，幸福的童年有利于儿童向健康人格发展，不幸的童年也会引发儿童不良人格的形成，但二者之间不存在一一对应的关系。早期经验不是单独对人格起决定作用，而是与其他因素共同影响人格，早期童年经验是否对人格造成永久性影响也因人而异。对于正常人来说，随年龄的增长、心理的成熟，童年的影响会逐渐缩小、减弱。

（五）自然地理因素

生态环境、气候条件、空间拥挤程度等物理因素都会影响人格。巴里关于阿拉斯加州的爱斯基摩人和非洲的特姆尼人的比较研究，说明了生态环境对人格的影响作用。爱斯基摩人以渔猎为生，夏天在水上打鱼，冬天在冰上打猎，主食肉，没有蔬菜，以帐篷遮风雨避严寒，过着流浪生活。这种生活环境使孩子逐渐形成了坚定、独立、冒险的人格特征。而特姆尼人生活在杂草灌木丛生地带，以农业为主，种田为生，居住环境固定。这种生活环境使孩子形成了依赖、服从、保守的人格特点。由此可见，不同的生存环境影响了人格的形成。

关于自然地理环境对人格的影响作用，心理学家认为自然环境对人格不起决定性影响作用，更多地表现为暂时性影响；自然地理环境对特定行为具有一定的解释作用，在不同的地理环境中，人可以表现出不同的行为特点。

综上所述，我们可以这样理解：人格是先天后天的"合金"，是遗传与环境交互作用的结果，遗传决定了人格发展的可能性，环境决定了人格发展的现实性。

四、人格与护理工作

近年来整体护理理念在医疗卫生系统中已广泛应用，提出要为患者提供优质的服务，以患者为中心；这就对护理人员的工作提出了新的挑战，不仅要有完善扎实的专业知识，还要具有护理工作相匹配的心理素质及人格。研究者往往以人格作为一项重要的指标对个体职业的成就进行预测。在医院护理工作中，护理人员的角色人格很重要，护理人员的角色人格对护理工作的影响重大。角色人格是指具有某种社会特定地位的人们，共同具备并能形成相似的角色行为的心理特征总和，即指人们在某种特定、重复的社会经历中，形成比较固定、共性的人格特征。

护理人员扮演职业角色的成功与否与自身的个性特征密切相关。护理人员角色人格的内容主要包括以下几项。

1. 高度的责任心 在任何工作情境中，护理人员都要按照护理工作的规则踏踏实实地执行，自觉、认真地执行卫生职业的相关法律法规，对行为进行严格约束与控制。

2. 富有同情心、爱心 护理人员面对的工作对象是人，而且是处于患病状态的特殊人群，为了保证治疗的效果、医患关系的和谐，就要求护理人员富有同情心、爱心，关心患者的病情及日常生活，为患者提供贴心、细致的护理服务，促进患者的早日康复。

3. 具有较高的情商 在日常护理工作的过程中，护理人员面对的患者多、情况复杂、任务繁重，还有的患者或者家属不配合工作，负性应激较多，有时候很容易使人产生不良的情绪。所以护理人员要具有较高的情商，尤其是具有良好的情绪调节能力、情绪控制能力，保持积极、稳定的情绪，为患者提供优质的服务，并维持自身健康的心理状态。

4. 具有良好的人际沟通能力 在医患沟通过程中，护理人员能在医生与患者之间起到连接枢纽的作用，能协助医生与患者之间的沟通，促进医患关系的协调，在医患沟通中起到主导作用。通过与患者主导性的交流，能取得患者的信任，使患者对医院环境能很好地适应。

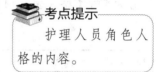
考点提示
护理人员角色人格的内容。

第二节 人格心理特征与护理专业

一、气质

（一）概述

气质是表现在心理活动的强度、速度和灵活性方面的典型的、稳定的心理特征。在日常生活中，我们经常会听到这样的评论，有的人性情暴躁，容易发火；有的人遇事沉着，不动声色；有的人活泼好动，能说会道；有的人沉默寡言，不善言辞；有的人多愁善感，胆小怕事等等，这些都是气质的不同表现。气质具有稳定性、天赋性、可塑性等特点。

（二）气质类型及其特点

气质类型是指在某一类人身上共同具有的典型特征的有机结合。构成气质类型的特性有耐受性、敏捷性、可塑性以及感受性等。最早提出气质类型学说的是古希腊的医生希波

扫码"学一学"

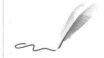

克拉底，他认为人体内有 4 种体液：血液、黄胆汁、黑胆汁和黏液，这四种体液在身体中的混合比例不同，从而形成了不同类型的气质。这四种气质类型的心理特点大致如下。

1. 多血质　行动具有很高的反应性，会对一切有吸引力的东西兴致勃勃。行动敏捷，有高度的可塑性，容易适应环境，善于结交新朋友，言语具有渲染力和号召力。在活动中，往往能表现出很高的活力，有较强的坚定性和毅力。但在平凡而持久的活动中，热情容易消退，表现出萎靡不振。

2. 胆汁质　精力充沛，情绪发生快而强，言语动作急速而难于控制，热情，显得直爽或胆大，易怒，急躁。

3. 黏液质　安静，沉稳，情绪发生慢而弱，言语动作和思维比较迟缓，注意稳定，显得庄重、坚忍，但也往往表现出执拗、淡漠。

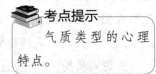

考点提示

气质类型的心理特点。

4. 抑郁质　柔弱易倦，情绪发生慢而强，体验深沉，言行迟缓无力，胆小，忸怩，善于觉察到别人不易觉察到的细小事物，容易变得孤僻。

现实生活中，属于某一单一气质类型的人不多，大多数人属于混合型。

（三）高级神经活动类型与气质类型

巴甫洛夫通过动物研究发现，不同动物在形成条件反射时存在差异，其高级神经活动的兴奋和抑制特性有独特的、稳定的结合，构成动物神经系统类型，也叫作动物高级神经活动类型。

动物高级神经系统活动的兴奋和抑制具有强度、平衡性、灵活性三种特性，人的高级神经活动也具有相同的特性。根据这三种特性的结合，巴甫洛夫将人的高级神经活动分为四种类型，而高级神经活动类型是人的气质的生理基础。与这四种类型相对应，人的气质可分为 4 种类型（表 3-1），它们是高级神经活动类型的心理表现。

表 3-1　高级神经活动类型与气质类型对照表

神经类型	强度	平衡性	灵活性	行为特点	气质类型
兴奋型	强	不平衡		攻击性强，易兴奋，不易约束，不可抑制	胆汁质
活泼型	强	平衡	灵活	活泼好动，反应灵活，好交际	多血质
安静型	强	平衡	不灵活	安静，坚定，迟缓，有节制，不好交际	黏液质
抑制型	弱			胆小退缩，消极防御反应	抑郁质

（四）气质的意义

气质本身无好坏之分，任何一种气质都有其积极和消极的方面，它也不能决定一个人的社会价值和成就的高低。气质主要是由先天决定的，但在一定程度上又具有可塑性。气质无好坏之分，但任何气质类型都具有适合护理工作的方面，也存在不利于护理工作的弊端。因此，护理人员应根据自己的类型，扬优抑劣，以使自己的气质特点和护理的角色人格特征相匹配。要充分发挥各种气质类型的优点，如胆汁质的意志顽强、开拓创新，多血质的善于交际、动作灵活，黏液质的深思熟虑、细致稳健，抑郁质的自制力强、体验深刻，自身塑造适合于护理人员角色的气质风韵。

不同的职业、岗位对气质特点有不同的要求，某些气质特征往往能为个人从事某种职业活动提供有利条件。胆汁质者适合于喧闹嘈杂的工作环境，而对于需要长期安坐、细心检查的工作则难以胜任，他们可以成为出色的导医、接待人员、急诊科护理人员等。对于多血质者，适合与人打交道、多变、灵活多变的工作环境，但他们不适宜做单调机械的工作，他们可以成为出色的儿科护理人员、外科护理人员、急救车驾驶员，以及负责与医患沟通相关的工作人员等。黏液质者比较合适规律性的、重复性的工作，而充满变化、需要灵活处理的工作会使他们感到压力，他们能够成为出色的内科护理人员、行政管理人员、秘书等。对于抑郁质者来说，胆汁质无法胜任的工作他们倒能应付自如，如档案管理员、化验员、仓库保管员等，都是他们理想的工作。

了解护理人员自己和患者的气质在医患沟通中具有重要意义。如向黏液质患者提出要求，应让他有时间考虑，对抑郁质患者应多给予关心和鼓励，与胆汁质患者打交道应避免发生冲突等。当然，这都是从一般意义上来说的，现实中应当因人而异。

二、性格

（一）概述

性格一词源于古希腊语，其原意为经雕琢而刻意留下的痕迹或标记。后来，这个概念也用来表示经过环境"雕琢"后人们所具有的心理特点。性格是指一个人表现在对现实的态度和行为方式上的比较稳定的心理特征。

人在现实的生活中，受到客观事物的影响，然后通过认识、情绪、意志活动被个体反映并保存下来，而后形成对客观现实和周围世界的态度，并表现在个体的行为举止中。性格是一种与社会活动相关最为密切的人格特征，包含了许多社会道德含义。

（二）性格的特征

1. 性格的态度特征　性格的态度特征也称作性格的社会特征，是人对现实的态度和行为倾向，是人的价值观和世界观的反映。主要包括以下几项。

（1）对社会、集体、他人的态度特征　积极方面的特征有爱祖国、爱集体、助人为乐、见义勇为、富有同情心、正直、诚实、善良、有礼貌、豁达等；消极方面的特征有自私自利、损人利己、冷漠无情、虚伪、狡猾、凶恶、粗俗无礼、狭隘等。

（2）对劳动、工作、学习的态度特征　积极方面的特征有勤劳、认真、严谨、有责任心、有条理性、有创新精神等；消极方面的特征有懒惰、马虎、松懈、不负责任、杂乱无章、因循守旧等。

（3）对事物的态度特征　积极方面的特征有适度占有、爱惜、勤俭节约、实事求是、乐观等；消极方面的特征有贪婪占有、损坏、奢侈浪费、无中生有、悲观等。

（4）对自己的态度特征　积极方面的特征有自信、自爱、自尊、谦虚等；消极方面的特征有自卑、自馁、轻浮、自大等。

2. 性格的认知特征　性格的认知特征是指人在感知、记忆、思维、想象等心理活动中表现出来的特点。主要有以下几项。

（1）感知方面的特征　性格在感知方面的特征有主动观察型和被动观察型，记录型和解释等。

（2）记忆方面的特征　性格在记忆方面的特征有主动记忆型和被动记忆型，直观形象记忆和逻辑抽象记忆等。

（3）思维方面的特征　性格在思维方面的特征有系统思维和线性思维，独立思维和惰性思维，分析型和综合型等。

（4）想象方面的特征　性格在想象方面的特征有主动想象和被动想象，创造想象和再造想象，现实型和幻想型等。

3. 性格的情绪特征　性格的情绪特征是指情绪对人的行为影响的特点。主要有以下几点。

（1）稳定性方面的特征　有自控稳定型和失控波动型。

（2）持久性方面的特征　有短暂型和持续型。

（3）主导性方面的特征　有积极型和消极型。

4. 性格的意志特征　性格的意志特征是指意志对人的行为调节的特点。主要有以下几点。

（1）自觉性方面的特征　有目的性型和盲目性型，主动性型和被动性型。

（2）自制性方面的特征　有自律型和任性型。

（3）果断性方面的特征　有当机立断型和优柔寡断型。

（4）坚韧性方面的特征　有坚忍不拔型和半途而废型。

性格的上述各个方面的特征并不是孤立的，而是相互联系的。在每个人身上都以其特有的形式结合成有机的整体，区别于他人。在每个人的性格特征中，性格态度特征和意志特征是

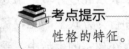

考点提示

性格的特征。

最主要的两个方面，其中以性格的态度特征尤为重要，它直接表现一个人认识世界总的心理倾向，是一个人本质属性和世界观的反映。

（三）性格的类型

性格的类型是指一类人身上所共有的性格特征的独特结合。心理学家按一定原则和标准把性格加以分类，因此，形成了不同的性格类型理论。常见的分类有以下几种。

1. 以心理机能优势分类　这是英国的培因和法国的李波特提出的分类法。他们根据理智、情绪、意志三种心理机能在人的性格中所占地位不同，将人的性格分为理智型、情绪型和意志型。

（1）理智型　用理智来评价周围发生的一切，并以理智支配和控制自己的行动，处世冷静。

（2）情绪型　用情绪来评估一切，言谈举止易受情绪左右。这类人最大的特点是行为冲动，不能三思而后行。

（3）意志型　行动目标明确，主动、积极、果敢、坚定，有较强的自制力。

除了这三种典型的类型外，还有一些混合类型，如理智－意志型等等。现实生活中，大多数人属于混合型。

2. 以心理活动的倾向分类　瑞士心理学家荣格根据力比多的活动方向不同，将性格分为内倾型和外倾型。力比多指个人内在的、本能的力量。力比多活动的方向可以指向于内部世界，也可以指向于外部世界。

（1）内倾型　心理活动倾向于内部，处世谨慎，深思熟虑，交际面窄，适应环境能力差。

（2）外倾型　心理活动倾向于外部，活泼开朗，活动能力强，容易适应环境的变化。

3. 以个体独立性程度分类　美国心理学家威特金等人根据场的理论，将人的性格分成

场依存型和场独立型。

（1）场依存型　也称顺从型，倾向于以外在参照物作为信息加工的依据，他们易受环境或附加物的干扰，常不加批评地接受别人的意见，应激能力差。

（2）场独立型　又称独立型，不易受外来事物的干扰，倾向于利用内在参照即自己的认识作为信息加工的依据，他们具有独立判断事物、发现问题、解决问题的能力，应激能力强。

（四）性格与气质的关系

由于性格与气质相互制约、相互影响，人们在日常生活中经常会把二者混淆。但性格和气质是两个不同的概念，二者既有区别，又有联系。性格和气质的区别表现在以下几个方面。

1. 基础方面　气质是由个体先天的遗传素质决定的，个体一出生就有不同的气质表现；性格不是生来就有的，而是在一定气质基础上，在人的活动与社会环境相互作用下形成的。

2. 表现方面　气质是生物进化的结果，只表现中枢神经活动的生物特性；性格则多为社会环境的产物，更多地表现了人的社会特性。

3. 主体方面　气质是人和动物所共有的，而性格是人所特有的。

4. 评价方面　从社会评价的角度来看，气质没有好坏之分。因为，每一种气质都有其积极和消极的一面。而性格则有好坏之分，人们总是把正直、诚实、勤劳、勇敢、谦虚、认真等看成是良好的性格特征，而把阴险、狡诈、懒惰、怯懦、骄傲、马虎等看成是不良的性格特征。

性格与气质的关系密切，二者相互渗透、相互影响。相同气质类型的人可能性格特征不同；性格特征相似的人可能气质类型不同。气质可按自己的动力方式渲染性格，使性格具有独特的色彩；气质会影响性格形成与发展的速度；性格在一定程度上可掩盖和改造气质，使气质服从于社会实践的要求。如护理人员应具有冷静沉着、反应敏捷等性格特征，在严格、规范的培训中，这些性格的形成就会掩盖或改变胆汁质者易冲动、急躁的气质特征。

（五）良好的性格

性格是个性的核心内容，护理人员应具备良好的性格品质。护理人员的性格，首先表现在对工作、对患者、对自己三方面的现实态度。

1. 对工作的态度　对工作应当是满腔热情、认真负责、机智果断、沉着冷静、作风严谨、干净利落。

2. 对患者的态度　对患者应当诚恳正直、热情有礼、乐于助人。

3. 对自己的态度　对自己应当开朗稳重、自信自尊、自爱自强、严于律己、宽以待人。一般来说，开朗、乐观、平易近人的护理人员较受患者的欢迎。但开朗性格中还应保持沉着、冷静，活泼中要带庄重，严肃中又表现出浓浓的感情，才能在患者的心目中树立起威信。

三、能力

在日常生活中，经常有这样的说法，有人聪慧，有人笨拙；有人具有艺术天赋，有人具有组织领导能力；有人学业有成，有人事业成功；有人成就非凡，有人碌碌无为等。我们每天都在谈论能力这个话题。

（一）概述

能力是个体在活动中表现出来的直接影响活动效率，使活动得以顺利进行的个性心理特征。它包括以下两层含义：一是指已经表现出来的实际能力；二是指潜在的、尚未表现出来的能力，它表现了个体潜在的可能性。

能力与活动联系紧密。能力表现在所从事的各种活动中，并在活动中得到发展。如一个人的管理才能，只有在领导一个团队从事某项活动时才能表现出来；一个人的艺术才能，只有在从事相关活动时才能得以施展。

人们要完成某种活动，往往不能只依靠一种能力，而要依靠多种能力的结合。多种能力的完备结合叫才能。才能的高度发展称为天才。天才往往是各种高度发展的能力的最完备结合，它使人能够顺利、独立、创造性地完成某些复杂的活动。

（二）能力的种类

1. 一般能力和特殊能力　一般能力指在不同活动中表现出来的能力，如观察力、记忆力、注意力、抽象概括能力、想象力等。人们在从事任何实际活动时，都和这些能力分不开。平时我们所说的智力，就是指一般能力。特殊能力又称专门能力，指在某种专业活动中表现出来的能力。它是顺利完成某种专业活动的心理条件。例如，画家的色彩鉴别力、形象记忆力；音乐家区别旋律的能力、感受音乐节奏的能力等，均属于特殊能力。

一般能力和特殊能力的关系十分密切。一方面，一般能力是特殊能力的基础，而特殊能力的形成和发展又有助于一般能力的完善。如听觉能力属于人的一般能力，这一能力会表现在音乐能力和言语能力中。音乐能力的发展又会提高听觉能力，并进而影响言语听觉能力的发展。

2. 模仿能力和创造能力　模仿能力指人们通过观察别人的行为、活动来学习各种知识，然后以相同的方式做出反应的能力。模仿是动物和人类最主要的学习方式。创造能力指人们产生新思想和新产品的能力。人的模仿能力和创造能力相互联系、密不可分。人们先有模仿行为，后有创造行为，模仿为创造提供了前提条件和基础

3. 认知能力、操作能力和社交能力　认知能力是指人脑加工、储存、提取信息的能力。人们认识客观世界、获得各种知识，都是通过认知能力来实现的。操作能力是指人们以操作技能为基础，以自己的肢体来完成各项活动的能力。社交能力是人们在社交过程中所表现出来的各种能力。

（三）能力的发展

能力的发展遵循一定的规律，且存在明显的个体差异。

1. 能力发展的一般趋势　从幼儿期到少年期，能力的发展与年龄的增长呈同步状态；15 岁左右，能力发展落后于年龄的增长，发展速度趋于缓慢；18~25 岁，人的多种能力发展达到顶峰，然后约维持 10 年的时间；36 岁后，多种能力开始下降；60 岁后各种能力急速下降。

2. 能力的个体差异　能力差异主要表现在能力的类型、水平和表现早晚三个方面。

（1）能力的类型差异　人的能力可以在知觉、表象、记忆、言语、思维等方面表现出一定的差异，这是不同类型能力的差异，也称为能力的结构差异。例如，在智力上，有的人观察能力强，有的人记忆能力强，有的人想象能力强。正是在这些方面所表现出来的差

异，使人们在能力方面表现得多才多艺、各有所长。

（2）能力的水平差异 心理学家通过大量的测验发现，能力的个别差异在一般人群中呈正态分布，表现为中间多，两端少，大部分人的能力处于中等水平，只有少数人的能力属于极高或极低的范围。

（3）表现早晚的差异 人的能力的充分发挥有早有晚。有些人的能力表现较早，年轻时就才华横溢，这叫"人才早熟"。如诗人白居易，1 岁开始识字，5、6 岁就会赋诗，9 岁已精通声韵。唐代王勃 6 岁就善于文辞，13 岁时写了著名的《滕王阁序》。德国大数学家高斯 3 岁时就会心算，8、9 岁时就会解级数求和的问题，他的重大成就大部分是在 14～17 岁这个阶段完成的。德国大诗人歌德在 9 岁时就能用德文、拉丁文和希腊文写诗。有的人则大器晚成，到了中年甚至老年才创造出成果。如达尔文年轻时被认为智力低下，以后成为进化论的创始人。画家齐白石在 40 岁时才显露出绘画才能，50 岁时成为著名画家。李时珍 61 岁时才写成《本草纲目》。大器晚成的人可能是因为早期没有得到良好的教育和发展的机会或生活道路比较坎坷，也可能是因为成果的创造需要长期的准备和积累。

（四）影响能力形成和发展的因素

1. 遗传因素 遗传因素为能力的形成和发展提供了生理基础，特别是脑、神经系统、感觉器官与运动器官的生理条件起着重要作用。离开了这些方面的发展，根本谈不上能力的发展。双目失明的儿童很难在绘画方面得到发展；生来就聋哑的人难以在音乐和语言方面得到发展。我们承认遗传素质在能力形成中的作用，但并不能由此而得出能力由遗传决定的结论。

2. 环境因素与早期教育 能力发展与后天环境、教育、实践活动关系密切。世界各地曾发现多例"野孩"，这些孩子从婴儿时期起就被野兽哺育。他们的先天遗传因素与一般的儿童没有什么差别；但由于后天环境的影响，他们没能发展正常的人类能力，却带有明显的兽性。这说明，人的能力不能离开社会环境而发展。

环境因素对能力发展的决定作用已经得到大家公认。越来越多的科学家认为，早期环境与教育对能力的形成和发展具有决定作用。早期教育还可以培养和发现超常儿童。

3. 实践活动 能力是人在改造客观世界的实践活动中形成和发展的。离开实践活动，即使有良好的素质、环境、教育，能力也难以形成和发展。实践活动对各种特殊能力的发展起着重要的作用，能力是在使用中积累的。由于实践的性质、广度和深度不同，人们形成了各种不同的能力。油漆工在长期的工作中，辨别漆色的能力得到充分的发展，他们可以分辨的颜色达四五百种；陶器和瓷器工人听觉很灵敏，他们可以根据轻敲陶瓷制品时发出声音的性质，来判断器皿质量的优劣。同样的道理，人的自学能力是在学习活动中形成与发展的；人的组织能力也是在长期的社会实践中逐渐形成的。脱离了具体的实践活动，人的各种能力是无从提高和发展的。

（五）护理工作中所需要的能力

护理工作责任重大，并且要求较高，需要护理人员具备全方位、高水准的能力才能完成。

1. 观察力 观察是一种有目的、有计划、比较持久的知觉。护理人员要有敏锐的观察力，善于从患者的言语、表情、行为特点去发现他们的内心活动。这样，才能及时发现患者的各种症状及其变化，为医师提供诊治资料，也能及时掌握患者的心理特点和心理变化，有针对性地进行心理护理。观察必须具有科学性和系统性。护理人员除观察患者的体温、

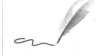

脉搏、呼吸、血压等生理指标以外，还应观察患者微细的外部行为、躯体动作或语调，如面部表情、眼神、举止、体态、手势等，以便了解患者的内心活动和躯体的情况。由此可见，护理人员的观察能力，是广泛的知识、熟练的技巧与高尚道德情感的结合。

2. 记忆力　护理人员应具有良好的记忆品质，表现在以下几方面。

（1）记忆的敏捷性　护理人员要在复杂的护理工作中尽快地识记更多信息，使自己有一个充足的知识储备。

（2）记忆的持久性　护理人员要使识记过的事物，如检验结果的正常值，药品的剂型、剂量，患者的床号、姓名等，牢固保持在脑海里，以提高工作效率与质量。

（3）记忆的准确性　护理人员要做到对医护资料识记和回忆的准确无误，才能避免差错事故的发生和矛盾冲突。

（4）记忆的准备性　护理人员要能把当前急需的材料及时从记忆中提取出来，以适应患者病情和护理措施不断变化的需要。

3. 注意力　护理工作头绪繁多，患者的病情又变化多端，护理人员应具备注意的良好品质。

（1）注意的广度　护理是复杂的工作，在同一时间，护理人员往往要把握多个方面，做到"眼观六路，耳听八方"。

（2）注意的稳定性　护理人员在进行护理操作时，必须排除内外干扰，沉着稳重，高度专注，以保证工作质量和杜绝差错事故。

（3）注意的灵活性　护理人员要根据工作目的和任务的变更，灵活地将注意从一项活动转移到另一项活动上，做到每项工作之间清清楚楚，准确无误，互不干扰。

（4）注意分配得当　护理人员在进行护理时，要对患者边处理、边观察、边思考、边谈话，做整体护理，但又要根据具体情况，将注意侧重于某一方面。

4. 思维力　在临床工作中，护理诊断的确定、护理方案的选择、护理质量的评估都是思维的结果。这就要求护理人员培养良好的思维品质，包括以下内容。

（1）思维的深广性　护理人员在考虑护理中各种问题时，既要全面分析、顾全大局，防止片面性；又要深思熟虑、抓住本质，不为表面现象所迷惑。

（2）思维的灵活性　患者的病情不断变化，护理措施也要随之改变，尤其是在病情急剧变化或发生意外时，护理人员更需要有随机应变的能力。

（3）思维的敏捷性　护理人员要能及时发现护理中的问题，并迅速加以处理。特别是在抢救危重患者的时候，一分钟的急慢就有可能使患者失去生命。

（4）思维的独立性　现代护理的独立功能占70%左右，而依赖功能只有30%左右。护理人员必须善于独立思考，提出个人见解，富有开拓和创新精神。对护理措施、操作等，要在实践中加以改进，提出更好的方法。特别是在运用护理程序的过程中，独立决策的重要性更加显而易见。

（5）思维的批判性　护理人员要在思维的过程中不受别人暗示的影响，严格而客观地评价、检查自己和他人的思维成果。对于他人的经验和观点，应扬长避短，要有主见，不要人云亦云。对医嘱一般应当坚决执行，但也要运用求异思维方式去独立分析，明辨真伪，坚持科学。

（6）思维的逻辑性　护理人员在护理工作中，思维要连贯流畅，条理清晰，层次分明，忙而不乱，井井有条。

第三节　人格倾向性与护理专业

一、需要

（一）概念

需要是有机体内部的一种不平衡状态，它表现为有机体对内部环境或外部生活条件的一种稳定的要求，并成为有机体活动的源泉。这种不平衡状态是生理、社会需求在头脑中的反映。

需要是活动的原始动力，是个体活动积极性的源泉。需要一旦产生，就会形成一种强烈寻求满足的力量，驱使个体朝着一定对象不断活动，以满足这种需要。如渴了，找水喝就成了需要，会促使个体找水；个体孤独，交往就成了需要，会促使个体找他人交谈。

（二）分类

1. 按起源分类　可分为生理性需要和社会性需要。

（1）生理性需要　以生理变化为基础，是人类最原始的和最基本的需要，也被称之为一级需要，是人与动物共有的。它包括身体代谢的补偿，如饿、渴、呼吸的需要；对不愉快及有害物体、时间的逃避，如排泄、逃跑或恐惧；还包括体力与脑力的恢复，如休息、睡眠与放松的需要。

（2）社会性需要　社会性需要是人类特有的需要，是在后天生活中通过学习获得的，是在一级需要的基础上产生的，如劳动的需要、交往的需要、荣誉的需要、成就的需要、成功的需要、得到赞许的需要等。这些需要反映了人类社会的需要，对维系人类社会生活、推动社会进步具有突出作用。人类的行为和动物的不同，人能够按照自己的意愿，通过创造性的劳动来满足各种需要，而动物只能依靠生存的自然环境来满足需要；此外，人的需要在满足方式上，受到社会性动机的控制。

2. 按需要的对象分类　可分为物质需要和精神需要。

（1）物质需要　是对物质生活条件的需要，它指向社会的物质产品，并以占有这些产品而获得满足，如对劳动工具的需要、文化用品的需要、日常生活必需品的需要等。物质需要是人生存的基础性需要，它随着社会生产力的发展、社会的进步而不断发展。

（2）精神需要　是指人对社会精神生活及其产品的需要，它指向社会的各种精神产品。如对文艺作品的需要、欣赏美的需要、休闲娱乐的需要、阅读的需要等。

物质需要与精神需要相互间密切联系，人们在追求美好的物质产品时，同时也会表现出对精神的需要，而满足精神需要的同时又离不开物质产品。

（三）马斯洛的需要层次理论

马斯洛认为人有 5 种基本需要，依次构成需要的层次。这 5 种基本需要是生理需要、安全需要、归属和爱的需要、尊重的需要和自我实现的需要。

马斯洛认为，人格发展的动力是有机体的内在需要，这些需要使人处于不满足状态，当一种需求满足之后，又会产生新的需求。马斯洛把人的 5 种需要从下到上按照由低到高的秩序排列，犹如一座金字塔。一般情况下，人在满足高一层次的需要之前，应先满足低一层次的需要。

1. 生理需要　生理需要处于需要层次的最底层，与个体生存有关，包括食物、水分、氧气、性、排泄、休息、睡眠等。

2. 安全需要　安全需要是指个体对避免危险和生活保障的需求，包括职业稳定、有积蓄、社会安定、公平、生活有规律等。当生理需求相对满足后，就会产生安全需要。

3. 归属和爱的需要　归属和爱的需要是指个体渴望归属于某个团体，得到团体成员的认同，与他人建立和谐的人际关系，需要朋友，渴望拥有爱情和家庭。归属和爱的需要不仅指需要他人对自己的爱，也指自己对他人的爱也需要得到满足。如果这种需要得不到满足，个体就会产生孤独感、疏离感。

4. 尊重的需要　尊重的需要是指个体需要获得名誉、威信，拥有他人的关心、重视和积极评价，即被欣赏；渴望拥有社会地位，渴望自己有能力、有成就，有独立和自由，即有特权。这种需要得到满足，就拥有自信；一旦受挫，则产生自卑、无力感。

5. 自我实现的需要　个体渴望自我发挥，达到完善，是促使有机体潜能得以实现的动力。它驱使个体努力成为自己所期望的人，完成自己可以完成的事。

马斯洛还把这5种需要分为两大类，一类是缺失性需要，包括生理需要和安全的需要、归属与爱的需要、尊重的需要；第二类需要是成长性需要，指自我实现的需要，满足了这种需要个体才能进入心理的自由状态，获得"高峰体验"。

需要的层次性是以力量的强弱和出现的前后为根据的。越是低层次的需要，力量越强，越力求优先得到满足。在同一时期，一个人可能有几种需要，但每一时期总有一种需要占支配地位，并对行为起决定作用。当较低层次的需要得到一定程度的满足后，较高层次的需要才会出现，但也有例外情况。当较低层次的需要占优势时，它必须得到基本的满足后较高层次的需要才会占优势，此时较低级需要对行为的影响就减弱了。任何一种需要都不会因为更高层次需要的发展而消失，只是对行为的影响力有所降低。各层次的需要是相互依赖、彼此共存的，高层次的需要发展后，低层次的需要仍然存在，只是对行为影响的程度大大减小。这5种基本需要在心理发展的不同阶段占有不同的地位，越是高级的需要，在种系和个人发展中出现得越迟。他还指出这5个层次的先后顺序并不是固定不变的，有些人为了追求理想或价值，能够不惜个人一切，而做出巨大的牺牲。

1954年，马斯洛在《激励与个性》一书中探讨了另外两种需要：求知需要和审美需要。这两种需要未被列入到他的需求层次排列中，他认为这二者应居于尊重的需要与自我实现的需要之间。

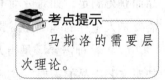

考点提示

马斯洛的需要层次理论。

（四）患者的需要与护理心理

患者的心理需要基本上符合马斯洛的需要层次理论，除了具有与常人一样的各种需要以外，还有其特殊角色条件下不同于常人的特定需要。患者需要虽然具有复杂、多变且不可预料的特征，但是仍有共性规律可循。患者无论男女老幼、病情轻重，其基本需要有许多相似之处，差别只是在于程度不同。患者需要的主要内容包括以下几点：

1. 生理需要　空气、水、食物、休息、睡眠，都属于人最基本的生理需要。这些需要的满足在常人眼中，易如反掌，自然而然的就能够获取。可对于患者来说，却存在着种种困难，需要通过努力，借助医护人员、仪器、药物的辅助才能获得。如肺气肿、肺心病的患者需要吸氧才能获取充足的氧气；休克、脱水的患者通过补液才能保证必需的血容量；昏迷、食道和胃部手术的患者凭借鼻饲才能得到平衡的营养；而剧烈疼痛的患者只能依靠止疼药物才能安然的休息和睡眠片刻……因此，生理需要不仅是常人最基本的物质需求，更是患者迫切需要满足的第一需要，在治疗疾病的过程中应当首先予以满足。

2. 安全需要 生理需要满足之后，安全感便是患者最普遍、最重要的心理需要。患者希望得到可靠、确切、安全而又无痛苦的治疗，把安全和早日康复视为求医的最终目的。安全需要的规律是：安全所受威胁越大，个体的自我保护能力越差，安全需要就越强烈。疾病使患者感到生命受到威胁，自我保护能力下降，生命安全托付给医护人员，并且在疾病的诊疗过程中还存在很多的危险因素，因此，使得患者特别关注自身安全。患者常会产生"手术是否有生命危险""麻醉会不会损害大脑、降低智商""打针会不会扎到坐骨神经""输液时空气会不会进入血管"等疑虑，希望得到安全的治疗，不出意外事故、并发症或后遗症等。若得不到医护人员令人信服的解释和承诺，患者就会处于焦躁不安的警觉状态。

因此，护理人员应主动为患者介绍相关的信息，如疾病的诊断、病程、预后、治疗及花费等；对患者实施的任何重要的诊疗措施都应事先耐心细致地解释；工作中的言行举止谨慎认真，严格遵守工作程序和规章制度，用高度负责的态度增强患者的安全感。

3. 归属与爱的需要 患者入院后，改变了原来的生活习惯，离开了朝夕相处的亲人，脱离了倾力投入的工作，告别了彼此默契的伙伴等。由于各种社会角色基本丧失，患者比任何时候都更需要得到他人的情感支持，产生更强烈的归属动机。每一位患者都希望自己尽快得到医护人员的关心、体贴、帮助和照料；希望建立良好的病友关系，受到新的人际群体的接纳、认可，需要有人与他们"同病相怜""患难与共"，需要从同伴那里寻求精神寄托，需要在温馨和谐的人际氛围中排遣孤独、驱除自卑，建立起战胜病痛的信心。有调查显示：患者渴望亲属陪伴的最主要原因是为了获得精神上的满足。如若患者能与医护人员、病友建立和谐关系，他们对亲属陪伴的需求强度就会明显降低。

因此，护理人员应组织好医护人员与患者的正常交往，协调好病友之间的关系，满足患者的归属需要，减少患者的陌生感和孤独感。

4. 尊重的需要 患者作为"弱者"，自理能力降低，生活起居需要别人照顾，容易导致自我评价降低，自尊受损。尤其是慢性病和社会功能受损的患者，自觉对社会和家庭无价值，甚至是亲人的拖累和负担，表现尤甚。有些患者的尊重需要还可进一步增强，对别人如何看待自己极为敏感，自尊心易受伤害。如患者一般都反感医护人员用床号称呼自己。多数患者希望得到医护人员一视同仁的对待，但有些社会地位比较高的患者，希望保持自己在社会关系中的优越地位，常会有意或无意地透露和显示自己的身份，让别人知道他们的重要性，期望医护人员对他们特别关照。

尊重的需要若不能满足会使患者产生自卑、无助感，或者变为不满和愤怒。因此，医护人员应当处处注意尊重患者，避免做出伤害患者自尊心的事情。

5. 舒适需要 人患病后会产生许多不舒适的感受，如疼痛、头晕、恶心、腹胀、气短，或心理上紧张不安、焦虑难眠等。患者求医的目的是希望尽快明确诊断，及时获得治疗，希望得到医护人员的照顾和关怀，解除病痛，获得身体和心理上的舒适。在诊治和护理过程中，如果医护人员态度不端正或处置不得当，不但不能缓解患者的不适或痛苦，还可能会造成患者新的心理或生理的不舒适。如一位腹部手术的患者，术后遵医嘱去枕平卧位休息，感到腹部伤口疼痛，但自认为有了伤口疼痛是自然的，便默默忍受。护理人员换班后，新接班的护理人员帮助该患者将双腿屈膝，并在膝下垫了一个垫子作支撑，患者的疼痛当即有所缓解。患者对该护理人员满怀感激，由衷地感慨道："护理人员对我们患者的关怀多一分，我们的病痛就能减少一分啊。"由此我们可以看出，患者在不舒适甚至病痛的时候，舒适的需要就成为主导，是迫切需要满足的。

护理人员应当对患者多一分关怀体贴，细心观察，及时发现患者的不舒适及原因，采取有效应对措施，提供心身舒适的条件，消除或减轻不舒适感，满足患者的舒适需要。

6. 安抚需要　疾病状态常可使患者情感变得脆弱，出现易激惹、任性、爱哭、行为幼稚等，这就是患者等同于"弱者"的一种渴望他人同情、安慰的特殊心理需要。由于病痛所致不适和对疾病预后的担忧，患者的情绪很不稳定，心理承受能力显著下降，很在乎别人对自己的态度。他们希望医护人员和亲友对自己能够和颜悦色、体贴入微、善解人意，及时为自己分忧解难；反之，医护人员若有任何言行方面的忽略和不经意，都可能引起患者的较大挫折与冲突。

因此，护理人员应富有爱心和同情心，及时发现患者的需求，给予他们最大程度的安慰和关心，来满足患者的安抚需要。

7. 信息需要　患者入院后迫切需要了解与自身疾病相关的大量信息。如患者想知道自己患的是什么病、疾病会发生什么变化、应该采用什么治疗手段、疾病的后果如何、住院生活制度、治疗程序、疾病的进展与预后以及如何配合治疗。特别是需要接受手术的患者，更是关注手术有没有危险、哪位医生主刀、主刀医生的技术如何等信息。有的患者还想知道自己的责任医生与护理人员的个人信息，以期待拉近与医护人员的距离，增进彼此之间的感情。当疾病得到控制，病痛得到缓解的时候，患者信息需要的内容还会恢复和扩大，对外界事物的好奇和对社会生活层面信息的追求也成为信息需要的内容，如家人的生活工作情况如何、自己在单位负责的工作进展怎样、治病的花费能否报销等。总之，患者需要得到来自医院、社会及家庭的信息支持。若患者的这些需要得不到满足，便会产生失落感、孤独感，出现抑郁、焦虑的情绪反应。

护理人员应理解患者的需要，了解不同患者在疾病的不同发展阶段有着不同的信息需要，抓住重点，予以及时恰当的满足。

8. 刺激需要　相对于精彩纷呈的社会环境，医院的生活环境总显得寂静而单调。患者在医院里活动的空间受限、范围狭窄、内容枯燥，日常生活围绕着饮食、睡眠、治疗的"三部曲"循环往复，放眼四周笼罩着白色墙壁、白色被褥、白色工作服的冰冷寒意，加上病房条件改善后，单人间和小病房增多，病友之间接触减少，患者易产生孤独、无助感，又加上病痛折磨，他们大多有在"白色监狱""度日如年"之感。于是，对新异刺激有较强需求，在患者从重病中脱险之后就开始突现出来。如有的患者因耐不住寂寞而从彼此打闹、制造恶作剧中寻求刺激和乐趣，还有的患者因与他人开玩笑过头而引发一些人际冲突。

护理人员应了解康复阶段的患者追求新异、探索、活动等兴趣的需要，根据其具体情况和医院的客观条件，安排适当的活动和有新鲜感的刺激，以调动患者的积极因素，把他们的需求积极引导到有利于心身健康的方向上来。如为他们提供报刊、杂志、棋牌、电视，创造上网条件供患者娱乐学习，还可因人而异地组织他们参与一些趣味性或公益性的活动等。这样既能满足患者此时的主导需要，也为他们重返社会角色建立相应的心理准备。

二、动机

（一）概述

动机是指激发和维持有机体的行动，并使该行动朝向一定目标的心理倾向或内部驱力。动机与欲望、需要或者内驱力是密切联系的，欲望、需要或者内驱力是动机产生的基础。当人有了某种愿望，但只是停留在大脑中而没有付诸于行动，那么这种需要就不能成为行为的动因，还不是动机。当某种需要激起或推动人们去寻找满足需要的对象时，就成为活动的动机。动机是个体能动性的一个主要方面，它具有发动行为的作用，能推动个体产生某种活动，使个体从静止状态转向活动状态。同时它还能将行为指向一定的对象或目标。当个体活动由于动机激发而产生后，能否坚持活动同样受到动机的调节和支配。

动机不能进行直接的观察，但可以根据个体的外部行为表现加以推断。动机的产生取决于两个条件：主观需要和客观诱因。主观需要是动机产生的内在条件（内驱力）。客观诱因是动机产生的外在条件。饥而求食属于内部的驱动力，但不饿而美食当前时，人们也食欲大增，因此美食就成了客观诱因。

根据起源的不同，动机可分为生理性动机和社会性动机。根据引起动机的原因不同，动机可分为内部动机和外部动机。护理工作中，患者常见的动机有：康复的动机、减轻痛苦的动机、保健的动机、取得他人关爱的动机、获得经济赔偿的动机等。

（二）动机的功能

动机在人的行为活动中一般具有4大功能：激发功能、指向功能、维持功能和调节功能。

1. 激发功能 动机是个体能动性的一个主要方面，它能够发动、促进行为，推动个体产生某种活动。动机是引起行为的原动力。

2. 指向功能 动机不仅能激发行为，而且能将行为指向一定对象或目标，对行为起导向作用。

3. 维持功能 动机具有维持功能，它表现为行为的坚持性。当活动开始后，动机能使个体的行为坚持一段时间，保证行为能够持续连贯地进行。

4. 调节功能 如果活动指向个体所追求的目标时，活动得以维持；相反，当活动偏离了个体原有追求的目标时，活动的积极性就会下降，或完全停止下来。正是由于动机对个体活动的不断调节，才使得行为能够达到既定的目标。

（三）动机的冲突

在日常生活中，常会存在两个或两个以上的动机。但是我们不能同时满足所有的动机，特别是这些动机在性质上相互排斥时，个体只能选其一，这样便引起了动机的冲突。

动机冲突既有积极的意义，又有消极的作用。人经过对冲突的选择，最后做出符合现实和个体动机的决定来解决问题，使内心得到平衡和安慰，这是动机冲突产生的积极意义。另一方面，动机冲突又给人们带来了很多消极影响，若动机冲突持续时间过长，问题得不到解决，会影响人们的情绪，可以引起个体心理障碍，影响人的心身健康。常见的动机冲突类型有以下几种。

1. 双趋冲突 双趋冲突是指一个人在两个有利的目标间进行选择时，只能选择其一而

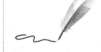

放弃另一个时，所产生的强烈冲突。正所谓"鱼与熊掌不能兼得"。双趋冲突对个体的困扰程度，取决于两个目标对个体吸引力的大小和做出选择所需要的时间。两个目标的吸引力越大、差别越小，选择所需要的时间就会越长，对个体的影响也就越深。如小王因为骨折住院，需要做手术，李大夫和赵大夫都是有名的骨科专家，他因难于确认由哪位医生主刀而陷入双趋冲突。

2. 双避冲突　双避冲突指同时有两个对象都对个体产生威胁，而个体只能躲避其一而接受另一种威胁时，个体进入进退两难的境地；"前有悬崖，后有追兵"，此时所引起的冲突就是双避冲突。如小林因为乳腺癌而住院，她既不愿意接受手术，又不想化疗，但是二者必须选其一，从而陷入双避冲突中。

3. 趋避冲突　趋避冲突是指一个人对同一目的同时产生两种对立的动机，一方面好而趋之，另一方面恶而避之的矛盾冲突。也就是说，人们对某事物既想图其利，又欲避其弊。如小郑胃部不舒服，医生建议做胃镜以确诊，小郑明白做胃镜对自己有好处，但又不想承受操作过程带来的不适和痛苦，而从陷入趋避冲突中。

现实生活中，患者的动机是相互交错的、多层次的、错综复杂的，远远超过以上这三种形式，往往不能在短时间内得到解决，并且会引起患者心理的波动甚至造成各种不良心理反应，影响医疗的进程与效果。护理工作人员需要借助于自己的专业优势，帮助患者进行理性分析，确定其优势动机，从而缓解患者的矛盾与冲突心理。

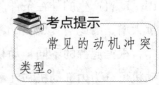

考点提示

常见的动机冲突类型。

三、兴趣

（一）概念

兴趣是个体力求认识、探索某种事物或从事某种活动，并伴有积极情绪色彩的心理倾向。例如，有人喜欢音乐，为了学好音乐不仅积极地学习音乐知识，参加各种活动，而且要了解相关的音乐家的成长背景及成才规律，最重要的是在学习和活动中感到愉快。

兴趣是推动人认识事物、探索真理的重要动机。爱因斯坦有句名言："兴趣是最好的老师。"古人亦云："知之者不如好之者，好知者不如乐之者。"兴趣对学习有着神奇的内驱动作用，能变无效为有效，化低效为高效。兴趣是动机系统的重要因素，对人的行为具有巨大的促进作用。兴趣有时是个体在生活中长期形成的，有时在一定情景下由某一事物偶然激发出来。兴趣会对人的认识和活动的情绪情感、态度等方面产生积极影响，但却不一定有利于提高工作的质量和效果。

（二）兴趣的种类

人的兴趣是多种多样的，所谓"打锣卖糖，各爱各行"，就是说人们的兴趣是多种多样、各有特色的。兴趣的种类概括起来可以分为以下两大类。

1. 物质兴趣和精神兴趣　物质兴趣主要指人们对舒适的物质生活（如衣、食、住、行方面）的兴趣和追求；精神兴趣主要指人们对精神生活（如学习、研究、文学艺术、知识）的兴趣和追求。

2. 直接兴趣和间接兴趣　直接兴趣是指是由事物、活动本身所引起的兴趣，如旅游、运动、听音乐、看电影等；间接兴趣是指由事物未来的结果、意义所产生的兴趣。间接兴趣往往与个人的目标相联系，有较强的目的性，如护理人员对护理操作本身并不感兴趣，而对其结果，即患者在什么条件下能够更顺利康复感兴趣。

直接兴趣和间接兴趣是相互联系、相互促进的。如果没有直接兴趣，某些认知活动的过程就很乏味、枯燥；而没有间接兴趣的支持，也就没有目标，过程就很难持久下去。因此，只有把直接兴趣和间接兴趣有机地结合起来，才能充分发挥一个人的积极性和创造性，才能持之以恒，目标明确，取得成功。

（三）兴趣的作用

兴趣对一个人的个性形成和发展、对一个人的生活和活动有巨大的作用，这种作用主要表现在以下几个方面。

1. 对未来活动的准备作用 例如，某学生对美术感兴趣，对生活中各种绘画、美展、摄影都会认真观赏、评点，对好的作品进行收藏、模仿，为将来研究和从事美术方面的工作打下基础。

2. 对正在进行的活动起推动作用 兴趣是一种具有浓厚情感的志趣活动，它可以使人集中精力去获得知识，并创造性地完成当前的活动。如有的科学家在做实验时，因为对实验结果感兴趣，所以能够几天几夜地守在实验室，等待着实验结果的发生。正是兴趣和事业心推动了人们所从事的科研工作，并使众多科研人员获得巨大的成功。

3. 提高活动的创造性 兴趣会促使人深入钻研、创造性的工作和学习。如某学生对一门课程感兴趣，会促使他刻苦钻研并且开展创造性思维，不仅会使他触类旁通、学习成绩大大提高，而且会大大地改善学习方法，提高学习效率。

总之，人的兴趣在学习、活动中发生和发展起来的，而且是认识事物和从事活动的巨大动力。它可以使人智力得到开发，知识得以丰富，眼界得到开阔，并会使人善于适应环境，对生活充满热情，从而对人的个性形成和发展起巨大作用。

（四）兴趣的品质

1. 广度 是指兴趣范围的大小。日常生活中，有的人兴趣很多，非常广泛，多才多艺，琴棋书画样样精通；而有的人兴趣单一，常常将自己禁锢在某一两个专业领域或小圈子里，生活比较枯燥乏味。一般来说，兴趣广泛有利于人们获得较广博的知识。

2. 指向性 是指兴趣指向于一定的对象、现象或领域，即其内容是指向物质的，还是指向精神的；是指向高尚的，还是指向低级趣味。

3. 持久性 是指在某一事物上或领域内所持续时间的长短。只有具备了稳定性，一个人才可能在兴趣广泛的背景上形成中心兴趣，使兴趣获得深度。生活中常见的"三分钟热度"，就是兴趣的持久性不佳的表现。

4. 效能性 指某些兴趣对活动产生的效果大小。凡是对实际活动发生的作用大的兴趣其效能作用也大；反之，对实际活动发生作用小的其兴趣的效能作用也小。

（五）护理人员良好兴趣品质的培养

1. 从自身的兴趣特点出发 由于人们的遗传、所处的环境、所受的教育、身体条件等各不相同，每个人的兴趣都带有个性特点，因而要从自身的兴趣特点出发进行兴趣的培养。例如，有人兴趣广泛而不集中，就应加强中心兴趣的培养；有人兴趣短暂易变，就应加强兴趣稳定性的培养。

2. 明确活动的目的和意义 这样可以提高某些活动的间接兴趣。如果护理人员认识到学习的意义和价值而引起了求学的状态，这种状态既有理智色彩，又与个人的指向密切连

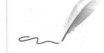

带，既有远景性，又有持久的定向作用，且不会因为偶遇挫折便轻易悔改。这就是直接兴趣与间接兴趣最大的区别点。

3. 参加趣味性的活动 这样可以培养某些活动的直接兴趣。例如，参加"诗词大会"等竞赛活动，在有趣的活动中培养对古诗词的兴趣与热情，并提高记忆与赏析能力。

4. 增加知识储备 知识是兴趣产生的基础条件，因而要培养某种兴趣，就应有某种知识的积累，如要培养写诗的兴趣，就应先接触一些诗歌作品，体验一下诗歌美的意境，了解一点写诗的基本技能，这样就可能诱发出诗歌习作的兴趣来。

本章小结

通过对本章节的学习，学生可以系统地了解到人格是具有一定倾向性的各种心理特征的总和，以及人格的形成和结构组成。学好本章，就可以更好地了解自己、患者的人格特点，顺利地提升整体护理工作的能力，对改善医患关系、提高沟通效果、提升治疗效果等有重大意义。

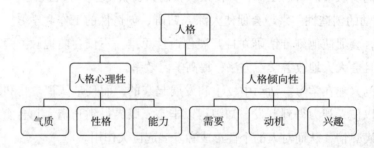

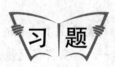

习题

一、选择题

【A1/A2 型题】

1. 不同的遗传及教育、生存环境，塑造了各自独特的心理特征。正所谓"人心不同，各如其面"，体现了人格的

    A. 独特性   B. 稳定性   C. 整体性

    D. 社会性   E. 复杂性

2. "江山易改，本性难移"体现了人格的

    A. 独特性   B. 稳定性   C. 整体性

    D. 复杂性   E. 多样性

3. 安静，沉稳，情绪发生慢而弱，言语动作和思维比较迟缓，注意稳定，显得庄重、坚忍，但也往往表现出执拗、淡漠。这种气质类型属于

    A. 胆汁质   B. 多血质   C. 黏液质

    D. 抑郁质   E. 以上都不对

4. 柔弱易倦，情绪发生慢而强，体验深沉，言行迟缓无力，胆小，忸怩，善于觉察到

别人不易觉察到的细小事物，容易变得孤僻。这种气质类型属于

    A. 胆汁质　　　　　　B. 多血质　　　　　　C. 黏液质

    D. 抑郁质　　　　　　E. 以上都不对

5. 情绪发生快而强；为人热情，说话直率；精力充沛，做事果断；缺乏耐性。这种气质类型属于

    A. 胆汁质　　　　　　B. 多血质　　　　　　C. 黏液质

    D. 抑郁质　　　　　　E. 以上都不对

6. 行动敏捷，易适应环境，善于结交新朋友，但在平凡而持久的活动中，热情容易消退，这种气质类型是

    A. 胆汁质　　　　　　B. 多血质　　　　　　C. 黏液质

    D. 抑郁质　　　　　　E. 以上都不对

7. 生来就具有的，更多地由个体先天特征所决定的是

    A. 性格　　　　　　　B. 气质　　　　　　　C. 能力

    D. 价值观　　　　　　E. 以上都不对

8. 关于能力发展的一般趋势，下列说法正确的是

    A. 从幼儿期到少年期，能力的发展与年龄的增长呈同步状态

    B. 15 岁左右，能力发展速度趋于缓慢

    C. 60 岁之后，各种能力急速下降

    D. 从成年期到老年期，能力的发展与年龄的增长呈同步状态

    E. 36 岁之后，多种能力开始下降

9. 下列能力属于一般能力的是

    A. 感知力　　　　　　B. 思维力　　　　　　C. 绘画能力

    D. 推销能力　　　　　E. 音乐能力

10. 马斯洛的需要层次理论中，最低层次的是

    A. 安全的需要　　　　B. 生理的需要　　　　C. 自我实现的需要

    D. 归属和爱的需要　　E. 尊重的需要

二、思考题

章大爷是一个脾气非常好的老人，但是年轻时却不是这样，特别爱生气，一言不合就跟人大吵一架，不会控制自己的情绪。随着年龄的增长，章大爷认识到，不能乱发脾气，要控制好情绪，这样不仅家庭和睦，自己也能少生病，老激动的话不是讲容易脑溢血吗？所以，章大爷每次一想到这些，生气会生病，就不生气了。

请问：

（1）人到老年人格变化的特点是什么？

（2）老年期人格的最主要的目标是什么？

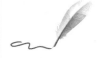

扫码"练一练"

第四章　心理健康

学习目标

1. **掌握**　心理卫生的概念；群体的概念。
2. **熟悉**　异常心理的判断标准和抑郁症的症状表现；护士心理健康自我维护的策略。
3. **了解**　不同年龄时期心理维护的注意事项。

故事点睛

旁白： 在汶川地震中一位六旬老人李大伯失去了 14 岁的儿子。他非常痛苦来医院候诊，护士小王询问他：“哪里不舒服？”好帮助他挂号。但是李大伯却表现出愧疚和悲伤的情绪说道：“我就一个儿子，儿子死了，我活着还有什么意义啊？我还经常头疼睡不着觉，每天一闭眼就会想到死去的儿子和地震时房子垮塌的画面。有时看到儿子的遗物，还会感到暴躁。”

人物： 由两名学生分别担任故事人物，进行即兴表演。

请问：

1. 地震后该老人出现了哪些心理变化？
2. 我们该如何针对这位老人的心理特点进行心理健康的维护？

扫码“学一学”

第一节　心理健康概述

一、心理健康与心理卫生

（一）心理健康与心理卫生的概念

1. 三种理解　目前学术界对心理健康有三种理解。

（1）是指心理健康状态，将提高这种状态的稳定性看作是心理卫生工作的重要目标。

（2）是指一门学科或理论体系，即研究如何维护和增进心理健康。

（3）是指一种专业服务体系，包括一切旨在改进和保持心理健康的措施。

2. 三个理论视角　心理健康定义涉及三个理治视角。

（1）发展心理学；

（2）人本心理学；

（3）精神分析。

3. 心理卫生　又称精神卫生。包括一切旨在改进及保持心理健康的措施。有两重含义，一重含义是心理卫生是人的心理健康状态；另一重含义是增进人的心理健康。现代心理卫生运动起源于改善精神病患者的待遇。先驱者是法国著名精神病学家比内尔。对现代心理卫生运动的兴起直接做出贡献的，是美国保险业职员比尔斯。

（二）心理卫生的研究内容和意义

1. 心理卫生研究的内容

（1）研究并揭示影响人的心理健康的因素及其作用的规律，培养健全的人格；

（2）研究和发现个体与群体中的心理卫生问题并揭示其规律，提出解决这些问题以维护和促进心理健康的措施和方法；

（3）研究如何开展心理卫生知识的宣传教育和普及工作以及咨询服务活动，以增进广大人民群众的心理健康水平。

2. 心理卫生工作的意义

（1）通过对不同年龄阶段的人进行有针对性的心理健康教育，促进个体的心理健康发展和完整人格的形成，成为具有正确价值观和人生观的健康社会成员。

（2）通过对先天或后天严重缺陷人的心理健康教育，使他们树立人生理想、增强信心和勇气，学习必要知识和技能，顺利地从事力所能及的职业，建立幸福美满的家庭，从而享受到人生的欢乐和幸福。

（3）通过对家庭、学校、不同职业群体的心理卫生工作，有助于人们克服消极的心理，形成积极心理状态，缓解人际冲突，改善交往环境，增进社会稳定，提高人们的道德水平，发挥其创造力，推动社会主义现代化建设的进程。

（4）通过开展躯体疾病患者的心理卫生工作，使患者的心理健康状况得以改善，促进其疾病的诊治和康复。同时，通过对一些"心身疾病"产生的心理—社会原因的调查和研究，更好地预防那些由不良的心理因素造成的躯体心身疾病及精神疾病。

综上所述，心理卫生的意义不只是对各种心理疾病（如精神病、神经症等）的防治，更主要是促进整个社会人群的心理健康。

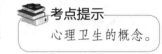

考点提示

心理卫生的概念。

二、健康与心理健康

人们对健康的最初认识是"健康就是没有病"，这种无病就是健康的观念一直影响着人们的观念，甚至影响了国家的医疗卫生政策。随着现代科学技术的飞速发展和社会文化的迅猛变革，使生活在现代社会的人们面临着快速的生活和工作节奏、日趋激烈的竞争，体验着巨大的心理压力。人们逐渐认识到生理、心理、社会因素在健康与疾病及其相互转化过程中不容忽视重要作用，进而逐步确立了身心统一的健康观，从更全面的角度诠释了健康的概念。1990 年 WHO 对健康的阐述是：在躯体健康、心理健康、社会适应良好和道德健康四个方面皆健全。道德健康的内容是指不能损坏他人的利益来满足自己的需要，能按照社会认可的行为道德来约束自己及支配自己的思维和行动，具有辨别真伪、善恶、荣辱的是非观念和能力。可以这样说，在 21 世纪人类的健康是生理、心理、社会适应的完美整合。

心理健康是一个十分复杂的综合概念，它涉及医学，心理学和社会学等多门学科，不同学科的学者由于所处的位置和角度不同，对心理健康有着不同的观点和看法。所以心理健康目前并没有一个统一的定义。《简明不列颠百科全书》对心理健康的定义是："心理健康是指个体心理在本身及环境条件许可的范围内所能达到的最佳功能状态，而不是指绝对的十全十美的状态。"《中国心理学百科全书》则指出："心理健康与心理卫生具有同等的含义，作为纯名词来说是指心理健康状态，个体处于这种状态，不仅自我情况良好，而且与社会处于契合和谐的状态；作为动名词则是指维持心理健康，减少行为问题和精神疾病的原则和措施。"

还有学者认为，心理健康是指人们对环境能够高效率而快乐地适应；心理健康应是一种积极、丰富而持续的心理状态；心理健康应表现出积极性、创造力、人格统一和个性化等等。这些见解强调了心理健康的不同方面，代表了学者对心理健康的不同认识。从实际工作角度出发，各家的看法并不是非要取得统一不可。

通常心理健康的定义是：心理健康是一种持续的适应良好的心理状态，在这种状态下心理的内容与客观世界保持统一，人体内、外环境平衡与社会环境相适应，个人具有生命的活力、积极的内心体验、良好的社会适应，能够有效地发挥个人的身心潜力与积极的社会功能。

三、心理健康的标准

（一）心理健康的标准

心理健康标准是心理健康概念的具体化。国内外学者提出的心理健康的标准不尽相同。

1. 个体心理健康的标志　1946 年世界心理健康联合会提出了个体心理健康标志。

（1）身体、智力、情绪十分协调。

（2）适应环境，人际交往中彼此谦让。

（3）有幸福感。

（4）在工作和职业中能充分发挥自己的能力，过着有效率的生活。

2. 10 条经典的标准　美国心理学家马斯洛和密特尔曼提出过 10 条被认为是经典的标准。

（1）有充分的自我安全感。

（2）能充分了解自己，并能恰当评价自己的能力。

（3）生活目标切合实际。

（4）不脱离周围的现实环境。

（5）能保持人格的完整与和谐。

（6）善于从经验中学习。

（7）能保持良好的人际关系。

（8）能适度地宣泄和控制情绪。

（9）在符合团体要求的前提，能有限度地发挥个性。

（10）在不违背社会规范的前提下，能适当地满足个人的基本需要。

3. 马建青提出的 7 条标准

（1）智力正常　智力正常是人最基本的心理健康条件，也是心理健康的首要标准。智力异常是导致其他心理功能异常的重要原因之一。

（2）善于协调和控制情绪，心境良好。

（3）具有较强的意志品质。

（4）人际关系和谐。

（5）能动地适应和改造现实环境。

（6）保持人格的完整和健康。

（7）心理行为符合年龄特征。

国内的其他一些学者也提出过心理健康的标准，应该说关于心理健康的标准目前还没有一个统一的意见。还要注意的是，无论是哪一种心理健康的标准都是一种相对的标准。

（二）大学生心理健康的标准

根据国内国外提出的心理健康的标准，现将目前比较公认的标准整合出来。

1. 智力正常　智力是人的各种能力的总和，包括观察能力、记忆能力、思维能力、想象能力和实际操作能力等。智力正常是保证大学生进行学习、生活和工作的最基本的心理条件，是大学生胜任学习任务、适应环境变化所最需要的心理保证，所以说智力正常是衡量大学生心理健康的首要标准。智力正常与否可通过智力测验来判定。我国大学生一般都是经过高考录取入学的，智商一般来讲是正常的，极少有落后的情况。考察大学生的智力正常与否，关键是看他们的智力能否充分发挥效能，能否适应大学的学习、生活，顺利完成学业。大学生智力正常且充分发挥的标准是：有强烈的求知欲和浓厚的探索兴趣；智力活动中各要素在其认识活动和实践活动中能积极地参与，并能正常地发挥作用；乐于学习。

2. 情绪健康　人的任何心理活动，都伴随着一定的情绪反应，情绪在心理异常时起着核心作用，情绪异常往往是心理疾病的先兆，所以人的情绪是否健康能比较明显地反映出心理是否健康。情绪健康的主要标志是：情绪稳定和心情愉快。

大学生的情绪健康主要包括以下内容。

（1）积极的情绪多于消极的情绪，主导心境是愉悦的、乐观的、满意的、富有朝气的、充满希望的；

（2）情绪较稳定，表现为善于控制和调节自己的情绪，既能克制和约束又能适度宣泄，又不过分压抑，使自己情绪的表达符合社会的要求，又能满足自身的需要；

（3）情绪反应恰当，情绪反应的强度与引起这种情绪的情境相符合，表现为该喜则喜，该悲则悲，喜怒有常、哀乐有节。

3. 意志健全　意志是推动人们采取各种行动、克服困难以达到预定目标的心理过程。人的意志通过行动表现出来，而行动又受意志的支配，心理健康者的意志与行为是统一的、协调的。意志健全主要表现在意志品质上，心理健康的大学生意志的自觉性、果断性、坚持性和自制性都获得协调的发展。他们学习、生活的目的明确，能根据现实的需要调整行动的目标；能尊重、听取别人的意见，但又独立思考，不盲目服从；能果断地做出决定并执行决定，能专注于学习或其他活动并在活动中勇于克服各种困难，坚持不懈地为实现目标而奋斗；能为实现目标而自觉地约束自己，抑制自己不合理的欲望，抵制各种外部诱惑。

行为协调主要表现在行动的计划性、一贯性与统一性以及言谈的逻辑性等方面。心理健康的大学生能按照行动计划来开展活动，做事有条有理、善始善终；他们行动有规律，言行一致；他们语言逻辑性强，在言谈中表现出思维清晰，有条理并具有批判性。

4. 人格完整　人格在心理学上是指个体稳定的心理特征的总和。所谓人格完整是指具有健全统一的人格，也就是说个体的所想、所说、所做都是协调一致的。

大学生完整人格的主要标志是：

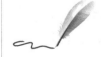

（1）人格要素完整统一，无明显的缺陷和偏差；

（2）具有正确的自我意识，不产生自我同一性混乱；

（3）以积极进取的人生观作为人格的核心，并以此为中心把动机、需要、态度、理想、目标和行为方式统一起来。

5. 自我评价恰当　心理健康的人能对自己做出恰当的自我评价，他们能体验到自我存在的价值；同时能接受自己，对自己抱有正确的态度，不骄傲也不自卑。因而，心理健康的人总能面对客观现实正确评价自我。而心理不健康的人常缺乏自知之明，他们对自己的优缺点缺乏正确的评价，要么看得十全十美而自高自大、自我欣赏，要么把自己看得一无是处而处处与自己过不去，结果心理总是不平衡。比较接近现实的、正确的自我评价是大学生心理健康的重要条件。

6. 人际关系和谐　人总是处在一定的社会关系中的，大学生同样离不开与人打交道。和谐的人际关系既是大学生心理健康不可缺少的条件，也是大学生获得心理健康的重要途径。心理健康的大学生有积极的交往态度，掌握了一定的交往方法和技巧，在交往中做到诚实守信、和善友爱、宽容尊重、关心合作。其具体表现如下。

（1）乐于与人交往，有稳定而广泛的一般朋友，也有亲密无间的知心朋友，与大多数人都能建立良好的人际关系。

（2）在人际交往中能保持独立而完整的人格，有自知之明，不卑不亢。

（3）能客观评价别人和自己，善于取人之长补己之短。

（4）宽以待人，乐于助人，也能接受别人的帮助。

（5）积极的交往态度多于消极态度。

（6）交往动机端正和以集体利益为重

相反，如果人际关系恶劣，或者与集体格格不入，厌倦与人交往，喜欢孤独不能容忍别人的过失和短处甚至于无端地猜疑、憎恨和欺侮别人，都属于心理不健康的表现。

7. 良好的社会适应能力　社会适应是指对社会环境中的一切刺激能做出恰当的正确反应。较强的社会适应能力是大学生心理健康的重要特征，不能有效处理与周围现实环境的关系，是导致心理障碍的重要原因。心理健康的大学生应能和社会保持良好的接触，对社会现状有较清晰正确的认识，思想和行为都能跟得上时代的发展步伐，与社会的要求相符合。心理健康的大学生，能正确客观地认识、评价自己所生活的环境，能坦然面对并接受现实，他们明确自己所处的位置，怀有高于现实的理想和愿望，又不沉湎于不实际的幻想和奢望。当环境不利时，既不逃避，也不怨天尤人，更不自暴自弃，而是千方百计变通各种方式，通过自己的努力主动去适应环境、积极改造环境。

8. 心理行为符合大学生的年龄特征　心理健康的人一般心理特点应该与其所属年龄阶段的人的共同心理特征大致相符，与其性别以及在不同环境中所扮演的角色相符合。心理健康的大学生应该充满青春活力、朝气蓬勃、积极向上、敢想敢干、勤学好问、探索创新等。在性别特点方面，男性大学生表现应该相对主动勇敢、刚强果断、爽直大方；而女性大学生则相对温柔婉约、细致周到、富于同情心等。在角色特征方面，心理健康的大学生能够根据自己所处的场合，正确把握自己所扮演的角色、所处的地位以及所属的身份，避免角色越位或错位。如果一个大学生经常偏离这些心理行为特征有可能是心理异常的表现。

四、亚健康

20世纪80年代中期前苏联学者N·布赫曼教授首先提出，人体除健康状态和疾病状态外，还存在一种非健康、非疾病的中间状态。这一发现随后被世界许多国家学者的研究所证实，并称这一状态为中介状态、病前状态、亚疾病状态、半健康状态、灰色状态、临床前态等，世界卫生组织称其为"第三状态"，我国学者将其称为"亚健康状态"。

（一）亚健康的概念

亚健康状态又称第三状态，是人体介于健康与疾病之间的一种状态，是人们身心、情感处于健康与疾病之间的低质量状态，虽然无临床症状或临床症状不明显，但已存在潜在的病理信息。世界卫生组织认为，亚健康状态是介于健康状态和疾病状态之间的一种临界状态，是指机体在内外环境不良刺激下引起心理、生理发生异常变化，但尚未达到明显病理性反应的程度。从生理角度来讲，就是人体各器官功能稳定性失调尚未引起器质性损伤。

（二）亚健康的表现

国内有学者认为，亚健康状态主要表现为自主神经功能紊乱和机体各器官功能性障碍，出现精神、胃肠道、心血管、肌肉等四大方面的症状。因此，人们会出现如下具体表现。

（1）身体疲劳乏力、易累，肌无力，体力活动后全身不适，体力难以恢复。

（2）体质虚弱，免疫功能低下，易患感冒、咽喉不适、口腔黏膜溃疡等。

（3）胃肠机能紊乱，食欲不振。

（4）关节痛、肌痛、头痛、淋巴结肿痛、胸闷、心悸、气短。

（5）失眠或嗜睡。

（6）健忘、头脑不清醒、记忆力下降。

（7）精神不振、情绪低落，对事物缺乏兴趣，抑郁寡欢，常常感到孤独无助。

（8）烦躁、情绪不稳定，紧张，易怒，焦虑等。

（9）对环境适应能力和反应能力下降，人际关系不协调，家庭关系不和谐。

（10）眼睛易疲劳、视力模糊。

（三）亚健康的分类

亚健康内涵丰富，外延广泛。诸多学者对亚健康的分类和各类亚健康的主要表现提出了自己的看法。综合学者们的研究成果，亚健康可分为：身体亚健康状态、心理亚健康状态、人际交往亚健康状态、道德亚健康状态及慢性疲劳综合征等五类。

（四）亚健康的危害

（1）亚健康是大多数慢性非传染性疾病的病前状态，大多数恶性肿瘤、心脑血管疾病和糖尿病均是从亚健康状态转入的。

（2）影响工作、生活、学习质量，甚至危及人们的生命安全，特别是从事特殊作业的人员。

（3）极易导致精神心理疾病，严重时甚至造成自杀和伤害事件发生，危及社会安全。

（4）引发慢性疲劳综合征，严重影响健康与寿命，甚至造成过劳死或英年早逝。

（五）亚健康发生的原因

亚健康的形成与发生及不同表现，与个体的素质有密切的关系，可以认为亚健康是由于社会、心理、生物、环境和不良生活方式等不良因素作用机体，使人体的神经、免疫、细胞因子、内分泌网络系统的功能紊乱，致使机体整体功能下调的一种状态。

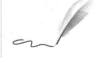

五、异常心理与不良行为

(一) 异常心理的概念

异常心理是在大脑生理生化功能障碍和人与客观现实关系失调的基础上产生的对客观现实的歪曲反应。

心理异常的表现是多种多样的，根据程度的不同，可从轻到重大致包括心理问题、与精神刺激密切相关的精神障碍、人格障碍，躯体疾病伴发的障碍几大类。要正确认识异常心理，必须先正确了解以上提到的心理现象。

心理问题是人生中时常遇到的、与个人发展有关的心理方面的困惑，比如求职择业、社会适应、感情婚恋、人际纠纷、家庭关系等等。虽然个体也会为这些问题感到苦恼，同时对自己的生活、学习和工作造成一定的影响；但因其持续的时间短、程度较轻而易于解决；并且多数人并未伴随躯体症状，无须药物治疗，故这种暂时的心境不佳尚不属于疾病的范畴。

与心理因素密切相关的心理障碍。有一部分人患有较轻的心理障碍，如神经症、创伤后应激障碍。说这类疾病"较轻"，是因为这些患者虽然有着程度不同的心身不适感，但生活能力和社会功能基本完好，可以照常生活、工作，从表面上看与正常人区别不大。这部分患者往往需要采用心理和药物联合治疗。

精神疾病是由于各种因素（遗传、生理、心理、社会）作用，使人的精神活动功能严重受损而导致的一种精神混乱状态。它既可以表现为一个人自身精神活动诸方面的不协调，也可以表现为其与外部现实环境之间不能正常地接触和反应，因而无法进行正常的社会生活。精神病需要经过药物治疗，使患者的精神状态得以控制，恢复正常的认知、思维、情感和行为活动。

还有其他一些情况，如脑炎、脑肿瘤可引起精神病性表现，脑血管或脑变性疾病引起的痴呆，一些躯体疾病伴有精神障碍，还有的患者对一些物质或药品成瘾，如海洛因、烟草和酒精等。

(二) 异常心理的判断标准

在许多情况下，心理有正常和异常之分，两者有着实质性的差异，因此在正常和异常之间必然存一种界限，这是确定无疑的。但是，心理正常却没有一个固定不变的、到处适用的绝对标准，正常和异常的界限又是不能绝对确定的。因为正常心理和异常心理是一个渐变的连续体，其区别往往是相对的；同时异常心理的表现受到多种因素如客观环境、个体的心理状态、人际交往和社会文化等的影响。所以判断一个人心理是否异常，只有把他的心理状态和行为表现放到当时的客观环境、社会文化背景中加以考虑，通过和社会认可的行为常模比较，以及和其本人一贯的心理状态和人格特征加以比较，才能判断此人有无心理异常，以及心理状态的程度如何。如果一个人能够按社会认为的适宜方式行动，其心理状态和行为模式能为常人所理解，即使他有时出现轻度情绪焦虑或抑郁现象，也不能认为他的心理已超出正常范围。换言之，心理正常是一个常态范围，在这个范围内还允许不同程度的差异存在。

既然我们认为两者之间存在着相对的界限，那么，区分心理正常或异常就是可能的了。通常按以下几条标准进行判断。

1. 内省经验标准　这里的内省经验指两方面，其一是指患者的主观体验，即患者自己觉得有焦虑、抑郁或没有明显原因的不舒适感；或自己不能适当地控制自己的情绪或行为时，因而主动寻求他人的支持和帮助；或在心理医生的帮助下能明了自己确实存在问题，其特点是有主观的"自知之明"。但是，在某些情况下没有这种不舒适感反而可能表示有心理异常，如亲人丧亡或因学业不及格而退学时，如果一点没有悲伤或忧郁的情绪反应，也需考虑其有心理变态。其二是从观察者而言的，即观察者根据自己的经验做出心理正常还是异常的判断。当然这种判断具有很大的主观性，其标准因人而异即不同的观察者有各自评定行为的常模。但由于接受过专业教育以及通过临床实践的经验积累，观察者们也形成了大致相近的评判断标准，故对大多数异常心理仍可取得一致的看法，但对少数患者则可能有分歧，甚至截然相反。

2. 统计学标准　判断一个人心理是不是正常，最明显的标志就是拿他的心理活动和大多数人的心理活动进行比较和对照，看他在某些情况下的心理活动同大多数人是不是一致的。在普通人群中，对人们的心理特征进行测量的结果常常显示常态分布，居中的大多数人属于心理正常，而远离中间的两端被视为异常。因此决定一个人的心理正常或异常，就以其心理特征偏离平均值的程度来决定。虽然心理异常是相对的，它是一个连续的变量。偏离平均值的程度越大，则越不正常。所谓正常与异常的界限是人为划定的，以统计数据为其基础。这与许多心理测验方法的判定是相同的。

统计学标准提供了心理特征的数量资料，比较客观，也便于比较，操作也简便易行，因此，受到很多人欢迎。但这种标准也存在一些明显的缺陷，例如智力超常或有非凡创造力的人在人群中是极少数，但很少被人认为是病态。再者，有些心理特征和行为也不一定成常态分布，而且心理测量的内容同样受社会文化制约。所以，统计学标准也不是普遍适用的。

3. 医学标准　这种标准是将心理障碍当作躯体疾病一样看待，如果一个人的某种心理或行为被疑为有病，就必须找到它的病理解剖或病理生理变化的根据，在此基础上认定此人有精神疾病或心理障碍。其心理或行为表现，则被视为疾病的症状，其产生原因则归结为脑功能失调。

4. 社会适应标准　人总是生活在特定的社会环境中，会依照社会生活的需要来适应环境和改造环境。一般情况下，心理正常的人能够调整自身的需要、动机、情感和愿望，以适应社会准则、伦理道德、风俗习惯等社会要求，达到人与社会生活环境的协调一致。同时，人心理活动的各个方面，如认识活动、情感活动和意志行为等都应该是统一的、完整的、协调的。人的行为活动和个性也应该是前后一致、始终如一的。如果一个人由于器质的或功能的缺陷或两者兼而有之使得个体能力受损，不能按照社会认可的方式行事，致使其行为后果对本人或社会是不适应的时候，则认为此人有心理异常。这里正常或异常主要是与社会常模比较而言的。

（三）抑郁症的症状表现

在大学生群体中抑郁症出现的概率是最高的。抑郁症可以表现为单次或反复多次的抑郁发作。抑郁发作的主要表现为：情绪低落、活动动力低、思维活动低。

1. 心境低落　主要表现为显著而持久的情感低落，抑郁悲观。轻者闷闷不乐、无愉快感、兴趣减退，重者痛不欲生、悲观绝望、度日如年、生不如死。典型患者的抑郁心境有晨重夜轻的节律变化。在心境低落的基础上，患者会出现自我评价降低，产生无用感、无望感、无助感和无价值感，常伴有自责自罪，严重者出现罪恶妄想和疑病妄想，部分患者可出现幻觉。

2. 思维迟缓 患者思维联想速度缓慢，反应迟钝，思路闭塞，自觉"脑子好像是生了锈的机器"，"脑子像涂了一层糨糊一样"。临床上可见主动言语减少，语速明显减慢，声音低沉，对答困难，严重者交流无法顺利进行。

3. 意志活动减退 患者意志活动呈显著持久的抑制。临床表现行为缓慢，生活被动、疏懒，不想做事，不愿和周围人接触交往，常独坐一旁，或整日卧床，闭门独居、疏远亲友、回避社交。

4. 认知功能损害 研究认为抑郁症患者存在认知功能损害。主要表现为近事记忆力下降、注意力障碍、反应时间延长、警觉性增高、抽象思维能力差、学习困难、语言流畅性差、空间知觉、眼手协调及思维灵活性等能力减退。

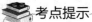 **考点提示**

1. 异常心理的概念及其判断标准。

2. 抑郁症的症状表现。

知识拓展

抑郁症的治疗

目前抑郁症的治疗主要分为以下几个方面。

1. 日常保健 保持心情开朗，多参加一些集体活动，增加一些爱好，尽量参加一些力所能及的工作。多与家人交谈，倾诉心中的烦恼。

2. 饮食 多吃一些含钙类的食物，如黄豆、红枣、韭菜、芹菜、牛奶等。忌食酒类及咖啡等食品。

3. 心理治疗 对有明显心理社会因素作用的抑郁发作患者，在药物治疗的同时常需合并心理治疗。

4. 物理治疗 如安思利普治疗仪，采用先进的 EEG 脑电波刺激疗法，调节抑郁情绪的产生，从而达到恢复大脑情绪正常产生，起到治疗抑郁症的效果。

扫码"学一学"

第二节 影响健康与疾病的心理社会因素

一、心理因素

影响人健康的因素有很多，分为生物因素和非生物因素；生物因素又称生理因素，是指人的生理状况。非生物因素又称心理社会因素，包括心理因素和社会因素。心理因素指影响人健康的人格特征和情绪状态。过去威胁人类的主要是传染病、营养不良等生物因素为主的疾病。随着人们生活水平的提高和医学技术的进步，人们越来越清楚地认识到，人不但是一个生物有机体，而且还是一个有思想、有感情、参与社会生活的社会成员。按照WHO 对健康的定义认为"健康不仅仅是机体没有疾病和缺陷，而且是身体上、心理上和社会上的完好状态"；疾病则是有机体在与自然环境和社会环境相互作用中不能应付刺激或者不能适应的结果。1918 年德国海因诺斯教授在研究睡眠障碍时首先提出了"心身疾病"的问题，强调了发病机制中心理因素的作用。

近代心身医学的研究发现中枢神经、内分泌和免疫三个系统的互相影响，使心理因素转变为生理因素，在心理因素导致疾病的过程中起中介作用。任何心理刺激都可作为一种信息传到大脑，如果这种信息被人感知，就会产生一定的情绪和生理变化。

情绪的直接调节中枢在边缘系统和下丘脑，大脑皮质控制着自主神经系统对内脏功能的调节，维持交感和副交感两个系统的平衡，以适应一定量的心理压力。那些超负荷的心理活动，特别是强度大、持续的不良情绪状态，可使两个系统失去平衡，产生一系列病理生理变化，最终引起相关的疾病。

二、社会因素

社会因素是指人生活、工作的环境。社会是人们交互作用的产物，是各种社会关系的总和。人类生存环境可分为自然环境和社会环境。社会因素包括政治、经济、文化、教育、科学技术、生活方式、风俗习惯、卫生服务等。人类健康除了受自然环境中各种因素及遗传因素的影响，也受社会环境中各种因素的影响。

在社会因素中，社会经济因素对健康的影响往往起着主导作用。健康与经济发展存在着相互依存、互相促进的关系。社会经济因素通过与健康状况有关的社会因素，如工作、生活条件、营养状况、文化教育、卫生服务等影响人群的健康。人群健康水平提高了，意味着劳动力质量提高，又能促进社会经济发展，而社会经济发展又是人类健康水平的根本保证。

社会文化因素包括思想意识、文学艺术、科学技术、宗教信仰、风俗习惯、教育、法律、道德规范等。社会文化因素对健康也有着重要的作用。

家庭是以婚姻和血缘关系为基础的一种社会生活的群体方式，是构成社会的基本单位。美好、健康的家庭是社会安定的必要条件，也是家庭成员身心健康的重要因素。家庭可以通过遗传、社会化、环境和情感反应等途径影响个人的健康或疾病的发生、发展和转归；个人的健康问题也可影响整个家庭的内在结构和功能。例如，一旦家里的人得了绝症，家庭便处于一种危机状态。儿童的非特异性腹痛可能是夫妻关系不和的一种表现，因此儿童往往是家庭关系的"晴雨表"，这时，如果不解决家庭的问题，就无法从根本上解决孩子的健康问题。许多疾病可以在家庭中流行，如流感、肺结核、肝炎、寄生虫病等。

卫生服务是社会因素中直接与健康有关的一个重要方面，包括预防、医疗、护理和康复等服务，以满足人民的保健需求。但医疗技术水平低、医疗机构管理不善、过多地误诊漏诊、卫生技术人员不足、初级保健不健全、卫生经费过少、卫生资源分配不合理、重治轻防的错误观点等因素都不利于健康，甚至有损健康，如造成医源性疾病。

> **知识拓展**
>
> ### 社区的意义
>
> 社区是以家庭为基础的历史共同体，是血缘群体和地缘群体的历史统一；同一个社区中的人具有共同的文化习俗和生活方式，人们通过一系列的相互作用而使自己的许多需要得到满足，由此获得一种归属感和认同意识。
>
> 社区对于人的社会化及身心健康有着明显的作用和影响。人们在生活的社区中成长、学习知识、互相帮助、满足各种需要。

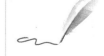

三、心理社会因素与护理专业

生物医学模式向生物—心理—社会医学模式转变后，与心理社会因素有密切关系的生活方式疾病和精神疾病有明显的增长，医学对心理学需要也更为迫切。护理工作也从单纯身体护理走向整体护理，不仅对患者身体疾病护理，也重视评定、处理患者的心理问题，并帮助患者获得良好社会适应。护士的心理素质在临床医疗护理质量中有举足轻重的作用。医学模式的改变及人民生活水平的提高，对护理质量的要求也不断提高。护理工作已不能只满足于一般疾病的护理而需要身心的整体护理。

1. 传统医学模式的影响

（1）生物医学模式长期影响医疗服务系统，使护理工作者只重视与躯体疾病有关的生理变化，与躯体疾病有密切关系的心理社会因素和患者及家属对此病的反应却往往被忽视。

（2）护理理论家 Watsan 等认为，护理的目标是帮助患者达到身体、心理及心灵更高程度的协调，而目标的达到需要人与人之间相互关怀的过程及关怀的表达。患者感受的关怀越深，其对护理的满意程度就越高。因此要提高护理质量，护理人员必须重视对患者的心理护理。

2. 未来护理工作发展的方向

（1）设立心理护理专门机构，形成局域网络，在护理部下设心理健康教育科，由受过高等护理教育并有多年临床经验的心理学教育专家在该科进行心理护理理论、方法的深入研究，制定心理护理的模式及评价方法，对各科室进行指导及质控，在各病区设立一名心理护理带教，由受过专门心理护理培训的本科学历的护士担任负责本病房心理护理的管理。

（2）将心理护理相关课程纳入中等、高等继续教育各层次护理教育中。心理护理应渗透到每位临床责任护士日常工作中去。责任护士应与专职护士一起做好患者心理护理。

扫码"学一学"

第三节　各年龄段的心理健康及维护

一、儿童期心理健康及维护

（一）儿童期的心理特点

儿童期又称学龄期，儿童期是智力发展最快的时期。小学生求知欲旺盛，感知觉的敏锐性在提高，逐渐具有感知目的性和有意性。有意注意在发展，注意的稳定性在增长，但还不够稳定；记忆力从无意记忆向有意记忆发展，低年级学生容易记住具体的、直观的材料，高年级抽象识记在发展；口头言语迅速发展，开始掌握书写言语，词汇数量不断增加，词义的理解、语法结构都有了长足的进步；思维的发展从具体形象思维逐步向抽象逻辑思维过渡。

儿童的个性得到全面发展，但是性格可塑性大。在家庭、学校、社会的熏陶下，儿童的自我意识、个性品质及道德观念逐渐形成。父母和老师的言行对培养儿童性格有重要影响，良好的教育可以使他们养成勤奋、积极上进、坚毅、勇敢、有责任心、守纪律等优良的性格特征。然而，父母过于溺爱、教育不当，可造成儿童任性、懒惰、孤僻、自我中心、傲慢、蛮横不讲道理等不良性格。父母过于严厉、过多指责批评，可使子女胆怯，缺少自尊、自信。

儿童的行为特点是对事物富于热情，情绪直接，容易外露，但情感波动大，细小的成绩可使其得意忘形，微小的挫折又可使其垂头丧气。儿童好奇心强，辨别力差，对新鲜事物感兴趣，喜欢模仿，容易染上社会上的不良习气。

（二）儿童期心理维护注意事项

1. 帮助儿童形成积极的自我概念　自我概念是指个体对自己的认识和评价，它是一个人个性特征的核心。儿童期是个性形成的重要时期。儿童处于什么样的环境，具有什么样的经验，主要来自于外界对他的态度和评价，这在很大程度上将决定其形成什么样的自我概念，从而成为其以后个性发展的基础。

这一时期的儿童，由于受其认识能力的局限，常常还不能客观地认识和评价自己，他们往往是根据他人对自己的态度和评价来认识和评价自己的。其中，成人对于儿童的态度和评价起着重要的影响。正因为如此，成人对儿童的态度如何，评价如何，还会影响到同伴对自己的评价。而这一时期的儿童已开始具有一定的自尊心，他们渴望能得到同伴的尊重、赞赏和喜欢。因此，成人在对待儿童时所采取的态度以及对儿童所做的评价，都需要十分慎重。

为此，成人一方面应该尊重儿童，把儿童当成一个平等的个体来对待，不能随便地批评儿童、指责儿童或是训斥儿童，这也是培养儿童自尊心的关键。另一方面，成人在对儿童进行评价的时候，要考虑评价的客观性和准确性，切不可因为儿童的某一件事或某一行为，就对儿童简单地下结论，如"你怎么这么笨""你是一个不诚实的孩子"等。否则，不仅不能使儿童对自己形成正确的认识和评价，而且还有可能导致儿童形成消极的自我概念。

2. 重视儿童正确的性别角色培养　性别化是个性社会化的重要方面，它是指一个人按照社会所认为的适合于其性别的性格特征、情绪反应和行为态度发展的过程。每个社会都有其特定的性别角色的观念以及性别角色的行为标准。

一般来讲，儿童在3岁以前就能逐渐开始意识到自己的性别，知道自己是男孩还是女孩，这是对自己的性别产生了认同。到了3岁以后，随着年龄的增长，成人对于儿童的行为会逐渐表现出性别上的要求，例如，"你是一个男孩子，男孩子是不哭的""你怎么这么调皮，一点儿也不像个女孩子""女孩子应该干净点儿、温柔点儿"……儿童的性别角色意识和行为就随之而逐渐产生。

二、青少年期心理健康及维护

青少年是人生最美好、最奇妙的一个时期。由于此时个体生理、社会生活和社会地位等方面一系列的发展与变化，导致了青少年心理呈现出过渡性、矛盾动荡性、社会性进一步增强等重要特征。

（一）青少年心理特点

1. 过渡性　青少年的生理发育正处于从不成熟迈向成熟的急剧变化之中，社会生活环境也逐步向成人过渡。此时，青少年要完成一系列比较关键的社会化发展课题，与成人的关系以及他们在社会中的地位也发生着巨大的变化——从童年期的完全依赖成人变得逐渐能够独立、摆脱成人。青少年生理发育、实践活动和社会地位的过渡性决定了此时心理的过渡性；其发展迅速但又不够稳定，很多方面兼具童年期的幼稚和成年期的成熟。

2. 矛盾动荡性 青少年既然处在由儿童向成人过渡的阶段，那它就是由一种质向另一种质的转变过程，童年的模式被打破，而成人的模式尚未建立起来，青少年心理的过渡性必然导致青少年心理的另一特点——矛盾动荡性。此时，性的成熟导致青少年性意识的苏醒与性冲动的出现，而身体的全面发展与性需要的形成又促使青少年自我意识和成人感发展，出现了强烈的独立性冲动。这种新的性需要和独立性需要与青少年此时较低的心理成熟水平和社会地位水平之间的矛盾便构成青少年心理发展的基本矛盾。

3. 社会性 跟儿童相比较，青少年的心理带有极大的社会性。虽说心理内容的社会性从儿童早期就已开始发展，但由于青少年活动社会性的增强以及社会地位的变化，使青少年心理的社会性出现了与儿童期不同的新特点：认识方面，青少年已不拘泥于儿童时那种仅仅对自己或自己周围生活中具体事物的关心，而是开始以极大的兴趣观察、思考和判断着社会生活中的种种现象与问题，政治、历史、文化艺术、法律道德、社会风气、人际关系等等都成了他们认识和思考的对象，成了他们十分关心的问题；情绪情感方面，社会性情感越来越丰富和稳定；个性上，青少年开始逐步形成一定的为人处事的态度和行为方式，动机、兴趣、品德、自我意识、世界观与人生观都开始逐渐形成并且稳定。

（二）青少年期心理维护注意事项

青少年心理健康教育，是指根据青少年心理发展特点和影响青少年心理发展的因素，采用各种方法和措施，以维护青少年的心理健康及培养其良好的心理素质。

（1）树立正确的人生观和世界观。有了正确的人生观和世界观，青少年就能对人生、对世界、对社会有一个正确的认识，并能正确地观察和分析客观事物，做到冷静妥善地处理事物。提高对挫折和心理冲突的耐受力。

（2）对自己的期望不宜过高。青少年要在充分了解自己能力和特点的基础上，确定学习、工作或其他方面的奋斗目标。而这种目标应该是通过艰苦努力能达到的，不要仅凭良好的愿望和热情盲目地确定一些脱离实际的目标，更不要盲目参加不切合实际的竞争，对自己的期望值不要过高，否则目标落空，遭受挫折，容易产生心理健康问题。

（3）学会自我调控情绪。在现实生活中，青少年难免会遇到不良刺激而出现负性情绪，对于这些，除找亲友、同学、老师通过谈心进行倾吐外，要及时提醒和告诫自己控制情绪。并要力所能及地参加一些积极的文体活动，防止消极心境的产生，使心理得到放松。这对维护自己的心理健康也是十分有益的。

（4）主动进行人际交往。青少年在正常交往中，能沟通思想，交流情感，从中得到启迪、疏导和帮助，增强信任感和激励感，从而大大地增强学习、工作、生活信心，最大限度地减少心理困惑。这是保持青少年心理健康的主要因素。

青少年的面前是漫漫人生路，如何能够顺利地上下求索，这就要在加强身体健康的同时，不要忘了为心理健康提供措施和养料，以达到真正的健康，使身心得到全面发展。

三、成年前期心理健康及维护

成年早期是指 18～35 岁，是个体逐步走向一个相对平静、相对成熟的发展时期。

1. 成年前期的心理特点

（1）具有多重角色。在家里、在自己的父母面前，要尽好儿女的责任；在自己的爱人面前，要做好贤妻良夫的角色；在自子女面前，要树立良好的父母形象；在工作与社交场合又有多重社会关系和社会角色。

（2）社会的中坚、家庭的支柱。不但需要自己照顾自己，而且要照顾别人的时期，是一个以奉献为主的时期。

（3）诸多矛盾集中，身心负荷沉重。社会要求成年早期的人负起种种义务和责任，要求其扮演"强者""成功者"的形象。

2. 成年前期心理维护注意事项

（1）保持乐观热情开朗的心态，积极应对生理变化和人际变化。要开阔胸襟，面向社会，面向未来，丰富人际交往，扩大生活情趣。同时接纳中年生理心理社会诸方面变化这一事实，深刻地领悟到成年早期的人必须在诸多方面进行相应的调整。学会量力而行，适可而止；学会宽容，不仅对别人，更要对自己宽容；学会宣泄和疏导。

（2）需要努力学习，增强社会适应能力。传统观念认为，青年人学习、中年人工作、老年人休息，这种观念应该转变，应当始终把学习、工作和休息有机地结合起来、贯穿于人的一生中。成年早期心身压力较重，故需劳逸得当，保持心身轻松，不要把紧迫感变为紧张感。在生活中注重培养业余爱好，培养良好的生活习惯。

（3）通过发展智力来弥补体力的不足，适应不同角色变化。调动他们这一年龄阶段特有的智慧，积极行动，巧妙应对。通过正确运用智慧力量，设法取得智力和体力之间新的平衡和协调，以便达到身心的和谐与健康。

（4）保持道德情操，保持心理平衡。成年早期的人在长期的生活实践中和心理活动中，逐步形成对社会道德情感的理解和认识，理应具备强烈的成熟的正确的道德观，秉承"诚实为公""助人为乐"，远离"虚伪狡猾""损人利己"，并不断地自我完善，使性格稳健，意志坚强，遵守纪律，维护公共利益，如此方能保持内心平衡，顺应社会主流，从而促进心理健康。

四、成年中期心理健康及维护

成人中期（成年中期）又称中年期，一般指处于 35～60 岁这个年龄阶段。成人中期的年龄范围是相对的，不是一成不变的。成人中期是人生历程中的一个阶段，这个阶段由青年而来，向老年奔去，在身心发展上呈现出许多特点。

（一）成年中期的心理特点

1. 发展任务的特点 在 Erikson 看来，一个人在成年中期或者为家庭、社区、工作和社会做出自己的贡献，或者进入停滞状态。具有创生能力的人们努力扮演好引导和鼓励下一代的角色。通常人们通过养育子女表现出创生能力，但其他角色也可以满足这个需求。人们可能直接和年轻个体一起工作，充当他们的导师，或者他们通过创造性、艺术性的产品输出来寻求一种长期的贡献，从而满足创造力的需求；能够体验创造力的个体，他们的关注点就会超越自身，通过其他人看到自己生命的延续。

另一方面，在这个阶段缺乏心理上的成长，意味着人们开始趋于停滞。整天关注于他们自己的行为琐事，他们只是感到为社会做了非常有限的贡献，他们的存在也没有什么价值。一些人还在挣扎着，寻找更加充实的新职业，另一些人则开始感到挫败和厌倦。

2. 人格发展的特点 成年中期人格结构基本保持相对稳定。还有一些证据证明人的特质实际随着年龄的增长而越发根深蒂固。例如研究表明，自信的青少年在 50 多岁的时候变得更加自信。

（二）成年中期的心理维护注意事项

进入到成年中期，最容易遇到的困难便是更年期的出现。这是成年期必须要面对的问题。

1. 积极应对，提前准备 已进入或将至更年期的人应及时了解有关更年期的生理心理知识，认识到更年期的到来是生命的自然规律，要正确对待更年期的某些生理和心理变化，要保持乐观的情绪和愉快的心境。出现了生理或心理方面的症状都应主动求医，积极配合治疗，以防生理症状和心理症状相互影响。

2. 尽量避免不良刺激 进入更年期后人的心理相对来说比较脆弱，受刺激后易发生较大的心理障碍。有资料表明，在更年期出现的精神异常患者中，有2/3的人在发病前遭受到不同程度的精神刺激。因此，改善不良环境，避免不良刺激，是更年期心理保健的一项重要措施。

3. 合理安排生活、劳逸结合 保持良好的生活习惯，睡眠要充足。多参加有意义的社会或娱乐活动，维护良好的人际关系。

4. 适当锻炼 培养几种有益于健康的兴趣，积极参加健身、娱乐活动，如跳舞、书法、棋类等；这些活动会使人的注意力从感觉自身体验转移到对生活和自然的热爱，从而改善心理状态，缓解更年期的某些不适症状。

知识拓展

爱利克·埃里克森

爱利克·埃里克森是美国精神病学家、著名的发展心理学家和精神分析学家。他提出人格的社会心理发展理论，把心理的发展划分为八个阶段，并指出每一阶段的特殊社会心理任务；他认为每一阶段都有一个特殊矛盾，矛盾的顺利解决是人格健康发展的前提。

五、老年期心理健康及维护

老年期也称为成年晚期，指60岁至死亡这一阶段。

（一）老年期的心理特点

1. 感知觉能力减退 视觉、听觉、味觉、嗅觉能力减退，皮肤的冷、热、触、痛觉下降，而听力的失真又影响了对外的言语交流和对外界的信息交流，给生活带来不便。

2. 记忆能力下降 老年人的近期记忆保持效果差，远期记忆保持效果好一些，对往事的回忆准确而生动。从记忆的类型而言，老人机械记忆下降明显，速记、强记困难，但理解性记忆相对保持。

3. 智力的发展与衰退 随着年龄的增高，智力出现了发展与衰退两种对立的倾向。人老未必智衰，智力和体力一样，用则进，不用则退。老年人具有前半生积累的丰富知识和经验，如果他们坚持学习新的知识，用心思考问题，运用心智技能从事某些脑力创造活动，他们的智力仍会有所发展。否则，智力逐渐衰退。老年人的液态智力下降明显，晶体智力相对稳定易保持。老年人概念学习的能力下降，推理能力下降，思维的敏捷性和逻辑性下降，解决问题的能力也随年龄的增长而下降。

4. 情绪变化　老年人的情绪趋向不稳定，常表现为易兴奋、易激怒、喜欢唠叨，常与人争论，情绪激动后恢复平静需要较长时间。常感到寂寞、孤独、郁闷。

5. 人格特征相对稳定　许多研究结果证实随着年龄的增加，老年人人格特征保持了相对的稳定性。但是，生活经历对一个人的人格是有影响的。每个人都经历的常规事件对人格变化影响不大。但非常规事件可直接导致老年人人格特征的改变。如有些老人容易多疑，办事固执、刻板，缺少灵活性；有些老人变得自我中心、不合群、懒散、保守。

（二）老年期心理发展的常见问题

1. 权威心理　离退休是一个人社会角色的转变，从一线变为二线，从上级变为"闲人"，从命令指挥别人到被人指挥，从有职有权到平民百姓等，这种转变令不少老年人不适应。

2. 孤独心理　老年人从工作岗位上退下来以后，生活学习一下子从紧张有序转向自由松散状态，子女离家（或称"空巢现象"），亲友来往减少，门庭冷落，信息不灵，出现与世隔绝的感觉，感到孤独无助，甚至很伤感。尤其是独居的老年人这种心理更加明显。

3. 恐惧心理　老年期最大的恐惧是面对死亡。老年人常常患有一种或多种慢性疾病，给晚年生活带来痛苦和不便，因为体弱多病，自然常会想到与"死"有关的问题，并不得不作好随时迎接死亡的准备。特别是对于某些患有癌症等难以治愈疾病的老年人，有1/4以上常表现出惊恐、焦虑、不知所措。

（三）老年期的心理维护注意事项

1. 针对权威的心理　可应采取以下措施。

（1）善于急流勇退　"长江后浪推前浪"，老人要经常看到年轻人的长处，大力扶持年轻人走上领导与关键岗位。年轻人应该尊重老年人。老年人更要让年轻人在自己的实践中不断成长起来。

（2）找回自己的兴趣与爱好　每位老年人都曾有过兴趣爱好，但年轻时"有闲无钱"，中年时"有钱无闲"，只有到了老年才"有钱有闲"，也到了该享受人生的最佳时间。所以离退休后，应培养自己的享乐能力找回自己的兴趣爱好，好好去体验人生的丰富多彩。

（3）坚持用脑　老年人应遵循"用进废退"的原则，坚持学习，坚持科学用脑，不但有利于减慢心理的衰老进程，而且能不断学习新事物，继续为社会做出贡献。

2. 针对孤独心理　可采取以下措施。

（1）认识孤独带来的危害　老年人的孤独与封闭是造成心身健康损害的一大敌人，常常会加快老化的过程。认识到孤独会给老年人带来伤害是克服孤独的第一步。

（2）加强人际交往　老年人离退休后，应尽可能保持与社会的联系，量力而行，继续发挥余热。只有走出家门，加强人际交往，才能找到生的意义、生的乐趣。

3. 针对恐惧心理　可采取以下措施。

（1）确立生存的意义　有意识地迎接死亡的来临是对老年人的巨大挑战。只有对死亡有思想准备，不回避、不幻想，必要时对死亡做出决断，才能让老年人从容不迫、义无反顾地给自己画上一个完满的句号。死赋予生以意义，所以老年人更能珍惜时间，尽量完成尚未完成的心愿。

（2）老年人也要有性生活　老年人有没有适当的性生活是生命质量的体现，也是老年人面对死亡恐惧的一种较好的缓解方法。性是爱与生命的源泉，对生活的"内驱力"有重要影响。老年人的性行为不可能像年轻人那样猛烈，而是轻柔小心，有时甚至是皮肤的接触就获得了性的满足。

（3）家庭与婚姻的和睦　老人的生活有子女体贴照料，有病能及时诊治，经济上有保障，父慈子孝，就会使老人感到温暖。特别是与老伴的关系友爱互助，更能使老人享受到天伦之乐。帮助丧偶的老人在自愿的前提下重组家庭，对于孤寡老人的心理也是一个重要的调节。

（4）树立"健康老龄化"的新概念　世界卫生组织（WHO）于 1990 年提出"健康老龄化"的目标，即老年人群健康长寿，群体达到身体、心理和社会功能的完美状态。1999年正值国际老人年，世界卫生组织又提出了"积极老龄化"的口号。近年来研究者进一步关注成功老化与常态老化的研究。所谓成老龄是指那些与增龄相关的功能状况无改变或改变甚微的老年人群，探索成功老化人群的差异性及其相关因素，继而提倡能够维持生物心理社会概念上的健康老年，可减缓老龄化所致的负面影响，并采取提高老年人群生活质量的措施。

知识链接

积极老龄化

"积极老龄化"表达比"健康老龄化"更为广泛的意思。"积极"一词不仅仅指身体活动能力或参加体力劳动，而且指不断参与社会、经济、文化、精神和公民事务。积极老龄化改变了人们对"老"的看法。传统观点认为："老而无用""衰老＝疾病""老年人是社会的负担"等，是歧视老年人的消极观念。现代观点认为：老有所为，老年人是宝贵的社会财富，老年人可独立自主，尤其无报酬地服务于照料家庭和社区治安，其贡献不容忽视，由此老年人也获得自我实现、体现自我价值的机会。

扫码"学一学"

第四节　护士心理健康及自我维护

一、影响护士心理健康的因素

护士，作为一个特殊的群体，在临床医疗工作中起着非常重要的作用。群体与个体相对，是个体的共同体。不同个体按某种特征结合在一起，进行共同活动、相互交往，就形成了群体。个体往往通过群体活动达到参加社会生活并成为社会成员的目的，并在群体中获得安全感、责任感、亲情、友情、关心和支持。

随着生物医学模式向生物—心理—社会医学模式转变，实施优质护理对护士的心理健康提出了挑战，同时社会生活节奏加快，给护士造成日益沉重的心理负担。当前影响护士心理健康的因素有以下几项。

1. 社会压力　人们受传统观念的影响，认为护理工作只不过是一些打针、发药之类的简单机械劳动，而把疾病的康复归功于医生。对护士和医生的态度判若两人，这种现象在病房常能看到。每当此时，护士的精心治疗，严密观察，亲切问候化为乌有。护士的自尊心受到了极大的伤害，心理上失去了平衡，产生了失落感。

2. 工作压力 由于护理工作具有连续性，使护士 24 小时轮流值班，遇到急诊、抢救患者更不能按时下班，有可能连轴转。这种不规律的工作时间，导致人体生物钟紊乱。超负荷的工作加重了护士的身心负担，同时护理工作是脑力劳动与体力劳动相结合的一种工作，其辛苦不言而喻。在商品经济浪潮的冲击下，面对一些简单劳动换取高额经济收入以及社会现实中种种现象，护士容易对原有的价值观产生怀疑而感到不公平，心态易失去平衡。

3. 竞争压力 护理知识不断更新，技能要求日益提高，对护士提出了越来越高的要求。新技术、新业务、新设备应用于临床，要求护士必须掌握；各级医院对护士学历层次的要求，也促使着中专护士学大专、大专护士学本科，再加上护理继续教育、三基训练、晋升考试、进修学习等各种形式的考核，使护士一生中都在接受各种形式的考核。护士既要完成日常繁重的护理工作，还要利用休息时间参加培训、自学，长期处于高压的状态，使护士有一种力不从心的焦虑感。

4. 家庭压力 护士进入家庭，负担多重角色。本来应该关心老人、体贴丈夫、教育孩子，但漆黑的"夜班"还需丈夫接来送去，繁忙的工作使护士筋疲力尽，与他人交流时间少，人际关系淡漠，亲情减少，偶尔的家庭矛盾更是避免不了的，护士会感到无所适从，苦闷难言，引发忧愁、烦恼等负性情绪。

5. 护士角色迫使护士一再压抑消极情绪，往往造成"零存整取"的效果 护士应以愉快的心情和热情的态度走进病房去"微笑服务"。但护士有自己的喜怒哀乐，消极的情绪一再压抑，日积月累形成了潜在的能量即"感情势能"，这种能量一旦超过了个体所能承受限度，就会出现"零存整取"的后果，直接影响到护士的身心健康。

二、护士心理健康自我维护的策略

为了使护士尽快适应现代护理模式，提高自身生命价值，充分发挥潜能，维护身心健康，护士心理的自我维护是十分重要的。

1. 保持健康的情绪 热爱护理工作，热爱生活，热爱自然，向往美好未来。有上进心，激发健康情绪。正确认识自我、人生和社会，接受现实的自我，适应规律，心胸豁达，乐观。

2. 培养良好的个性、修养 要正确认识和评价自己，接受自己与别人的差异。懂得每个人在学习、生活、工作、人际关系中都不可能事事如意，要经得起挫折和磨难，注意培养踏实、克制、有涵养、坚韧、热心、勇敢的个性，不要软弱、孤僻，要树立自尊、自强、自爱意识。

3. 正确处理人际关系 首先要理解、宽容、尊重他人，真诚相待。以积极的心理、和蔼的态度对待患者、同事。创造团结友爱、和谐愉快的工作环境。有计划地安排业余时间，赡养老人、培养子女，主动承担家庭责任。适当的家务劳动也是一种放松心理压力的方式，与亲友和睦相处，争取他们对护理工作的理解和支持，将自己的不良情绪及时向他们倾诉，做合理宣泄，在他们的劝慰和开导下，不良情绪便会逐渐消失，以保持心理平衡和健康。

4. 目标定位要适宜，有利于解脱心理压力 错误的完美主义的期望，只会使你不停地做，却很少能对自己努力完成工作感到满意。护士不可能在多种角色中把每件事都干得完美，事情要分轻重缓急，将更多的精力和时间投入到内心期望的活动中去。身处逆境时能进行自我安慰、自我解脱，不钻"牛角尖"，自我减压，降低标准，始终保持良好的心理

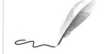

状态。

5. 增强适应能力 护士要努力调节自我，学会对各种现象做客观的分析，正确地判断。在工作、生活中遇到困难不退缩、不沮丧，树立战胜困难的信心和勇气。努力学习专业及边缘学科知识，适应现代护理模式的转变和发展。不断提高工作能力，体现自我价值，克服来自社会、同行不尊重护士的偏见。

6. 科学的生活方式 生活单调是形成许多疾病的原因。护士应改变从家庭到医院，又从医院回到家庭这种两点一线的单一生活方式。合理安排生活节奏，使工作、生活、人际关系能正确定位。学会在繁忙中求得休息，下夜班要保证充足的睡眠和丰富的营养摄入，以满足身体能量的消耗。培养广泛的爱好兴趣，业余时间可以养花、养鱼、种草、种树、听音乐、散步、参加文体娱乐活动，可以调节情感、调和气血，利于身心健康。

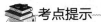

> **考点提示**
> 1. 群体的概念。
> 2. 护士自我维护的策略。

本章小结

通过对本章节的学习，学生对心理健康、心理卫生有了一个整体的认识和了解，针对各个年龄段的心理特点，可总结出对应的各个年龄段的心理健康维护策略，同时将对提升护士自身的心理健康自我维护策略起到积极的促进作用。

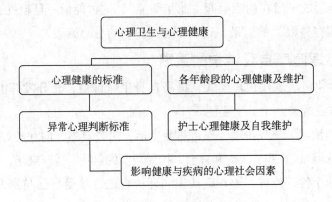

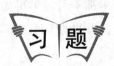

习 题

一、选择题

【A1/A2 型题】

1. 心理健康定义涉及三个理论视角不包括

　　A. 发展心理学　　　　B. 人本心理学　　　　C. 行为心理学

　　D. 精神分析　　　　　E. 护理心理学

2. 现代心理卫生运动的先驱者是著名精神病学家

　　A. 比内尔　　　　　　B. 埃里克森　　　　　C. 弗洛伊德

　　D. 华生　　　　　　　E. 马斯洛

3. 典型抑郁症患者的抑郁心境是

  A. 思维迟缓   B. 晨重夜轻   C. 意志活动减退

  D. 心境低落   E. 食欲减退

4. 1918 年德国海因诺斯教授在研究睡眠障碍时首先提出了＿＿＿＿＿的问题，强调了发病机制中心理因素的作用。

  A. 心因性疾病   B. 心身障碍   C. 心身问题

  D. 心身疾病   E. 心身功能紊乱

5. ＿＿＿＿＿＿是个性形成的重要时期。

  A. 成年晚期   B. 儿童期   C. 青少年期

  D. 成年中期   E. 婴儿期

6. 身体的全面发展与性需要的形成又促使青少年自我意识和成人感发展，出现了强烈的＿＿＿＿＿冲动。

  A. 独立性   B. 社会性   C. 矛盾性

  D. 成长性   E. 情感性

7. 大学生完整人格的主要标志是

  A. 人格要素完整统一，无明显的缺陷和偏差

  B. 具有正确的自我意识，不产生自我同一性混乱

  C. 以积极进取的人生观作为人格的核心，并以此为中心把动机、需要、态度、理想、目标和行为方式统一起来

  D. 能够持续地激发自己的斗志，保持稳定的心态

  E. 身体发育成熟，心智健全

8. 区分心理正常或异常的判断标准有

  A. 内省经验标准   B. 统计学标准

  C. 客观检查标准   D. 社会适应标准

  E. 医学标准

9. 老年期心理发展的常见问题有

  A. 权威心理   B. 怜悯心理   C. 孤独心理

  D. 恐惧心理   E. 执拗心理

10. 护士心理健康自我维护的策略有

  A. 保持健康的情绪和培养良好的个性、修养

  B. 正确处理人际关系

  C. 目标定位要适宜，有利于解脱心理压力

  D. 增强适应能力和科学的生活方式

  E. 定期进行心理压力疏导

二、思考题

  患者，女，69 岁，5 年前诊断为慢性充血性右心衰竭，近 1 年加重，心功能Ⅲ级，体力活动明显受到限制，轻度活动已可引起心功能不全征象。患者不关注自己的外表，也很少与同病室其他病友交谈。她对护士说："我年轻的时候照顾我的孩子家人。31 岁的时候，

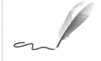

我丈夫就去世了。我独自一个人工作养家糊口，把孩子养大成人。我以前总是很忙。我照顾家里每一个人。可是现在，我自己却都无法照顾自己了。我是个没用的人了。"

护士回答道："看来你觉得你的价值是要对自己和别人有用。"她说："对啊，人要总是有事情忙着，不然，你就没用了。"

请问：

（1）该患者的主要心理问题是什么？

（2）导致该心理问题的主要原因是什么？

（3）应该采取哪些心理护理措施？

扫码"练一练"

第五章　心理应激与心身疾病

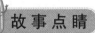

学习目标

1. **掌握**　心理应激、心身疾病的概念，一般适应综合征（GAS）概念及其分期。
2. **熟悉**　心理应激对健康的影响，以及心理应激的调控。
3. **了解**　常见心身疾病的类型、诊断、防治。
4. 学会在心身疾病中如何进行心理护理，增进对护理工作的情感认知。

扫码"学一学"

第一节　心理应激

　　医学是为了维护人类的身体健康和心理健康，其中心理健康的维护是现代人健康不可分割的重要方面。在健康与疾病的关系中，心理应激作为一个重要的中间环节，往往有来自于心理的、社会的、文化的和生物的各种压力；这些压力可以给人类带来积极的促进作用，也可能给人类带来消极的影响，是社会中每个人都会或多或少正在或即将面临的问题。正确的认识和应对心理应激，有利于个体更好维护身心健康和适应环境的改变。

故事点睛

　　旁白：有一次，拿破仑骑着马正穿越一片树林，忽然听到一阵呼救声。他扬鞭策马，来到湖边，看见一个士兵在湖里拼命挣扎，并向深水中漂去。拿破仑立刻从侍卫手中拿过一支枪，向落水的士兵大喊："赶紧给我游回来，不然我毙了你。"说完，朝那人的前方开了两枪。落水人听出是拿破仑的声音，又听说拿破仑要枪毙他，一下子使出浑身的力气，猛地转身，扑腾扑腾地游了回来。

　　人物：由两名学生分别担任故事人物，进行即兴表演。

　　请问：

　　1. 不会游泳的士兵为什么突然发生转变？

　　2. 这个士兵具有哪些应激反应？

一、应激的概念及其研究发展过程

　　随着医学模式的转变，医学的研究领域开始从生物、心理、社会这三个不同的角度研究人类健康与疾病的发生、发展与转归的过程。在生活中，当人们遇到外部刺激或内部刺激时，这些刺激会直接作用于大脑，从而引起某种主观的评价，进而产生一系列的生理和心理反应。如果我们能有效地解决这些内外刺激，就能使身体重新恢复到健康状态。如果刺激超出了我们的预定范围，它可能会导致身体的生理和心理失衡，即"压力"的出现，这种压力不同于物理意义上的"压力"，主要是个体身心感受到威胁时的一种紧张状态，也称为"应激"。自20世纪30年代以来，关于应激和应激理论的研究一直在不断更新。在医学心理学中，则重点关注医学上的应激和心理学上的应激。

（一）医学生理学界所关注的应激

加拿大著名的生理学家塞里率先对应激进行了研究。他在对实验室中的老鼠进行实验时，发现了应激反应，并提出了一般适应综合征（GAS），将应激源和健康与疾病有联系起来。塞里认为应激是：个体"觉察"到环境刺激对其生理、心理及社会系统产生过重负担时的整体现象，引起一系列生理和心理反应过程，这一过程也称为一般适应综合征。塞里认为一般适应综合征包括警戒反应期、抵抗期和疲劳期三个阶段的全身性反应。

> **知识链接**
>
> **心理应激的由来**
>
> 在20世纪20年代，塞里才19岁，那时他是一名医学生。在临床见习时，当内科老师把患者带进来的时候，他看到患者衰弱的身体，痛苦的面容，诉说浑身酸痛，胃纳不佳。大部分患者都发热，有的还说胡话，肝脾大，扁桃体发炎，皮肤出现丘疹等。为什么不同的病在早期阶段会出现共同的症状呢？塞里通过对患者的观察发现，许多处于不同疾病状态下的个体，均出现食欲减退、体重下降、无力、萎靡不振等全身不适和病态表现。塞里认为，每一种疾病或有害刺激都有这种相同特征性和涉及全身生理生化反应的过程，这就是应激的产生。

1. 警戒反应期 警戒反应期是应激反应的初始阶段，主要是由压力刺激引起的。机体为了应对这些刺激，将启动整体防御功能，压力的生理反应起于下丘脑，当大脑皮层将信息传递至下丘脑时，脑垂体立刻分泌促肾上腺皮质激素，促肾上腺皮质激素则通过血液循环到达全身组织和器官，进而引起一系列的身体反应和心理反应。如果应激源快速消失，或者通过机体本身的自我调节，身体就能很快恢复到正常水平。如果应激源继续存在，或不能自我调节，警报反应将增加身体的生理和心理变化程度，机体进入应激反应的第二阶段——抵抗期。

2. 抵抗期 当应激源的刺激持续存在时，可以通过改善身体技能水平提高对应激源的抵抗力。在抵抗期，整个身体的技能将被动员起来，用来应对目前的应激状态，试图通过对抗紧张来恢复正常状态。如果能够克服应激，身体就会恢复到正常状态。如果不能应对应激，身体就会消耗大量的能量，它会导致身体再次出现生理和心理上的不适，于是进入应激状态的最后阶段——疲劳期。

3. 疲劳期 这一时期主要表现为身体和精神上的疲惫。在抵抗期内，身体消耗了大量的能量，会严重受损。进入疲劳期后，消耗的能量相对减少。疲惫是身体的生理和心理上的深度自我防御；体现出自我保护的本能反应。但是，机体的反应由

考点提示
一般适应综合征的分期。

于长期的能量消耗而减慢，器官的免疫能力也在下降。如果个人的心理承受能力较弱，也会导致心理和行为异常，严重的应激可能会导致精神症状的出现。

在一般的情况下，应激只引起警戒反应期和抵抗期的变化，只有严重的应激反应才会进入疲劳期。

（二）医学心理学界所关注的心理应激

心理应激，又称为心理压力、精神应激，或者精神压力。人是社会动物，不能离群独处。生活事件的发生对人的心理、生理的影响则是心理学界关心的主要问题。在共同的社会生活中，可以存在各种精神刺激事件，从而影响人们的生活质量。突如其来的灾害，如战争、洪水、地震、空难、海难、车祸，恐怖袭击，尤其是从未见过的可怕新的传染性疾病，更容易引起人们强烈的急性精神创伤。综合认为，心理应激是指个体在察觉需求与满足需求的能力不平衡时倾向于通过整体心理和生理反应表现出来的多因素作用的适应过程。

心理应激的积极作用是提高人们的适应能力，比如经历过的早期应激事件对于个体在以后的生活中就会提高应对和适应的能力，更好地耐受紧张刺激和致病因素，提高个人心理健康水平。但心理应激带来的消极影响，可能是长期或强烈的持续应激反应，都会导致心身疾病的发生和心理障碍的出现。

二、应激的理论模型和过程

随着研究的深入，心理学家越来越认识到许多中间的心理社会因素（如个人认知评价、应对方式等）在应激中的重要性。20世纪60年代，拉扎鲁斯等提出认知评价在应激中的重要性，此后马森和拉扎鲁斯等进一步研究应对方式在应激过程中的重要性，形成了所谓的认知应激过程理论。20世纪80年代，国内医学心理学教材中开始出现有关心理应激的专门章节，总体上是将心理应激看作是由应激源（生活事件）到应激反应的多因素作用"过程"。把心理应激看作一个连续动态的过程，它既非简单的刺激，也非简单的反应，而是以认知因素为核心的多因素作用过程，涉及应激的起点、中间变量、应激反应和终点。

（一）心理应激的起点——应激源

1. 根据应激源的属性分类　应激源是引起应激发生的首要因素，由机体内外环境相互作用形成。当应激发生时，应激源会指向机体并提出适应要求，一切环境变化都是潜在的应激源，只有为个体认知性评价观察到，对自身具有威胁或挑战才能成为实际有效的应激源。布朗斯坦将这些应激源根据其属性不同分成四类，包括躯体性应激源、心理性应激源、社会性应激源和文化性应激源。

（1）躯体性应激源　指应激直接作用于人的机体，直接产生刺激作用，引起机体防御的刺激物，包括各种理化和生物刺激等。这类应激源的存在会使机体首先出现躯体性反应，并提示机体做出适应外界环境反应的变化，随着刺激程度的加深，还可能出现心理应激反应。

（2）心理性应激源　指来自于人们头脑的紧张性信息，不符合客观规律的认知和情绪波动时可以引起各种心理冲突和挫折导致的焦虑、恐惧和抑郁等消极情绪，包括人际关系的冲突，身体的强烈需求或过高期望，能力不足或认知障碍等。心理性应激源与其他应激源不同，它直接来自人们的头脑，因为人们对于应激的认知不同则会表现出不同的结果。人们如果过分夸大应激压力的威胁，就会夸大心理应激的负面效应。人们如果能适应这些应激，则能保护人们的心理健康。

（3）社会性应激源　指各种自然灾害和社会动荡，主要是造成个人生活样式上的变化，并要求人们对其做出调整或适应的情境和事件，如升学、考试、离婚、亲人死亡、战争与社会动乱、居住地及居住地环境条件的改变、工作的类别及工作场所环境的变化等，都可

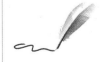

以成为社会性应激源。

（4）文化性应激源　指要求人们适应和应付的文化方面、语言环境和风俗习惯等所面临的各种文化冲突和挑战。其中最常见的是文化性迁移，如城市、地区、国家的文化环境的影响，使人面临全新的生活环境，从而产生应激，就是通常所说的文化冲突。

2. 根据应激源的强度分类　应激反应与应激源的刺激强度有关，评价应激源的强度对于预估应激反应的程度和防治心身疾病有着重要作用。目前在心理应激研究领域，应激源是以生活事件作为研究中心的。生活事件是指人们在日常生活中遇到的各种各样的社会生活的变动，可能扰乱人们的心理和生理稳态，造成心理应激并可能使机体受到伤害的主要刺激物。

生活事件的数量和程度都对机体的健康和疾病产生一定的影响。生老病死等生活事件，个人的学习工作，生活中的成败得失，家庭成员、同事或同学之间的意见纠纷等，都可以作为应激源。所以，从心理学角度着眼于研究应激对健康的影响以及应激相关疾病的成因，应重视重大生活事件对个体产生的应激反应。

美国华盛顿大学医学院的精神病学专家赫尔姆斯和雷赫于 1967 年通过对 5000 多人进行社会调查和实验所获得的资料编制了《社会再适应评定量表》（SRRS）（表 5 - 1）。该量表中列出了 43 种生活事件，每种生活事件标以不同的生活变化单位（LCU）用以检测事件对个体的心理刺激强度。

表 5 - 1　社会再适应评定量表（SRRS）

变化事件	LCU	变化事件	LCU
1. 配偶死亡	100	22. 所担负工作责任方面的变化	29
2. 离婚	73	23. 子女离家	29
3. 夫妇分居	65	24. 姻亲纠纷	29
4. 坐牢	63	25. 个人取得显著成绩	28
5. 亲密家庭成员丧亡	63	26. 组成家庭后停止工作	26
6. 个人受伤或患病	53	27. 入学和毕业	26
7. 结婚	50	28. 生活条件变化	25
8. 被解雇	47	29. 个人习惯的改变	24
9. 复婚	45	30. 与上级矛盾	23
10. 退休	45	31. 工作时间或条件变化	20
11. 家庭成员健康变化	44	32. 迁居	20
12. 妊娠	40	33. 转学	20
13. 性功能障碍	39	34. 消遣娱乐的变化	19
14. 增加新的家庭成员	39	35. 宗教生活的变化	19
15. 业务上的再调整	39	36. 社会生活的变化	18
16. 经济状态的变化	38	37. 少量负债	17
17. 好友丧亡	37	38. 睡眠习惯变异	16
18. 改行	36	39. 生活在一起的家庭人数的变化	15
19. 夫妻多次吵架	35	40. 饮食习惯变异	15
20. 中等负债	31	41. 休假	13
21. 取消赎回抵押品	30	42. 圣诞节	12
		43. 微小的违法行为	11

赫尔姆斯等研究发现，LCU与健康关系最为密切，与疾病发生呈明显的相关性。若一年内累积的生活事件小于150LCU，提示来年基本健康；超过300LCU，来年有86%可能性患病；若为150~300LCU，来年有50%可能性患病。

SRRS是对生活事件在整个人群中影响程度的评估，反映了对整个人群影响的平均水平。但是该量表指标简单，忽略了生活事件对个体的意义、个体的认知评价、事件本身对当事人情绪变化的影响及年龄、个体特异性等方面的问题。尽管存在争议，该量表还是为医学心理学、精神医学、心理卫生及心身医学的流行病学及病因学等方面的研究提供了一个客观的评价工具和重要的研究手段。

> **考点提示**
> 社会再适应评定量表的评分。

（二）心理应激的中间变量

在现代生活中生活事件是普遍存在的，任何人都无法避免。然而，同样的刺激，有些人会产生强烈的应激反应，甚至会患病，有些人却未发生任何健康问题。因此，刺激引起反应，除了与应激源的强度、持续时间等有关外，还取决于中间变量，它们包括个体的认知评价、应对方式、社会支持及个性特点等。

1. 认知评价　认知评价是指个体从自己的角度对遇到的生活事件的性质、程度和可能的危害情况做出估计。认知评价作为应激的核心中介机制，对于应激反应的产生起着决定性作用。

由于人们认知评价标准的不同，以致对同一件事件可有不同的认知和评价，从而会引起不同的应激反应。如对失恋这一应激，有人将它认定是大挫折而抑郁悲伤甚至轻生，有人却看作是一次重新生活和重新选择的机会，并不表现出强烈的情绪反应和生理反应。影响个体认知评价的因素包括应激源的特点和个体的主观因素两个方面。

（1）应激源的特点　包括刺激的强度、刺激的持续时间、刺激的发生方式等。如一个人突然听到自己的亲人因交通事故不幸身亡和听到因久病不起的亲人的亡故后所引起的内心震动不一样，就是因为一个是突然发生，而另一个已有心理准备的缘故。

（2）个体的主观因素　包括个体的人格特征、个体的需要和期望值、个体过去的生活经历、个体的生物节律等几方面。

2. 应对　应对又称应付。因为应对可以被直接理解成是个体解决生活事件和减轻事件对自身影响的各种策略，故又称为应对策略。各种研究证明，应对与各种应激有关因素存在相互影响和相互制约的关系。应对与生活事件、认知评价、社会支持、个性特征、应激反应等各种应激有关因素相关，还与性别、年龄、文化、职业、身体素质等有关。

应对作为一个中介机制，是人生命活动的一个重要组成部分，可以影响人体的健康。如通过长跑锻炼引起的升压反应可以降低焦虑的水平，借酒浇愁的应对行为常导致疾病的产生或加剧。因此，能合理地运用心理防御机制，准确估计自己的应对能力，选择恰当的方式应对应激则会适应良好。若过高估计自己的应对能力，对生活事件的变动缺乏足够的心理准备，易受挫折，而导致强烈的心理、生理反应；若过低估计自己的应对能力，缺乏信心，易受生活事件的消极影响，更会引起精神紧张，增强应激反应，而引起心理、生理功能的紊乱。

3. 社会支持　社会支持又称心理环境中介因素，是指个体遭遇应激源时所能得到的来自周围环境的物质和精神上的支持与帮助，是个体与社会各方面包括亲属、朋友、同事、伙伴等社会人以及家庭、单位、党团组织所产生的精神上和物质上的联系程度。

人是生物的人，更是社会的人，其生活中的任何事件都与其社会关系有关。当个人遭受应激时，其社会支持就可能对其产生广泛的影响，是应激一个十分重要的机制。

4. 个性特点　个性与涉及应激的各种因素如认知评价、应对方式、社会支持和应激反应存在一定的相关性。

（1）个性影响认知评价　态度、价值观等个性倾向性，以及能力和性格等个性心理特征因素，都可以不同程度地影响个体在应激过程中的初级评价和次级评价。这些因素决定个体对各种内外刺激的认知倾向，从而影响对个人现状的评估。如个性有缺陷的人往往存在非理性认知，使个体对各种内外刺激发生评价上的偏差，可以导致较多心身症状。

（2）个性影响应对方式　个性特质一定程度决定应对活动的倾向性，即应对风格，不同个性类型的个体在面临应激时可以表现出不同的应对策略。

（3）个性与社会支持有联系　人与人的支持是相互作用的过程，一个人在支持别人的同时，也为获得别人对自己的支持打下了基础，一个个性孤僻、不好交往的人是很难得到和充分利用社会支持的。

（4）个性与应激反应的形成程度也有关　同样的生活事件，在不同个性的人身上可以出现完全不同的心身反应结果。

5. 年龄、性别、健康、遗传等因素　年龄、性别、健康、遗传等因素都会影响到应激的作用过程，影响到对应激源的评价，影响着个体的应对方式，这些都是应激的中介因素。如不同年龄、性别的人对同一件事件的评价就不同，年龄大的趋向于保守、求稳而息事宁人；年轻人气盛，好冲动而不肯让人；男女由于接受的教育不同，往往是男性富有攻击性，女性趋于保守、内向等。

（三）心理应激的反应—应激反应

应激的存在是生活中不可避免的，当个体经认知评价而察觉到应激源的威胁后，就会引起心理、生理及行为的反应。应激反应的本质是适应，是机体通过改变自身结构或调整其功能对应激源所产生的一种反应。在个体应对、适应能力范围内的适度的心理应激可以促进人的身心健康，提高人的应对、适应能力；而过于强烈、持久的心理应激便会损害人的适应能力，而引起心身症状或心身疾病。

虽然根据应激反应的表现内容可以分别选择相应的量化指标，例如，情绪反应选用焦虑或抑郁问卷，躯体反应可以选择血压、尿儿茶酚胺等，但毕竟应激反应或应激结果同时涉及心身各方面，目前在心理卫生工作中常采用能整体反映心身健康水平的问卷测试方法，其中临床症状自评量表（SCL－90）使用最多。

另外，由于应激反应、心身障碍、心身疾病三者存在联系，故在国内外的一些量化研究中，经常将心身障碍和心身疾病也作为应激的"反应"变量进行研究。例如将心身障碍和心身疾病作为应变量，与各种应激有关因素做多元分析，以探讨心理应激在发病学中的意义；或将心身障碍和心身疾病作为效标变量，为各种应激因素的量化研究提供效度证据。

1. 应激的生理反应　在应激状态下，大脑皮层统一调控着人的各种活动。身体的生理反应主要是大脑通过自主神经系统、下丘脑、腺垂体、靶腺轴等进行全身系统调节的。当机体受到应激源刺激后，会发生一系列的变化。例如，骨骼肌张力增强，感觉运动功能增强或减弱；交感或副交感神经系统功能增强或减弱，引起心血管、呼吸、消化等器官系统功能改变；下丘脑－垂体－肾上腺皮质轴变化；神经与内分泌系统变化；免疫系统功能变化等。当应激源作用强大和（或）持久时，可造成心身障碍和心身疾病。

2. 应激的心理、行为反应　在机体产生生理反应的同时也伴随着心理反应。应激的心理反应可以涉及心理和行为的各个方面。从性质上来看，应激的心理反应既有积极的心理反应，又有消极的心理反应，积极的心理反应可以帮助人们维持应激期间的心理平衡并做出正确的判断，应激的消极的心理反应可使人出现认知偏差、情绪激动、行动刻板等。个体在应激时产生什么样的情绪反应以及其强度如何，受很多因素的影响，差异很大；而与健康和疾病关系最密切的是应激的情绪反应。

伴随应激的心理反应，机体在行为上也会发生改变，这也是机体顺应环境的需要。常见的负性行为反应有：逃避与回避、退化与依赖、敌对与攻击、无助与自怜、物质滥用等行为。

第二节　心理应激与健康

扫码"学一学"

一、心理应激与健康的关系

一个人在一定的社会环境中生活，总会有各种各样的情境变化或刺激对人施以影响，作用刺激被人感知到或作为信息被人接收，一定会引进主观的评价，同时产生一系列相应的心理生理的变化。心理应激的产生可提高人的警觉水平，应付各种环境变化的挑战。但长时间的应激状态则会损害人的心身健康。

（一）心理应激对健康的积极影响

适度的心理应激对人的健康和功能活动具有促进作用，这类应激称为"良性应激"。其对健康的积极影响表现在以下两个方面。

1. 适度应激是人成长和发展的必要条件　个体的成长发育取决于先天遗传和后天环境两个主要方面。心理应激可以被看作是一种环境因素。研究表明，个体的早期特别是青少年时期，适度的心理应激经历可以提高个体后来在生活中的应对与适应能力。

2. 适度应激是维持正常心身功能活动的必要条件　人的生理、心理和社会功能都需要刺激。心理学的许多实验研究证明，人在被剥夺感情或处于缺乏刺激的单调状态超过一定时间限度后，就会出现幻觉、错觉和智力功能障碍等身心功能损害。

（二）心理应激对健康的消极影响

当心理应激长时间超过人的适应能力时会损害个体的健康。因此，心理应激与疾病的发生与发展都有密切的关系。研究发现，心理应激对健康容易产生消极的影响。

1. 过度的应激能直接引起生理和心理反应，使人的心身功能和社会活动出现障碍　强烈的心理刺激作用于应激能力差的人，便可发生这种情况。

（1）急性心理应激状态　临床常见的有急性焦虑反应、血管迷走反应和过度换气综合征等。

（2）慢性心理应激状态　强度虽小，但长期的心理应激常使个体出现头晕、疲惫、乏力、心悸、胸闷伴心率加快及血压升高等症状和体征，还可以出现各种神经症表现、情感性精神障碍和精神分裂样表现，并常常被医生忽略而致不愈。

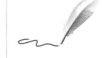

2. 持久和慢性应激导致心身疾病，加重已有的精神和躯体疾病　已患有各种疾病的个体，抵抗应激的心理、生理功能较低，心理应激造成的心理、生理反应很容易加重原有疾病或导致旧病复发。例如，高血压患者在工作压力增大时病情加重；冠状动脉粥样硬化性心脏病患者在争执或激烈辩论时发生心肌梗死；病情已得到控制的哮喘患儿在母亲离开后哮喘继续发作等。

3. 长期的不良应激引起心身疾病　严重的心理应激引起个体过度的心理和生理反应，造成内环境的紊乱，各器官、系统的协调失常，稳态被破坏，从而使机体的抗病能力下降，机体处于对疾病的易感状态。体内那些比较脆弱的器官和系统便极易首先受累而发病，如胃溃疡、冠心病的发生等。

> **◆考点提示**
> 心理应激与健康的关系。

二、心理应激与应激障碍

应激障碍又称应激反应综合征，是伴随着现代社会发展而出现的病，直到近些年才受到世界各国的注意。这种病不仅与现代社会的快节奏有关，更与长期反复出现的心理紧张有关，失眠、疲劳、情绪激动、焦躁不安、爱发脾气、多疑、孤独、对外界事物兴趣减退、对工作产生厌倦感等，都是应激反应综合征的先兆。应激障碍主要包括急性应激反应、创伤后应激障碍、适应障碍三大类。

1. 急性应激反应　急性应激反应（ASD）是指急剧、严重的精神打击，刺激后数分钟或数小时发病，持续数小时至1周，1个月内缓解，主要表现为意识障碍，意识范围狭隘，定向障碍，言语缺乏条理，对周围事物感知迟钝，可出现人格解体，有强烈恐惧，精神运动性兴奋或精神运动性抑制。

急性应激反应是在应激灾难事件发生之后最早出现的，其典型表现包括意识改变、行为改变、情绪改变三个方面。意识的改变出现得最早，主要表现为茫然，出现定向障碍，不知自己身在何处，对时间和周围事物不能清晰感知。行为改变主要表现为行为明显减少或增多并带有盲目性。情绪的改变主要表现为恐慌、麻木、震惊、茫然、愤怒、恐惧、悲伤、绝望、内疚，对于突如其来的灾难感到无所适从、无法应对。在强烈的不良情绪的影响下，个体有时候会出现一些过激行为，比如在极度悲伤、绝望、内疚的情绪支配下，有些人会采取自杀的行为以解除难以接受的痛苦。急性应激反应的治疗首选心理治疗。

2. 创伤后应激障碍　创伤后应激障碍（PTSD）又称延迟性心因性反应。是指在遭受强烈的或灾难性精神创伤事件之后，持续3个月以上，数月至半年内出现的精神障碍，如创伤性体验反复重现、面临类似灾难境遇可感到痛苦和对创伤性经历的选择性遗忘。

创伤后应激障碍的核心症状有三种，即创伤性再体验症状、回避和麻木类症状、警觉性增高症状。但儿童与成人的临床表现不完全相同，且有些症状是儿童所特有的。

根据目前的循证医学，心理治疗是根治PTSD最为有效的方法。常用于PTSD的心理治疗有认知行为治疗、催眠治疗、眼动脱敏再加工、精神分析疗法等。

3. 适应障碍　适应障碍是指在易感个性的基础上，遇到了应激性生活事件，持续1个月以上，出现了反应性情绪障碍、适应不良性行为障碍和社会功能受损。通常在遭遇生活事件后1个月内起病，病程一般不超过6个月。

> **◆考点提示**
> 常见的心理障碍的类型。

适应障碍的临床表现形式多样，主要以情绪障碍为主，如抑郁、焦虑，也可以适应不良的品行障碍为主。一些症状较轻的适应障碍患者在改变环境或消除应激源后，精神症状可逐渐消失；当应激源消失后，情绪异常仍无明显好转，则需要进行心理治疗。心理咨询、心理治疗、危机干预、家庭治疗、团体治疗等均可用来治疗适应障碍。

三、心理应激的调控

心理应激对健康的影响究竟是积极的还是消极的，受许多因素的影响；为了避免应激反应综合征的发生，要在心理上做好自我疏导和调节。尽可能使心理应激对健康的消极作用降到最低程度。

1. 控制应激源 充分认识到现代社会的高效率必然带来高竞争和高挑战性，对于由此产生的某些负面影响要有足够的心理准备，免得临时惊慌失措，加重压力。同时心态要保持正常，乐观豁达，不为小事斤斤计较，不为逆境心事重重。要善于适应环境变化，保持内心的安宁。

2. 学会换位思考 当个体在认识、思考和评价客观事物时，要注意从多方面看问题。如果从某一角度来看，可能会引起消极的情绪体验，产生心理压力，这时只要能够转换一个角度，就会看到另一番情景，心理压力可能迎刃而解。

3. 改善应对水平 精神世界充实有旺盛进取心的人，才能有效处理各种紧张状况；一个具有明确奋斗目标的人，在遇到挫折和紧张时，会更快地恢复心理平衡；做人的态度和信念不是一朝一夕形成的，平时要加强世界观的改造，树立积极的人生观。当然在提高自己应对水平的同时，还要充分估计自己的应对能力，对自己能力估计过高或过低，都不利于应对做出正确反应。

4. 适度的期望水平 生活上也要有劳有逸，要忙里偷闲暂时丢掉一切工作和困扰，彻底放松身心，使精力和体力得到及时恢复。还有，要保持正常的感情生活。事实表明，家人之间，朋友之间的相互关心和爱护，对于人的心理健康是十分重要的。遇到冲突、挫折和过度的精神压力时，要善于自我疏解，如参加文体、社交、旅游活动等，借此消除负面情绪，保持心理平衡。

5. 适时的接受帮助 从个体来讲，提高心理素质，正确对待生活中的挫折，避免强烈而持久的应激状态，这是一种最根本的自我保护措施。但是一个人的力量是有限的，当你遇到力所不能及的事情，你最好能请别人帮忙，与其花几个小时的无谓劳动，不如找朋友聊聊，寻求事情解决的办法。

第三节 心身疾病

心身关系的研究从心身和身心的双向性和综合性出发，把人视为一个套体。目前认为，心理与生理之间不存在截然分界线，躯体与心理是生命活动的两个方面，彼此相辅相成、密切联系，两者间的相互作用共同影响着人体的健康和疾病。长期处于心理社会的紧张刺激下，会对人体产生影响以及导致机体产生疾病。

一、心身疾病的概念

"心身疾病"一词最早是由德国哲学家和精神病学家海因洛茨提出的。而"心身疾病"

扫码"学一学"

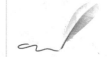

提出应归功于哈利迪，特别是亚历山大的大力提倡。长期以来，心身疾病对人类健康构成严重威胁，是造成死亡率升高的主要原因，日益受到医学界的重视。

心身疾病是一组发生、发展与心理社会因素密切相关的，介于躯体疾病与神经疾病之间，但以躯体症状表现为主的疾病。其主要特点包括以下内容。

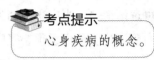

考点提示

心身疾病的概念。

（1）心理社会因素　在疾病的发生与发展过程中起重要作用。

（2）表现为躯体症状　有器质性病理改变或已知的病理生理过程。

（3）不属于躯体形式障碍　目前，心身疾病有狭义和广义的两种形式。

狭义的心身疾病是指心理社会因素在疾病发生、发展过程中起重要作用的躯体器质性疾病，如原发性高血压、溃疡。广义的心身疾病就是指心理社会因素在疾病发生、发展过程中起重要作用的躯体器质性疾病和躯体功能性障碍（图5-1）。

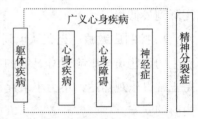

图5-1　心身疾病示意图

二、心身疾病的发病率与发病机制

（一）心身疾病的范围及发病率

现有文献报道，心身疾病大概有数百种之多，但关于心身疾病的分类，迄今为止国内外还没有一个完整的、统一的分类体系被大家所公认。亚历山大最早提出七种经典的心身疾病是溃疡、溃疡性结肠炎、甲状腺功能亢进、局限性肠炎、类风湿关节炎、原发性高血压及支气管哮喘，并认为与特定的心理冲突有关。

近50年来，心身疾病已成为严重危害人类健康和导致死亡的主要原因。据调查统计，在综合性医院就诊的初诊患者中，有略高于1/3的患者是躯体疾病，不足1/3的患者是心理疾病，其余1/3的患者是心身疾病。徐俊冕对上海中山医院和华山医院的1108例门诊初诊患者做了调查，结果其中有368例患心身疾病，占总数的33.2%。另外，在20世纪80年代，我国的几项以心身疾病为目标的患病率统计中，心身疾病大致占总就诊人数的1/3左右。

（二）心身疾病的发病机制

心身疾病的发病机制可用多种理论进行解释，这里主要介绍三种。

1. 心理动力理论　心理动力理论强调潜意识心理冲突在各种心身疾病发生中的作用。早期学者认为个体特异的潜意识动力特征决定了心理冲突，引起特定的心身疾病。例如，哮喘的发作被解释成是试图消除被压抑的矛盾情绪（如与母亲隔离引起的焦虑）或避开危险，此时患者不是以意识的行为，而是以躯体症状——哮喘来表达。

目前认为，潜意识心理冲突是通过自主神经系统功能活动的改变从而造成某些脆弱器官的病变而致病的。例如，心理冲突在迷走神经功能亢进的基础上可造成哮喘、溃疡病等，在交感神经亢进基础上可造成原发性高血压、甲状腺功能亢进等。心理动力理论发病机制的不足之处是夸大了潜意识的作用。

2. 心理生物学理论　这一理论以Cannon的情绪生理学和巴甫洛夫高级神经活动类型学说为基础。心理生物学发病机制的研究重点包括：有哪些心理社会因素，通过何种生物学机制作用于何种状态的个体，导致何种疾病的发生。

心理生物学研究也重视不同种类的心理社会因素可能产生不同的心身反应过程，如紧张劳动和抑郁情绪可能产生的不同心身反应过程。心理生物学理论还重视心理社会因素在不同遗传素质个体上致病性的差异，例如有证据证明，高胃蛋白酶原血症的个体在心理因素作用下更可能产生消化性溃疡，从而确认个体素质上的易感性在疾病发生中的重要作用。

3. 学习理论　学习理论对于心身疾病发病机制的解释是，某些社会环境刺激引发个体习得性心理和生理反应，如情绪紧张、呼吸加快和血压升高等。由于个体素质上的问题，或特殊环境因素的强化，或通过泛化作用，使这些习得性心理和生理反应被固定下来而演变成症状和疾病。紧张性头痛、过度换气综合征、高血压等心身疾病早期症状的形成和发展过程，都可以由此做出解释。

三、心身疾病的诊断

（一）诊断原则

1. 心身疾病诊断要点

（1）明确的躯体症状　必须具有躯体疾患，即具有明显的神经系统、内分泌系统及变态反应性等躯体症状或病理生理、病理形态学的改变。

（2）寻找心理社会因素并明确其与躯体症状的时间关系　各种因素均可起病，但心理社会因素，特别是明显的紧张应激导致的情绪波动，在疾病的发生、发展、转归上起重要作用。

（3）发病大多与某种特殊的性格有关，即常有一定的性格缺陷等易患因素。

（4）同一患者可以有几种疾病同时存在或交替出现。

（5）常常有相同的或类似的家族史。

（6）排除躯体疾病和神经症的诊断。

2. 心身疾病诊断程序　心身疾病有躯体症状和体征，心理社会因素引起强烈的情绪反应在病因与病程演变中起主导作用，并与遗传素质和人格特征有关。在诊断心身疾病时要从以下几个方面入手。

（1）病史采集　除与临床各科病史采集相同外，还应注意收集患者心理社会方面的有关材料，如心理发展情况、个性或行为特点、社会生活事件以及人际关系、家庭支持等，从中初步寻找与心身疾病发生发展有关的一些因素。

（2）体格检查　就心身疾病的体检而言，与临床各科体检相同，但需要注意有无和心身疾病相关的体征，注意体检时患者的心理行为反应和情绪状态等。必要时可对患者进行心电图检查、心功能检查、X线检查、内窥镜检查、内分泌激素检查等。另外，还可根据情况进行血液、尿液等生化检验，以避免误诊。

（3）心理学检查　对于初步疑为心身疾病者，应结合病史材料，采用交谈、调查、行为观察、心理测量直至使用心理学检查方法，对其进行系统的医学心理学检查，以确定心理社会因素的性质、内容和在疾病发生、发展、转归中的作用。诊断心身疾病时可通过心理测验来了解患者人格与疾病的关系，为确诊提供辅助依据。

（4）综合分析　根据以上程序中收集的材料，结合心身疾病的基本理论，对是否有心身疾病、何种心身疾病、由哪些心理社会因素在其中起主要作用和可能的作用机制等问题

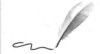

做出恰当的估计。

四、心身疾病的防治

（一）心身疾病的治疗原则：心、身同治

心身医学的疾病谱是生物医学与精神病学交界的"疑难杂症"，即患者反复门诊医3个月以上却诊断不明的疾病。心身疾病的症状表现在躯体方面，而在病因方面都有心理因素，因此，有必要同时再给予心理方面的治疗。目前，这类疾病在综合医院门诊患者中占25%~30%，在住院患者中占15%。心身疾病可以由心理病因产生躯体症状，同时也可以因躯体症状而产生或加剧精神症状。所以躯体方面的对症疗法对心身疾病的治疗有着重要的意义。

对于急性发病而又躯体症状严重的患者，应以躯体对症治疗为主，辅之心理治疗。例如，对于急性心肌梗死患者，综合的生物性救助措施是解决问题的关键，同时也应对那些有严重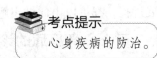

考点提示
心身疾病的防治。

焦虑和恐惧反应的患者实施床前心理指导。对于以心理症状为主、躯体症状为次，或虽然以躯体症状为主但已呈慢性经过的心身疾病，则可在实施常规躯体治疗的同时，重点安排好心理治疗。例如，更年期综合征和慢性消化性溃疡患者，除了给予适当的药物治疗外，应重点做好心理和行为指导等各项工作。

（二）心身疾病的预防

心身疾病是心理因素和生物因素综合作用的结果，因而心身疾病的预防也应同时兼顾心、身两方面。心理社会因素大多需要相当长的时间作用才会引起心身疾病（也有例外），故心身疾病的心理学预防应从早做起。

对于那些工作和生活环境里存在明显应激源的人，应及时给予帮助。在紧张多变的社会环境中，对心身疾病的预防从个人角度来说应遵循以下原则。

1. 培养健全的人格　一个人的人格是在一定的遗传素质的基础上形成的，健全人格的形成主要来自客观环境的影响与人的主观能动努力及积极的行为调整。

2. 锻炼应对能力　调节情绪。尽可能地丰富自己的生活经历，提高自身适应环境的能力；学会缓解心理应激的技巧，调节不良情绪；在行为方面要多一点兴趣爱好，可以帮助缓冲应激引起的焦虑与抑郁；掌握正确的认知评价，提高社会容忍力；提高个体的认知水平、明确所发生事件的来龙去脉、做出正确的评价，以从根本上锻炼个体的适应能力。

3. 建立良好的人际关系　储备社会支持力量　人际关系应该包括社交和择友两个方面。前者是指在社会生活中人与人的交往，是现实社会生活所必需的。而后者则是指有严格选择的、在各种场合下建立起来的真正友谊，是可以寄托追求，有共同语言，相互理解的"精神港湾"。

总之，心身疾病的心理社会方面的预防工作是多层次、多方面的，这其实也是健康教育工作的重要内容。

五、临床常见的心身疾病及其防治

20世纪30年代，心身医学研究的先驱者之一亚历山大把十二指肠溃疡、原发性高血压、甲状腺功能亢进症、溃疡性结肠炎、类风湿关节炎、神经性皮炎和支气管哮喘七种疾病称为心身疾病，即七种经典心身疾病。这里我们主要介绍临床常见的五种心身疾病及其

防治。

（一）原发性高血压

原发性高血压指以高血压（收缩压≥140mmHg 及舒张压≥90mmHg）作为主要临床表现而病因表现不明者。据统计，全世界成人中约有 10% 的人患有此症。不同地区、不同文化背景发病率有所不同。一般来说，发达国家高于发展中国家，城市高于农村，男性高于女性，脑力劳动者高于体力劳动者，还有随年龄增长而患病率增高的趋势。

1. 心理危险因素　导致高血压的因素很多，社会文化、心理、生物因素都与高血压的发生有关，该病有明显的遗传倾向，但情绪变化也是重要的因素之一。

（1）社会文化因素　很多调查证明，社会心理压力与高血压的发生具有密切关系。早期的跨文化研究表明，高血压病多见于应激、冲突明显的社会。我国因经济的快速发展、竞争日趋激烈及生活方式的明显改变，高血压的总体发病趋势已与发达国家相似。

（2）负性情绪　20 世纪以来，对原发性高血压的相关性研究中，发现焦虑、紧张、愤怒以及压抑情绪常为高血压的诱发因素。高血压患者常具有被压抑的情绪，心理社会应激或情绪应激强烈而持久，神经、体液、内分泌等的血压调节机制容易遭破坏而致数月乃至数年的血压反复波动，最终形成持续的高血压。

（3）人格特征　患者常表现为 A 型行为特征。Wolfs 对一组 114 例患者的调查结果认为，原发性高血压虽然不具有某一种基本人格类型，但却有趋向好斗和过分谨慎的特征。较高的成就欲望、富于挑战和竞争精神、争强好胜、不耐烦、有时间紧迫感等容易造成血压的升高。

（4）不良行为因素　高盐饮食、超重、肥胖、缺少运动、大量吸烟及饮酒等不良行为因素与高血压的发生有关。大量调查和实验研究结果证明，这些不良行为因素又直接或间接地受心理或环境因素的影响。

2. 心理防治　除现有药物治疗外，还应进行心理社会因素的综合干预，给予心理治疗和心理咨询，甚至可以使用小剂量抗抑郁和抗焦虑药物，以便取得更好效果。可以通过健康教育使患者和家属认识到高血压与心理社会因素的密切关系；同时提供良好的环境、松弛疗法，合理改善患者睡眠；纠正各种不良行为、生活方式，并建立健康的行为，如加强锻炼、控制和减轻体重。

（二）冠状动脉粥样硬化性心脏病

冠心病是现代社会中危害人类健康最常见的疾病之一，其病因至今未明。通过流行病学、心理学和生物学的大量研究，提示其发生和发展与许多生物、心理和社会因素有关。

1. 心理危险因素　最新研究证明，心理社会因素是引起冠状动脉粥样硬化性心脏病发病的重要危险因素。不良的生活方式和行为习惯，如吸烟、酗酒、持久紧张的高负荷工作和生活节奏与 A 型行为等，激活神经内分泌机制，激活交感和血小板的活性，引起冠状动脉内皮的功能损伤，形成粥样斑块，促使冠状动脉狭窄，心肌缺血，可引发冠状动脉痉挛和严重的心血管疾病。

（1）A 型行为　多年来，许多研究报告认为，A 型行为与冠状动脉粥样硬化性心脏病有关。1950 年，美国的弗里德曼和罗森曼发现在冠状动脉粥样硬化性心脏病患者中有一种特征性的行为模式，概括为时间紧迫感、竞争和敌意，他们称之为 A 型行为类型；他们经常迟到、不守时、一般不紧张、双手不颤动、放松地坐着谈话，把生活视为是某种享受而不是战斗。弗里德曼等认为 A 型行为的人患有冠心病的概率比普通人高出 2 倍以上。

（2）社会和生活因素　社会应激事件（如生活节奏加快、环境突然变迁等）使冠状动脉粥样硬化性心脏病的发病率明显增高。我国学者使用社会再适应量表（SRRS）调查 40 例心急梗死的患者，发现发病前 6 个月内患者经受的社会事件明显偏高。一般认为，经历的事件越多，其发生和复发及死亡率越高，这意味着生活事件与心肌梗死的病情变化密切相关。所以社会生活中的应激性生活事件（应激原）常被认为是冠状动脉粥样硬化性心脏病的重要原因之一。

（3）不良生活方式　吸烟、缺乏运动、肥胖、过量饮食等因素已被公认同冠状动脉粥样硬化性心脏病有密切联系。这些往往是在特定环境和心理环境条件下行为学习的结果。不良生活习惯可直接通过机体的病理生理作用促使冠状动脉粥样硬化性心脏病的形成。

（4）缺乏社会支持　研究表明，缺乏社会支持，患冠状动脉粥样硬化性心脏病的危险性增加。Tyroler 报道了随访 9 年后的冠状动脉粥样硬化性心脏病患者，发现社会交往少、人际关系差者，其死亡率是对照组的两倍。Read 等认为办公室工作的妇女缺乏上级支持是冠状动脉粥样硬化性心脏病发病的一个明显的独立因素，其死亡率和心绞痛、心肌梗死的发病率高。

2. 心理防治

（1）心理咨询　针对患者不良的生活行为习惯给予咨询和帮助，使其学会自我调整和控制情绪。

（2）生物反馈治疗　主要是通过松弛训练，消除患者过度紧张和焦虑的情绪，降低患者骨骼肌紧张程度，利于血管扩张，降低血压，改善心肌缺血状况。

（3）运动治疗　鼓励患者进行适度的运动，降低血黏度，改善病情。

对冠状动脉粥样硬化性心脏病出现的多种情绪问题，可应用心理支持疗法、认知治疗等多种方法。简单易行、有效的放松训练，如进行渐进性肌肉放松、听轻音乐等，可减轻患者焦虑情绪反应，对心率、呼吸、血压均有良性调节作用。对抑郁情绪反应除采取心理疏泄、解释支持外，应注意从认知方面纠正，消除不良认知态度。还必须注意脱离来自环境方面的影响因素。

（三）消化性溃疡

消化性溃疡主要是指发生在胃和十二指肠的慢性溃疡，以慢性、反复发作性、节律性的胃脘部疼痛为典型表现。多年研究证实，心理社会因素与该病的发生、发展、预后及转归密切相关。近年大量研究提示，心理、社会因素造成的应激会刺激胃酸分泌，加剧平衡失调，促进疾病的发生和发展。

1. 心理危险因素

（1）负性情绪　应激时的抑郁情绪也很容易促使溃疡病的发生。Reies 等曾用多虑平、丙咪嗪等抗抑郁药治疗消化性溃疡，4 周有效率达到 46%～86%，有些顽固、难愈性溃疡也有所好转，其药理作用除与三环类药物阻断 H_2 受体及抗胆碱能功能有关外，很可能与缓解或消除抑郁情绪有一定程度的联系。

（2）生活事件与应激　研究表明，消化性溃疡患者常存在情绪障碍。严重的生活事件和重大的社会变革，如亲人去世、离异、自然灾害、战争、社会动乱等造成的心理应激，可促进消化性溃疡的发生。不良情绪反应与溃疡发病或复发有着因果关系，这是先"心"

后"身"的心身疾病特征。Alp 在研究中发现，消化性溃疡患者大多存在与发病有关的生活事件，主要包括家庭矛盾（30%）、经济压力（50%）、不良习惯（48% 的个体每天服用阿司匹林，39% 每天饮酒，67% 每天吸烟）。

（3）工作压力　Bradsky 的研究表明，监狱看守员和教师等职业人群由于环境恐怖、工作负担重，溃疡发生相对多见。近些年，随着生活节奏的加快以及社会竞争的日趋激烈，人们工作压力普遍加大，精神经常处于紧张状态，加之交通拥挤、环境污染和噪声的加剧等负性生活事件的增加，可能与本病的发病率增加有一定关系。

（4）人格因素　人格特征与消化性溃疡的发生有一定的关系，既可作为本病的发病基础，也可改变疾病过程而影响疾病的转归。Dunbar 认为，溃疡患者具有工作认真负责、较强的进取心、强烈的依赖愿望、易怨恨不满、常常压抑愤怒等个性特点。Piper 用艾森克人格问卷（EPQ）进行对比研究，发现溃疡患者具有内向及神经质特点。

2. 心理防治　在进行药物治疗的同时，进行切实有效的心理治疗是至关重要的。可以通过调整行为方式和消除不良情绪两个方面进行心理调适。消化性溃疡为慢性、反复发作性疾病。漫长的病程带来的精神损伤，尤其患者担心溃疡癌变的心理压力，往往影响溃疡愈合，成为复发的重要因素。

（四）支气管哮喘

1950 年，亚历山大提出哮喘是呼吸系统经典的心身疾病。支气管哮喘是一种以嗜酸性粒细胞和肥大细胞反应为主的气道变应性炎症，是以气道高反应性为特征的疾病，在受到变应原或其他因素刺激时引起广泛气道痉挛、黏膜水肿、分泌物增加。目前全世界至少有 1 亿以上的临床患者，多数是幼儿时期发病。

1. 心理危险因素

（1）负性生活事件　经过研究，人们发现负性生活事件可诱发、加重哮喘。家庭、工作、生活三方面负性生活事件会增加哮喘的发病，如亲人去世、母子冲突、家庭不和、意外事件、个人欲望未满足、生活环境改变、过度紧张和疲劳等。国外有报道，角色关系紧张能通过神经内分泌系统影响免疫系统，从而导致哮喘发病。此外，心理应激同哮喘基因易感个体的疾病表达有关。

（2）负性情绪　通过简要症状调查表（BSI）检测发现，与健康人相比，成年哮喘患者躯体化、强迫症状、人际关系敏感、恐惧、焦虑、抑郁、敌对、偏执和精神病性因子分均明显增高。哮喘引起患者不良心理变化，转而又成为哮喘发作诱因，两者互为因果，形成恶性循环。

（3）人格特征　国内有人用明尼苏达多项个性调查表（MMPI）、艾森克人格问卷（EPQ）、卡特尔 16 项个性因素测验测定哮喘患者人格特征，发现男女两性均表现顺从、随和、工作有恒负责。其相应心理防御机制中不成熟的一面形成被动、敏感、懦弱的人格特征。

（4）亲子关系　在哮喘患儿亲子关系的研究中，很多学者发现许多父母对哮喘患儿持过分爱护态度，满意百分率低。如果母亲具有"神经质性"，过分娇宠患儿或不耐烦，将会影响患儿的心理发育。

2. 心理防治　对于与精神心理因素有关的哮喘患者，应当向患者强调哮喘经过治疗是可以缓解和控制的。

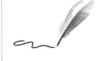

（1）提高对病理心理状态的认识并给予积极的处理；采用放松训练法、系统脱敏法、生物反馈法等，消除消极情绪，解除呼吸困难与焦虑情绪间的恶性循环。

（2）改变与支气管哮喘有关的不良行为方式和家庭教育模式；指导和鼓励应用最好的自我照顾，提高安全感。

（五）恶性肿瘤

是一种严重危害人类健康及生命的常见病、多发病。在我国城市中，恶性肿瘤死亡率已超过心脑血管疾病，位列人群死亡谱的前列。多数恶性肿瘤的病因复杂，不能完全从生物学加以解释。研究提示，不良的生活方式，如饮食、缺乏运动、吸烟、酗酒、肥胖、性行为、应激等危险因素，可能与恶性肿瘤的发生、发展有关，应该引起足够的重视。

1. 心理危险因素

（1）C型人格特征　研究发现，人格特征与恶性肿瘤的发生有一定的关系，特别是C型人格特征与恶性肿瘤的发生密切相关，所以也称为癌症倾向人格。这类人在遭遇重大生活挫折时，常陷于失望、悲观和抑郁中而不能自拔，在行为上表现为回避、否认、逆来顺受等。

（2）负性情绪　20世纪80年代初，米勒指出，已确诊患恶性肿瘤的患者，尽管进行早期治疗，但病情往往迅速恶化致死；反之，怀疑肿瘤但未确诊者却常常较好；长期存活15~20年突然复发的恶性肿瘤患者，多在复发前6~18个月内有过严重的情绪应激。

（3）生活事件与应激　生活事件是日常生活中主要的应激源。研究表明，恶性肿瘤患者发病前生活事件发生率比其他患者高。生活事件引起慢性心理压力和高度情绪应激与恶性肿瘤发病率增高有关。大量文献表明，恶性肿瘤发病前最常见的明显心理因素是失去亲人的情感体验。亲人死亡事件一般发生于恶性肿瘤发病前6~8个月。

（4）人格特征　研究发现，恶性肿瘤患者患病前，人格特征多为多疑善感，情绪抑郁；易躁易怒，忍耐力差；沉默寡言，对事物态度冷漠；性格孤僻，脾气古怪。

2. 心理防治　对于恶性肿瘤患者，应该正确处理生活事件，避免强大的心理刺激造成的心理压力；学会积极协调、正确处理人际关系；同时积极参加社会、文娱活动，消除心理疲劳，增强抵抗力。

（1）自我心智重建　相信肿瘤是一种疾病，但也是可以攻克的；相信体内的免疫机制是恶性肿瘤的"克星"，能将其杀伤、消灭和消除；深信抗肿瘤治疗的巨大作用；正确对待"充满紧张压力的事件"，具备健全的"消除紧张压力"的方法。

（2）心理支持疗法　主动接近患者，了解患者的心理；消除患者的自卑心理；同患者进行积极的交谈，树立其乐观的生活态度。自我放松训练，包括冥想术、气功、催眠法、生物反馈治疗等。

心身疾病是一类有躯体症状及体征，与社会紧张刺激、遗传素质及人格特征和情绪有关的躯体疾病，正日益严重地危害着人类的健康。心身相关问题已渗透到临床各科，因此在心身疾病的诊断上要重视心理诊断，详细了解患者的生活背景，尤

考点提示

临床常见的心身疾病类型。

其是负性生活事件、负性情绪、个性特征及应对方式与疾病的关系。运用心身相关理论指导临床实践，是当前医学研究与发展的新途径，也是医学发展的必然趋势。

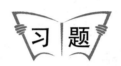

本章小结

通过对本章节的学习，可认识到心理应激的起点、中间过程和终点。了解了心理应激对健康的影响，以及心理应激的调控，重点了掌握了常见心身疾病的类型、诊断和防治。

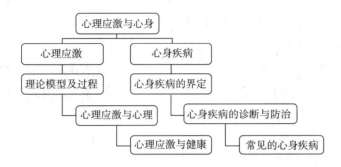

习 题

一、选择题

【A1/A2 型题】

1. 一般适应综合征（GAS）分以下三期
   A. 警戒反应期、抵抗期、疲劳期
   B. 觉醒期、抵抗期、适应期
   C. 警戒反应期、抵抗期、适应期
   D. 觉醒期、抵抗期、疲劳期
   E. 阻抗期、警戒期、疲劳期

2. 关于目前心理应激概念，以下叙述不确切的是
   A. 生活事件、认知评价、应对方式、应激反应等主要应激因素之间界限清晰
   B. 包含了应激是刺激物、是有害刺激的反应以及是多种中间变量的综合认识
   C. 应激刺激和应激反应均涉及生物的、心理的和社会的内容
   D. 应激是应激原、应激中介因素和应激反应多因素的作用过程
   E. 刺激物可以是生物的、社会的或心理的

3. 表示生活事件（应激源）的强度最好用以下方式
   A. 情绪焦虑程度
   B. 心身疾病发生率
   C. 累计 LCU 的值
   D. 转化为生物学指标
   E. 应激强度

4. 下列哪项属于心理性应激源
   A. 高温环境
   B. 职业紧张
   C. 文化性迁移
   D. 生活方式
   E. 遭受挫折

5. 有位中年技术员在一家企业工作，工作环境温度较高，噪声较大，工作负荷也很大，班组的人际关系复杂，因得不到上司的赏识迟迟没能晋升，给他的心身健康带来很大的压力。他所面对的应激源是
   A. 日常生活应激源
   B. 职业性应激源
   C. 环境应激源

D. 内源性应激源　　　　　　　　　E. 沟通性应激源

6. 某人一年内生活事件变化单位累计为 220 分，则其次年患病的可能性为

　　A. 30%　　　　B. 50%　　　　C. 60%　　　　D. 40%　　　　E. 80%

7. 关于心理应激对健康的影响，以下正确的是

　　A. 可加重已有的躯体疾病　　　　　　　B. 是躯体与精神痛苦的根源

　　C. 所有的应激能促进人成长发展　　　　D. 可减轻已有的躯体疾病

　　E. 对健康既有积极影响也有消极影响

8. 应对心理应激的方法，不正确的是

　　A. 回避或逃避弱的心理应激　　　　　　B. 增强应对能力和挫折耐受力

　　C. 取得亲人和朋友的支持理解　　　　　D. 乐观地处理负性生活事件

　　E. 勇敢面对心理应激

9. 一位手术前的患者坐立不安、眉头紧锁，这一现象是

　　A. 应激的一过性反应　　　　　　　　　B. 应激的情绪、行为反应

　　C. 应激的生理反应　　　　　　　　　　D. 应激的防御反应

　　E. 应激的心理反应

10. 社会支持有多种形式，但不包括

　　A. 给予信息　　　　　　　B. 给予指导和关怀　　　　　　C. 给予批评

　　D. 给予影响和教育　　　　E. 提供鼓励和保证

11. 心身疾病是指

　　A. 心理因素引起的躯体功能紊乱

　　B. 广义的神经症

　　C. 心理因素参与的躯体器官的器质性变化

　　D. 心理因素引起的持久性躯体功能障碍

　　E. 在疾病发生、发展、转归上与心理社会因素有密切关系的躯体疾病

12. 某患者，说话快，走路快，做事效率高，但脾气暴躁，容易激动，常因与别人意见不一致而争辩。其行为类型属于

　　A. A 型行为　　　　　　　B. B 型行为　　　　　　　C. C 型行为

　　D. D 型行为　　　　　　　E. E 型行为

13. A 型行为者的冠心病发病率比 B 型行为者大

　　A. 1 倍　　　　B. 2 倍　　　　C. 3 倍　　　　D. 4 倍　　　　E. 5 倍

14. 下列哪一项与心身疾病的诊断无关

　　A. 根据临床症状、体征和特殊检查明确器质性改变

　　B. 疾病的发生时有相对应的心理社会因素

　　C. 由某种躯体疾病引发心理障碍

　　D. 单纯的生物医学疗法收效甚微

　　E. 排除神经症和精神疾病

15. 下列疾病中，哪个不属于心身疾病

　　A. 十二指肠溃疡　　　　　B. 抑郁症　　　　　　　　C. 癌症

　　D. 糖尿病　　　　　　　　E. 支气管哮喘

【A3/A4 型题】

（16～19 题共用题干）

一男性，某省厅干部，平时不嗜烟酒，生活规律，但性情急躁，易激动，工作认真，争强好胜，雄心勃勃。一年前单位减员时调入某厂工作，常因小事上火，发脾气。三日前因心绞痛入院，诊断为冠心病。

16. 病前患者的人格类型是

    A. A 型   B. B 型   C. C 型

    D. 混合型   E. 以上都不是

17. 发病的明显原因是

    A. 物理性因素   B. 化学性因素   C. 生物性因素

    D. 心理社会因素   E. 以上都是

18. 患者的情绪反应属于

    A. 抑郁反应   B. 恐怖反应   C. 厌恶反应

    D. 愤怒反应   E. 以上都不是

19. 对于患者应采取哪种干预措施

    A. 认知疗法   B. 药物疗法   C. 生物反馈疗法

    D. 放松疗法   E. 以上都是

（20～23 题共用题干）

一女性，55 岁。丧偶 8 年，现独居，嗜烟酒，不爱运动。平时性情抑郁，过分容忍，办事无主见，常顺从别人。1 个月前行胃癌切除，术中及术后情绪低落，兴趣下降，独自流泪，有轻生之念。

20. 患者病前的行为特征为

    A. A 型   B. B 型   C. C 型

    D. 混合型   E. 以上都不是

21. 患者术后的情绪反应属于

    A. 焦虑   B. 抑郁   C. 恐惧

    D. 痛苦   E. 内疚

22. 患者患胃癌的原因可能是

    A. 生活事件   B. 易感性人格特征   C. 情绪因素

    D. 不良生活习惯   E. 以上都是

23. 对这种患者临床上应采取哪种措施

    A. 支持性心理治疗   B. 认知疗法   C. 精神分析疗法

    D. 生物反馈治疗   E. 以上都是

（24～25 题共用题干）

一位中年男性患有冠心病和高血压病已 5 年。

24. 经心理医生检查，认为他具有 A 型行为特征，但有哪一项不符

    A. 有时间紧迫感   B. 待人随和   C. 有竞争性

    D. 对工作过度提出保证   E. 为成就努力奋斗

25. 以现代医学模式观，冠心病是属于哪一类疾病

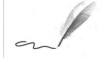

A. 单纯躯体疾病　　　　B. 神经症　　　　C. 流行疾病

D. 心身疾病　　　　　　E. 人格障碍

（26～27 题共用题干）

一位外科医师在术前与患者的谈话中，解释了手术的过程、手术中的危险以及术后可能出现的问题。同时又要求患者不必把手术的危险性看得太严重，多想手术的积极意义，有利于病灶的切除和身体的康复，并教会患者一些放松的技巧。患者得到鼓励和支持，消除了术前的焦虑。

26. 外科医师帮助患者有效应对方法属于

A. 增强防御机制　　　　B. 减轻紧张　　　　C. 耐心的劝导

D. 重新评价情境　　　　E. 思想政治工作

27. 医师所用方法能有效地消除患者的心理问题的原因是

A. 增强患者对威胁情境的控制能力，减少紧张感

B. 接受心理方面的暗示

C. 提高政治思想觉悟

D. 得到医师的热情劝告

E. 增加患者配合治疗的责任感

二、思考题

刘女士今年 39 岁，最近 6 年的时间内她经常感到胸闷胸痛。几年来，她吃了多种治疗冠心病的药物。为了治好病，她都是吃最好最贵的药，但效果并不好，相反症状越来越重，发作越来越频繁。有好几次，医生劝她做冠状动脉造影检查，可她总是下不了决心，想想这么年轻就在心脏上放支架，心里总觉着不是滋味。最后医生说实在不行，先做个 64 排螺旋 CT 看看心脏的血管狭窄到什么程度了，然后再放支架。螺旋 CT 结果显示：冠状动脉只有轻度狭窄，不能解释她那么重的心脏病。刘女士带着忐忑不安的心情，决定到北京看看，咨询北京专家的意见。

结合本案例，谈谈如何鉴别心身疾病与心理疾病，并提出防治心身疾病的策略。

扫码"练一练"

第六章　临床常用心理护理技能

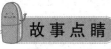

学习目标

1. **掌握**　心理护理的程序和方法；症状自评量表、抑郁自评量表、焦虑自评量表的操作及结果解释。

2. **熟悉**　心理测验的概念；常用的智力测验和人格测验。

3. **了解**　心理护理概念；心理护理的原则及心理测验的分类。

4. 学会收集患者心理问题资料，并运用心理护理的各种方法为患者实施心理护理。

第一节　心理护理概述

扫码"学一学"

故事点睛

旁白：苏大爷退休在家，退休前为某单位领导，每次看到孙子小雷总是说："我上班时，管着下面500多人，没有不听我的话的！"小雷都不爱听了。遭到冷落后，他变得郁郁寡欢，情绪失落。慢慢地，饭也吃得少了，并常常失眠。到医院去检查时查出有冠心病。回家后整日惴惴不安，对小雷说："我可能活不长了，总觉得自己不知哪一天就会突然死去。"有时甚至突然悲伤哭泣。

请问：

1. 患者在去医院检查之前的心理状态如何？

2. 患者到医院检查后有哪些心理反应？

随着生物-心理-社会医学模式的广泛应用，护理工作模式也转了以人的健康为中心的整体护理模式。心理护理在临床实践中作为重要的心理干预手段之一，同心理诊断、心理治疗、心理康复一样发挥着不可替代的作用。

一、心理护理的概念与特点

（一）心理护理的概念

心理护理是指在护理过程中，以心理学的理论和技术为指导，以良好的人际关系为基础，通过一定的程序，积极影响或改变患者的心理状态或行为，促使其疾病康复或向健康方向发展的一项工作。

心理护理有广义和狭义之分。广义的心理护理是指被护理者的整个康复、转化过程。心理护理的实施者不仅指护理人员，还包括医生、患者家属以及其他工作人员等。心理护理的对象也不仅限于临床患者，还包括生活中各类需要帮助的人群。狭义的心理护理主要是指专业的护理人员根据心理学的有关理论和技术，对临床患者进行的有针对性的专业工作过程。一般而言，心理护理主要指广义的含义。

（二）心理护理的特点

1. 心身统一性 随着医学模式的转变，人们已经认识到人的健康不仅只是生理的健康，还要有良好的心理状态和社会适应能力。人是心理与生理的统一体，个体在罹患躯体疾病后产生的不同心理现象会影响心理健康；心理又可以通过改变情绪进而影响疾病的发生发展。

2. 复杂性 心理护理是一个在护理目标、方法、时间、技巧等方面都有连续性的复杂过程，它体现在护理人员与患者接触的每一个阶段、每个一个过程、每一项操作中，对护理人员的心理素质、沟通方法、交流技巧、敬业精神等有较高的要求。护理人员必须通过了解患者的心理特征才能为其提供个性化的心理措施。

3. 预测性 护理人员通过对患者的显性或潜在心理问题的评估，尽早开展心理护理，减轻心理因素对健康的不良影响，做到"防患于未然"。

4. 社会性 人具有生物和社会属性，社会环境因素对人的影响也不能忽视。在心理护理的实施过程中，应协调各种社会关系，充分发挥社会支持系统的作用，获得更好的护理效果。

5. 个体差异性 每个人都有与众不同的社会背景、成长经历、个人阅历、受教育程度等，个性千差万别，不同病情和疾病类型也不一样，即使是同一疾病的不同阶段所表现出来的心理需要也不尽相同。因此，护理人员在开展心理护理时应结合患者的个体特征，给予针对性的心理护理措施。

6. 发展性 随着社会不断进步和人对健康的需求提高，心理护理的内容也在不断发展和深化，这对护理人员的素质提出了更高要求，要不断丰富自身知识结构，提高心理护理的技术和能力。

二、心理护理与整体护理

整体护理是以人为中心，以现代护理观为指导，以护理程序为基础框架，并且把护理程序系统化地运用到临床护理和护理管理中去的指导思想。整体护理的目标是根据人的生理、心理、社会、文化、精神等多方面的需要，提供适合人的最佳护理。

目前对整体护理的理解：一方面把护理对象视为一个整体，即把病与患者视为一个整体；把生物学的患者与社会及其生存的整个外环境视为一个整体；把患者从入院到出院视为一个连续的整体；另一方面，也可理解为对患者的护理是系统的、连续的，要保证患者从入院到出院的护理不间断；对患者的护理是主动的、积极的，按照护理程序，有计划进行的，做到防患于未然；对病人的护理是全面的、整体的，即包括身心两方面，也包括疾病的预防、保健、康复指导等方面的内容。

心理护理与整体护理关系密切，整体护理的提出和新型护理模式的建立肯定了心理护理对人的健康状况的影响，促进了心理护理的发展，而心理护理也使得整体护理的内容、目标与过程更加系统完善。心理护理是整体护理的核心成分，它贯穿于整体护理的全过程。心理护理方法与其他方法有本质区别，以现代护理理念衡量，心理护理应该贯穿于护理的全过程，否则很难为患者身心康复提供满意支持。

三、心理护理的原则和基本要素

（一）心理护理中应该遵循的原则

1. 交往原则　心理护理的整个过程都是在双方交往的过程中进行的。在此过程中，护理人员起着主导作用，通过交往可以促进护患双方的相互了解，满足患者的心理需要。因此，护理人员要切实提高交往技巧，要平等对待被护理者，尊重对方，并逐步增加交往的深度和交往的质量，以提高交往沟通的效果。

2. 启发性原则　心理护理的过程就是使被护理者逐步受到启发的过程。护理人员应用有关心理学和医学、护理学等专业知识，通过宣传、解释和承诺等方法，消除或减少其各种顾虑，确立对疾病、对治疗、护理和康复的客观态度。

3. 针对性原则　心理护理的范围很广泛，内容也很复杂，每个被护理者的情况也有很大差异；因此，心理护理的模式和方法的选择也要因人而异，绝不能千篇一律。心理护理就是针对不同病种、不同病程的患者，运用科学的道理、灵活的方法及时消除患者的不良情绪及对疾病的错误认知，实施差异化的心理护理措施。

4. 自我护理原则　自我护理包括维护健康、自我诊断、自我用药、自我治疗、主动预防和参与保健等内容。良好的自我护理在一定程度上体现了心理健康的水平。心理护理的最终目标是被护理者自身的身心健康发展，整个过程都应体现患者的主体地位，是被护理者的自我实践活动。护理人员要充分调动和激发被护理者的潜能，满足其合理的心理需求，积极促进其心身健康。

5. 尊重原则　虽然患者因疾病的缘故需他人帮助，但每个人的人格都是平等的。患者在这一时期对于尊重的需求甚至更为强烈。这就要求护理人员在实施心理护理时，应不论患者的性别、年龄、职业、文化程度、经济水平等，都一视同仁，诚恳礼貌，语气温和，切忌以轻视嘲讽的态度伤害患者的自尊心。

6. 保密原则　心理护理的实施经常会涉及到患者的隐私。尊重患者的隐私，为患者保守秘密，既体现了对患者的尊重，也是顺利开展心理护理的前提。

> **知识链接**
>
> **自我护理**
>
> 　　自我护理是美国当代著名的护理理论家多罗西·奥瑞姆提出的。自我护理是指患者自己参与某种活动，并在其中发挥主动性、创造性，使其更完善、更理想地达到目标。自我护理理论中包括三个理论结构：自理结构、自理缺陷结构、护理系统理论。自护是人类的本能，完成自我护理活动需要智慧、经验和他人的帮助和指导。正常成年人都能进行自我护理，而婴儿及健康受到影响的个体就需要不同程度的帮助。

（二）心理护理的基本要素

心理护理若要取得良好的效果需要在几种因素的共同作用，这主要包括以下几方面。

1. 具备一定的心理学知识和技能的护理人员　缺乏系统的心理知识，对现代心理学理论不了解，没有一定的心理干预技能，仅仅以良好的态度对他人进行安慰或劝告，这并不是心理护理。

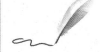

2. 应按一定的程序有步骤、有计划地实施 心理护理应护理程序为基本的工作方法，即以评估、护理诊断、计划、实施和评价的五个步骤，互为联系、系统地解决问题。

3. 综合使用各种心理学理论和技术 基于心理现象的复杂性，几乎每一种心理行为问题都有不同的心理学理论体系对其发生、发展机制等有着各自不同的理论解释，可相应地采用各种不同的技术缓解或消除心理行为问题，以促进个体心理健康。面对护理对象形形色色的心理状态，护理人员应选择那些临床中简便易行、行之有效的理论和技术。

4. 针对护理对象存在的或潜在的心理行为问题实施护理 心理护理过程中，护理人员评估护理对象现存的心理行为问题，或评估心理平衡遭受破坏的可能性及其相关因素，然后针对存在的或潜在的心理行为问题进行心理护理。

四、心理护理的程序

护理程序是以促进和恢复患者的健康为目标所进行的一系列有目的、有计划的护理活动，是一个综合的、动态的、具有决策和反馈功能的过程。运用护理程序，护理人员可以对护理对象进行主动、全面的心理护理，使其达到最佳心理状态。心理护理程序由评估、护理诊断、计划、实施和评价五个步骤组成。

1. 评估患者的需求 心理护理评估是心理护理程序的第一步，了解被护理者的需求，收集心理问题资料是心理护理的前提和关键，应贯穿于整个护理过程中。

护理人员通过与患者交谈、观察、倾听和体检等方法收集资料，为护理活动提供可靠依据。收集信息的途径应尽量广泛，可直接向被护理者了解，也可向其家庭成员或其他工作人员了解。记录资料时应尽量用患者原话，客观资料应用专业术语。

2. 心理护理诊断 近年来护理诊断一直在不断发展和完善中，护理人员只有在心理护理评估的基础上，准确理解每个诊断的含义并掌握诊断的一句，才能选择合适的心理护理诊断。

当确定多个护理诊断时，应按照轻重缓急排序，把对生命最有威胁的诊断放在前面，把使患者一般不适的心理社会问题放在后面。护理人员应尽可能在住院期间提出患者的心理社会护理诊断，并努力解决其心理社会问题，但在做出护理诊断时应注意与合作性问题相鉴别。

护理诊断的书写按照 P：SE 公式进行书写，即将问题、症状及原因同时反映出来的护理诊断陈述格式，如"个人应对无效（P）：抑郁（S）与健康状况有关（E）"。

3. 制定心理护理计划 心理护理计划是根据了解和分析的结果，运用相关专业知识，对患者的心理问题进行排序，提出心理护理的目标，应用心理学的知识技术，设计出解决问题的方法和手段，计划针对护理问题制定相应的具体护理措施。

4. 具体实施 实施环节是贯彻落实确定的行动计划，解决被护理者心理问题的过程，这是整个心理护理程序的关键环节。心理护理计划的实施并不是完全被动的，应随时发现问题，随时修正护理计划。心理护理的实施一般包括以下三个步骤。

（1）**准备** 进一步评估者的各项资料，分析实施计划所需的心理护理知识、技术，预测可能出现的问题，并做好应对措施。

（2）**执行** 充分调动患者一切可用的力量，注意与其他医护人员的配合，关注计划实施后患者的反应及心理变化。

（3）记录　准确做好各项记录。

5. 护理评估　以护理目标为依据，主要评价心理护理的目标是否实现；对于没有实现的目标，可将其作为新的信息反馈，作为下一个环节的问题重新开始解决。

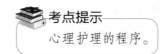

考点提示

心理护理的程序。

扫码"学一学"

第二节　心理评估概述

一、心理评估的涵义

心理评估是指应用多种方法获得的信息，对个体的某一心理现象做出全面、系统和深入的客观描述。

二、心理评估的方法

在临床护理中采用心理评估可以收集患者的各种心理资料，了解患者的心理特征，对其心理活动做出客观正确的判断。因此心理评估是实施心理咨询、心理治疗和心理护理的重要前提和基础。

（一）观察法

观察是获得信息最常用的手段，也是心理评估的基本方法之一。观察结果的有效性取决于观察者的观察能力和综合分析能力。观察可分为直接观察和间接观察。

1. 根据时间长短可分为长期观察和定期观察　分别适用于某些特殊病例系统性的追踪观察和诊断性治疗。

2. 根据形式不同可分为住院观察和门诊观察　住院观察可在很短时间内获取住院患者的直接资料，全面了解、掌握患者的心理行为变化；而门诊观察时间较短，只能做出大概判断。

3. 根据研究者是否参与被观察者的活动，可分为自然观察和控制观察　自然观察中被观察者的活动行为不会受到观察者的干扰；控制观察是在被控制的环境下观察评估患者的心理行为表现。

4. 根据内容的不同可分为重点观察和一般观察　重点观察是把某些患者作为重点，全面了解其心理行为表现。重点观察的项目多，耗时长，评定具体准确；一般观察是概括了解患者某一时段的心理行为变化。

观察法可以直接获取资料，能在自然的情况下获得被观察者在生活或特殊环境中的心理行为方式，无需中间环节；因此观察获得的资料比较真实，可以随时应用，对儿童、重症患者等的评估有独到的效果。其不足之处在于被观察者的外显行为可能受到多重因素的影响，不能观察到事物的本质和人们的心理活动，观察有一定的偶然性，结果不易重复，更适合对个体的评估。

（二）访谈法

访谈法是一种护理人员跟患者之间进行的一种有目的的会谈，可通过会谈收集患者的心理异常状态及性质、原因等相关资料，为临床心理护理和心理干预提供依据。

1. 结构性访谈　根据事先拟定好的提纲或问题，按照同样的顺序和方式对被评估者进行提问。该类访谈程序固定，谈话效率高，收集到的资料比较客观且便于分析统计；但因其程序性，会使得谈话气氛比较沉闷，不够灵活，易形成一问一答的局面。

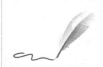

2. 非结构性访谈 又称作自由式访谈，访谈不拘泥于形式，访谈过程比较灵活，气氛轻松，能掌握患者真实的心理行为状况；但耗时长，有时甚至会偏离主题，得到的资料不易量化处理。

扫码"学一学"

第三节 护理专业工作中常用的心理测验和评定量表

一、临床常用的心理测验

（一）心理测验的概念

心理测验是指依据心理学理论和原理，使用客观、标准的操作程序，通过观察人的有代表性的行为，对于贯穿在人的全部行为活动中的心理特点，做出推论和数量化分析的一种科学手段。

（二）心理测验的分类

1. 按测验的功能分

（1）智力测验 用于测量人的智力，评估人的智力水平，以及作为脑器质性损害或退行性病变的参考指标，也可作为特殊教育或职业选择时的咨询参考。常用的智力测验有比内 – 西蒙（Binet – Simon）智力量表、韦克斯勒儿童和成人智力量表等。

（2）人格测验 这类测验用于测量性格、气质、兴趣、态度、品德、情绪、动机、信念等方面的个性心理特征和个性倾向性，是用于测量不同情境中个人典型行为表现的一类心理测量工具的统称。常用的有明尼苏达人格测验（MMPI）、艾森克个性问卷（EPQ）、卡特尔16种个性因素测验（16PF）、洛夏墨迹测验等。

（3）神经心理测验 这些测验可用于脑器质性损害的辅助诊断和对脑与行为关系的研究，如 H – R 神经心理成套测验。

（4）症状评定量表 在心理咨询与治疗中用以评定精神障碍的有关症状，常用的有症状自评量表（SCL – 90）、焦虑自评量表（SAS）、抑郁自评量表（SDS）。

（5）特殊能力测验 用于评定人的某一特殊潜在能力，多为升学、职业指导以及一些特殊工种人员的筛选所用，如考查个体在音乐、绘画、体育、文学等方面的特殊能力。

2. 按测验的方式分

（1）问卷测验 将文字组成的各个问题呈现给被试者以做出答案的倾向性回答。此类测验易于分析处理问卷结果。

（2）投射测验 测验材料无严谨结构，常采用一些模糊的、无明确内容的墨迹，主题不明确的图画等，要求被试者根据自己的理解、体验和想象做出解释说明，借以投射出被试者的冲突、动机或是经验、情绪等，从而反映其内心世界。洛夏墨迹测验即属于此类。

（3）操作测验 以实物或模型构成测验项目，以操作的方式由被试者做出回答，如韦氏智力测验中的图形拼凑、木块图等。

3. 按测验材料的性质分

（1）文字测验 测验所涉及的材料均为文字材料，测验的项目和回答都采用文字或语言表达，如明尼苏达人格测验（MMPI）。

（2）非文字测验　测验项目以被试对象对图片、实物、模型或工具的辨认和操作进行，无需使用语言表达，所以不受文化因素的限制，如韦氏智力测验中的木块图、图形拼凑。

4. 按测验的组织形式分

（1）个别测验　指测验过程以一对一的方式进行，即一个主试只能测验一个被试。这一方式有利于主试全面地观察被试的整体情况。

（2）团体测验　测验中由一个或多个主试对较多的被试同时实施测验。

（三）心理测验的特点

心理现象比较复杂，测量起来也更加困难，因此心理测验具有以下特点。

1. 间接性　科学发展到今天，我们还无法测量人的心理活动，只能测量人的外显行为，也就是说，我们只能通过一个人对测验项目的反应来推论出他的心理特质。

2. 相对性　在对人的行为进行比较时，没有绝对的标准，我们有的只是一个连续的行为序列。所谓测验就是看每个人处在这个序列的什么位置上，一个人被测得的结果都是与所在团体或人群的大多数人的行为或某种人为确定的标准相比较而言的。

3. 客观性　测验的客观性实际上就是测验的标准化问题，这是对一切测验的共同要求。

（四）心理测验的注意事项

在使用心理测验时，必须要认识到虽然心理测验本身的标准化能保证测验的客观性，但是也要充分了解心理测验作为一种技术手段的间接性和不完善性。为使心理测验结果客观、准确，要求测试者必须是经过专业技术训练，全面扎实地掌握医学和心理学的基本知识，熟练应用各类量表的内容和方法。在心理测验实施过程中，还必须要注意以下几个事项。

1. 慎重选择量表　在选择量表时必须考虑到测验的目的和适用范围，同时还要选取那些标准化的、信度效度都比较高的量表。

2. 遵循职业工作道德　测试者无论在何种情况下决不能利用测验工具谋取私利或违背测验操作规则；心理测验实施中测试者要始终保持中立公正的态度，客观地解释测验结果，避免自身情感因素的影响。

3. 注意保密　保密内容包括测验工具资料和测验结果。测验量表的内容以及器材都要在一定范围内保密，不得随意向社会及一些未经专业培训的人员使用；同时，测验的结果属于被试者的个人隐私，应当受到保护。

4. 恰当选择施测环境　测试实施的地方应安静、舒适、不奢华、保密性好并排除了其他因素影响。

（五）常用心理测验

1. 智力测验

（1）智力测验的概念　智力测验是心理测验中常用的一种评估人们智力水平的方法之一。世界上第一个智力测验就是比内 - 西蒙量表。1916 年美国斯坦福大学的特曼教授修订了比内 - 西蒙量表，其中首次提出"智商"的概念。智力测验主要用于评估患者的智力水平和智力功能损伤或衰退的程度，以及甄别儿童智力发展水平。

（2）智力商数（IQ）　用以衡量个体智力发展水平的一种指标，根据不同的计算方法可分为比率智商和离差智商。

①比率智商　也称年龄智商，以一个人的年龄为参照尺度对智力进行衡量，最初是美国斯坦福大学的特曼教授提出，表示一个人在同龄人中的智力水平。计算公式为：

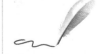

$$智商（IQ）＝智力年龄（MA）／实际年龄（CA）×100$$

实际年龄指测验时的实足年龄，为了准确起见，除了年龄还有月龄，不满半月可略去，超过半月按月计算。智力年龄也叫心理年龄，是指智力达到的年龄水平。若一位实际年龄为4岁的儿童在测验中通过了5岁的测验项目，那么他的智力年龄是5岁，那么代入公式中，他的智商就是125。当儿童的智力年龄和实际年龄恰好相符时，智商为100，说明他的智商在同龄人中处于中等水平；如果智力年龄高于实际年龄，智商高于100，说明其智商高于同龄人；反之，则低于同龄人的一般水平。

②离差智商　鉴于人的智力水平发展的不平衡性，美国心理学家韦克斯勒提出了离差智商的概念。将一个人的智力测验成绩与同年龄组被试平均水平比较后得出的相对分数。计算公式为：

$$智商（IQ）＝15（X－M）／S×100$$

式中，X表示被试的原始分数，M、S分别表示被试所在年龄组的平均分数和标准差。依据测验分数的常态分布情况，离差智商的平均数为100，标准差为15。离差智商适用于各个年龄段的被试，能够表示个体智力在年龄组中所处的位置。

（3）韦氏智力量表　是由美国心理学家韦克斯勒编制的一系列智力量表，包括韦氏成人智力量表（WAIS），适用于16岁以上的成人；韦氏儿童智力量表（WISC），适用6～16岁儿童；韦氏学龄前儿童智力量表（WPPSI），用于4～6岁的学龄前儿童。我国先后修订了以上三类量表，分为城市版和农村版，并建立了全国常模，使该量表更适合我国的文化背景，从而获得广泛的应用。

韦氏成人智力量表包含11个分测验，其中言语测验6个，操作测验5个，按照由易到难的顺序排列（表6－1）。

表6－1　韦氏成人智力量表主要内容

项目	分测验名称	题目数	测量的主要能力	最高分
言语量表	1 知识	29	知识的广度与保持	29
	2 理解（领悟）	14	实际知识与理解能力	28
	3 算术	14	计算与推理能力	18
	4 类似（相似性）	13	抽象概括能力	26
	5 数字广度	22	注意力与短时记忆能力	22
	6 词汇	40	言语理解能力	80
操作量表	7 数字符号	90	学习与书写速度	90
	8 绘画完成（填图）	21	视觉记忆与视觉理解力	21
	9 木块图	10	视觉及结构分析能力	48
	10 图片排列	8	对社会情景的理解力	36
	11 图形拼凑	4	处理部分与整体之间关系的能力	44

韦氏的全量表分为言语量表和操作量表，各自又包含了数个分测验，每一个分测验旨在测量一个不同的智力侧面，根据这些量表计算出来的智商分别为全智商、言语智商、操作智商，故韦氏智力量表所测的一般智力是多种能力的综合测验。全智商代表受试者的总智力水平，在整个人群中呈常态分布（表6－2）。

表 6 - 2 韦氏智力量表智商等级分布表

智商范围	等级	理论分布（%）	实际分布（%）
129 以上	非常优秀	2.2	2.3
120 ~ 129	优秀	6.7	7.4
110 ~ 119	中上（聪明）	16.1	16.5
90 ~ 109	中等	50.0	49.4
80 ~ 89	中下（愚笨）	16.1	16.2
70 ~ 79	临界	6.7	6.0
70 以下	智力缺陷	2.2	2.2

知识链接

《韦克斯勒儿童智力量表》

《韦克斯勒儿童智力量表》（Wechsler Intelligence Scale for Children，WISC）1949 年初版，实际上许多项目以 W - BⅡ型为基础。1974 年修订，即为 WISC - R，适用年龄为 6 ~ 16 岁的儿童，其编制原理和特点与 WAIS 相同。它包括 6 个言语分测验，即常识、类同、算术、词汇、理解、背数；6 个操作分测验，即图画补缺、图片排列、积木图案、物体拼配、译码、迷津。其中的背数和迷津两个分测验是备用测验，当某个分测验由于某种原因不能施测时，可以用之替代。测验实施时，言语分测验和操作分测验交替进行，以维持被试的兴趣，避免疲劳和厌倦。完成整个测验需 50 ~ 70 分钟。

2. 人格测验 人格测验是评定个体人格心理特征的一种技术，临床上常用来作为诊断工具。人格测验的种类有很多种，最常用的人格测验方法为问卷法和投射法。问卷法也称为自陈量表，临床上常用的人格自陈量表有明尼苏达多相人格调查表、艾森克人格问卷、加利福尼亚心理调查表、卡特尔 16 种人格因素问卷和 A 型行为量表等；常用的投射测验有洛夏墨迹测验。

（1）明尼苏达多相人格调查表（MMPI） 明尼苏达多相人格调查表由哈特维和麦金利等人于 20 世纪 40 年代初编制。其最初的目的是编制一套鉴别精神病患者的辅助调查表，后来发展为人格测验。该量表问世以来，应用非常广泛。1989 年 Butcher 等人完成了 MMPI 的修订工作，称 MMPI - 2。我国宋维真等人于 20 世纪 80 年代完成了 MMPI 修订工作，并已制定了中国常模，将 MMPI - 2 引入我国。

MMPI 适用于 16 岁以上、小学文化水平以上的被试，既可个别施测，也可团体测查。

MMPI 共有 566 个自我陈述形式的题目，其中有 16 个题目是重复的，实际为 550 个题目。其题目内容范围很广，包括身体各方面的情况、精神状态、家庭、婚姻、宗教、政治、法律、社会等方面的态度和看法。被试根据自己的实际情况对每个题目做出"是"与"否"的回答，若确定不能判定则不作答。在临床工作中，MMPI 常用 4 个效度量表和 10 个临床量表，即 4 个效度量表包括：Q（问题）、L（掩饰说谎）、F（效度）、K（校正），10 个临床量表包括：Hs（疑病）、D（抑郁）、Hy（癔病）、Pd（病态人格）、Mf（男子气 - 女子气）、Pa（妄想）、Pt（精神衰弱）、Sc（精神分裂）、Ma（轻躁狂）、Si（社会内向）。该量表主要从精神病学角度测量人格结构，但其实际应用却不只限于精神病学领域。

（2）艾森克人格问卷（EPQ）　艾森克人格问卷是由英国艾森克夫妇根据其人格结构理论于 1975 编制的，在国际上已被广泛使用。EPQ 成人问卷适用于 16 岁以上的成人，儿童问卷适用于 7~15 岁儿童。我国龚耀先的修订本中儿童和成人均为 88 项；陈仲庚修订本中成人有 85 项。

艾森克人格问卷共有四个分量表，1 个为效度量表 L 量表（掩饰），其余的 3 个分量表测量三种不同的人格维度，即 E 量表（内外向）、N 量表（神经质或情绪稳定度）、P 量表（精神质）。

L 量表（掩饰）是效度量表，用于评估一个人的掩饰程度，即不真实回答，同时也有测量被试纯朴性的作用。高分说明受试者过分掩饰，影响到该份答卷的真实性。

E 量表（内外向维度）表示性格的内外倾向，与中枢神经系统的兴奋、抑制的强度密切相关。高分表示性格趋于外向，可能是好交际，渴望刺激和冒险，情绪易冲动；低分表示内向，安静、离群、内省，不喜欢与人接触，不喜欢刺激，喜欢有秩序的生活方式。E 维度属于双向特质，两端是典型的内向和外向，两者之间是连续不断的移行状态。

N 量表（神经质或稳定性维度）表示情绪的稳定性，与自主神经系统的稳定性有关。测验分数高显示存在焦虑、紧张、易怒，对于各种刺激常有强烈的情绪反应，甚至发生不理智行为；低分者表现为情绪反应缓慢，强度弱，善于自我控制。N 维度也属双向特质，极端的情绪不稳定状态者很少，大多数人均处在中间移行状态。

P 量表（精神质维度）精神质维度是一种单向维度用以表明心理状态是否正常。P 分高提示精神质，常表现为孤独、不关心人、敌意、缺乏同情心、攻击行为、行为怪癖、捉弄人等。

（3）卡特尔 16 种人格因素问卷（16PF）　卡特尔 16 种人格因素问卷是美国伊州大学人格及能力测验研究所卡特尔教授经观察、实验，以及用因素分析的方法确定和编制而成的一种人格测验。他认为构成人格的内在基础因素是 16 个根源特质，测量 16 个根源特质就可以知道一个人的人格特征。依据这一说法，他编制了该问卷，适用于 16 岁以上的、具有小学以上文化程度的成人。

问卷共有 187 个题目，16 个量表（表 6-3），每个量表都有两极，两极所表现出的人格特征对于人才选拔和职业咨询有一定的参考价值，也可作为了解心理障碍的个性原因及诊断心身疾病的重要手段之一。卡氏 16 种人格因素问卷英文版共有 5 种复本。修订后的中文版本共有 187 个陈述式测试题，共能测试 16 种根源特质和 8 种复合人格特质（表 6-3）。

表 6-3　16PF 结构及其意义

因素	低分者的特征	高分者的特征
乐群（A）	缄默、孤独	乐群、外向
聪慧（B）	迟钝、学识浅薄	聪慧、富有才识
稳定（C）	情绪激动	情绪稳定
恃强（E）	谦逊、顺从	好强、固执
兴奋（F）	严肃、审慎	轻松、兴奋
有恒（G）	权宜敷衍	有恒负责

因素	低分者的特征	高分者的特征
敢为（H）	畏惧退缩	冒险敢为
敏感（I）	理智、着重实际	敏感、感情用事
怀疑（L）	信赖、随和	怀疑、刚愎
幻想（M）	现实、合乎成规	幻想、狂放
世故（N）	坦率、天真	精神能干、世故
忧虑（O）	安详、沉着、传统	忧虑、抑郁、烦恼
实验（Q1）	保守、服从、传统	自由、批评、激进
独立（Q2）	信赖、随群附众	自立、当机立断
自律（Q3）	矛盾冲突、不明大体	知己知彼、自律严谨
紧张（Q4）	心平气和	紧张困扰

（4）洛夏墨迹测验（RIT）　是一种人格投射技术，是瑞士精神科医生洛夏于1921年设计编制的，适用于成人和儿童的良好的人格投射测验，主要用作异常人格的诊断。

洛夏墨迹测验是由10张毫无意义与内容的图片组成，其中5张是水墨图，另外5张是全部或部分彩色墨迹图片。测验时将10张墨迹图按规定的顺序依次呈现给被试，要求被试说出图片中看到的事物，然后根据其反应，做出结果分析和评估。这一测验技术复杂，对主试者要求较高，结果评定和解释非常细致、复杂，掌握起来比较困难，目前在我国应用不太普遍。

3. 神经心理测验　神经心理测验是对感知觉、运动、言语、注意、记忆、思维等脑功能进行评估的神经心理学的重要研究方法之一。神经心理学主要研究大脑功能与心理的关系，因此这类测验常在临床上对脑部病变的定位、定性及早期诊断可提供有价值的客观资料。在复康医学中，对颅脑损伤、脑瘫、偏瘫及一切引起脑损伤的疾病，可用神经心理测验了解脑损害的情况及残存的功能，以便制订康复计划，也可应用于正常人。

神经心理学的测验方法很多，分单项测验和成套测验。单项测验是测某一种神经功能的方法，简单易行，可揭示大脑的损害情况，如连线测验、班德－格式塔测验（Bender－Gestalt test）、韦氏智力测验中的数字符号测验，都属于这一类；成套测验包括各种形式，能测多种功能的一组测验，如 Halstead－Reitan 神经心理成套测验（简称 H. R. 神经心理成套测验）。

二、临床常用的心理评定量表

评定量表是临床护理心理评估和研究的常用方法。评定量表具有数量化、客观、可比较和简便易用等特点。

（一）90 项症状自评量表

90 项症状自评量表（SCL－90）共有90个项目，包含有较广泛的精神症状学内容，如感觉、思维、情感、人际关系，甚至睡眠饮食、生活习惯等；其容量大，反映内容丰富，能较准确地反映出被试者的自觉症状和病情的严重程度。该量表适用范围广，主要用于成年人的神经症、适应障碍以及轻度的神经障碍患者，也可用于个体心理健康状况的自我评定，是目前心理咨询和心理治疗中应用最广泛的一种自评量表（表6－4）。

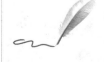

表6-4 症状自评量表（SCL-90）

编号_____ 姓名_____ 性别_____ 年龄_____ 测验日期_____

指导语：以下列出了有些人可能会有的问题，请仔细地阅读每一条，然后根据最近一星期以内下述情况影响您的实际感觉，在每个问题后标明该题的程度得分。其中，"没有"选1，"很轻"选2，"中等"选3，"偏重"选4，"严重"选5。请不要漏掉问题。

题目	选择
1. 头痛	1 - 2 - 3 - 4 - 5
2. 神经过敏，心中不踏实	1 - 2 - 3 - 4 - 5
3. 头脑中有不必要的想法或字句盘旋	1 - 2 - 3 - 4 - 5
4. 头昏或昏倒	1 - 2 - 3 - 4 - 5
5. 对异性的兴趣减退	1 - 2 - 3 - 4 - 5
6. 对旁人责备求全	1 - 2 - 3 - 4 - 5
7. 感到别人能控制您的思想	1 - 2 - 3 - 4 - 5
8. 责怪别人制造麻烦	1 - 2 - 3 - 4 - 5
9. 忘性大	1 - 2 - 3 - 4 - 5
10. 担心自己的服饰不整齐及仪态不端正	1 - 2 - 3 - 4 - 5
11. 容易烦恼和激动	1 - 2 - 3 - 4 - 5
12. 胸痛	1 - 2 - 3 - 4 - 5
13. 害怕空旷的场所或街道	1 - 2 - 3 - 4 - 5
14. 感到自己的精力下降，活动减慢	1 - 2 - 3 - 4 - 5
15. 想结束自己的生命	1 - 2 - 3 - 4 - 5
16. 听到旁人听不到的声音	1 - 2 - 3 - 4 - 5
17. 发抖	1 - 2 - 3 - 4 - 5
18. 感到大多数人都不可信任	1 - 2 - 3 - 4 - 5
19. 胃口不好	1 - 2 - 3 - 4 - 5
20. 容易哭泣	1 - 2 - 3 - 4 - 5
21. 同异性相处时感到害羞不自在	1 - 2 - 3 - 4 - 5
22. 感到受骗，中了圈套或有人想抓住您	1 - 2 - 3 - 4 - 5
23. 无缘无故地突然感到害怕	1 - 2 - 3 - 4 - 5
24. 自己不能控制地大发脾气	1 - 2 - 3 - 4 - 5
25. 怕单独出门	1 - 2 - 3 - 4 - 5
26. 经常责怪自己	1 - 2 - 3 - 4 - 5
27. 腰痛	1 - 2 - 3 - 4 - 5
28. 感到难以完成任务	1 - 2 - 3 - 4 - 5
29. 感到孤独	1 - 2 - 3 - 4 - 5
30. 感到苦闷	1 - 2 - 3 - 4 - 5
31. 过分担忧	1 - 2 - 3 - 4 - 5
32. 对事物不感兴趣	1 - 2 - 3 - 4 - 5
33. 感到害怕	1 - 2 - 3 - 4 - 5
34. 您的感情容易受到伤害	1 - 2 - 3 - 4 - 5
35. 旁人能知道您的私下想法	1 - 2 - 3 - 4 - 5
36. 感到别人不理解您、不同情您	1 - 2 - 3 - 4 - 5
37. 感到人们对您不友好，不喜欢您	1 - 2 - 3 - 4 - 5

续表

题目	选择
38. 做事必须做得很慢以保证做得正确	1 - 2 - 3 - 4 - 5
39. 心跳得很厉害	1 - 2 - 3 - 4 - 5
40. 恶心或胃部不舒服	1 - 2 - 3 - 4 - 5
41. 感到比不上他人	1 - 2 - 3 - 4 - 5
42. 肌肉酸痛	1 - 2 - 3 - 4 - 5
43. 感到有人在监视您、谈论您	1 - 2 - 3 - 4 - 5
44. 难以入睡	1 - 2 - 3 - 4 - 5
45. 做事必须反复检查	1 - 2 - 3 - 4 - 5
46. 难以做出决定	1 - 2 - 3 - 4 - 5
47. 怕乘坐电车、公共汽车、地铁或火车	1 - 2 - 3 - 4 - 5
48. 呼吸有困难	1 - 2 - 3 - 4 - 5
49. 一阵阵发冷或发热	1 - 2 - 3 - 4 - 5
50. 因为感到害怕而避开某些东西、场合或活动	1 - 2 - 3 - 4 - 5
51. 脑子变空了	1 - 2 - 3 - 4 - 5
52. 身体发麻或刺痛	1 - 2 - 3 - 4 - 5
53. 喉咙有梗塞感	1 - 2 - 3 - 4 - 5
54. 感到前途没有希望	1 - 2 - 3 - 4 - 5
55. 不能集中注意	1 - 2 - 3 - 4 - 5
56. 感到身体的某一部分软弱无力	1 - 2 - 3 - 4 - 5
57. 感到紧张或容易紧张	1 - 2 - 3 - 4 - 5
58. 感到手或脚发重	1 - 2 - 3 - 4 - 5
59. 想到死亡的事	1 - 2 - 3 - 4 - 5
60. 吃得太多	1 - 2 - 3 - 4 - 5
61. 当别人看着您或谈论您时感到不自在	1 - 2 - 3 - 4 - 5
62. 有一些不属于您自己的想法	1 - 2 - 3 - 4 - 5
63. 有想打人或伤害他人的冲动	1 - 2 - 3 - 4 - 5
64. 醒得太早	1 - 2 - 3 - 4 - 5
65. 必须反复洗手、点数目或触摸某些东西	1 - 2 - 3 - 4 - 5
66. 睡得不稳不深	1 - 2 - 3 - 4 - 5
67. 有想摔坏或破坏东西的冲动	1 - 2 - 3 - 4 - 5
68. 有一些别人没有的想法或念头	1 - 2 - 3 - 4 - 5
69. 感到对别人神经过敏	1 - 2 - 3 - 4 - 5
70. 在商店或电影院等人多的地方感到不自在	1 - 2 - 3 - 4 - 5
71. 感到任何事情都很困难	1 - 2 - 3 - 4 - 5
72. 一阵阵恐惧或惊恐	1 - 2 - 3 - 4 - 5
73. 感到在公共场合吃东西很不舒服	1 - 2 - 3 - 4 - 5
74. 经常与人争论	1 - 2 - 3 - 4 - 5
75. 单独一个人时神经很紧张	1 - 2 - 3 - 4 - 5
76. 别人对您的成绩没有做出恰当的评价	1 - 2 - 3 - 4 - 5
77. 即使和别人在一起也感到孤单	1 - 2 - 3 - 4 - 5
78. 感到坐立不安心神不定	1 - 2 - 3 - 4 - 5

续表

题目	选择
79. 感到自己没有什么价值	1 – 2 – 3 – 4 – 5
80. 感到熟悉的东西变成陌生或不像是真的	1 – 2 – 3 – 4 – 5
81. 大叫或摔东西	1 – 2 – 3 – 4 – 5
82. 害怕会在公共场合昏倒	1 – 2 – 3 – 4 – 5
83. 感到别人想占您的便宜	1 – 2 – 3 – 4 – 5
84. 为一些有关性的想法而很苦恼	1 – 2 – 3 – 4 – 5
85. 您认为应该因为自己的过错而受到惩罚	1 – 2 – 3 – 4 – 5
86. 感到要很快把事情做完	1 – 2 – 3 – 4 – 5
87. 感到自己的身体有严重问题	1 – 2 – 3 – 4 – 5
88. 从未感到和其他人很亲近	1 – 2 – 3 – 4 – 5
89. 感到自己有罪	1 – 2 – 3 – 4 – 5
90. 感到自己的脑子有毛病	1 – 2 – 3 – 4 – 5

1. 评定注意事项　评定开始前，要求测试者把总的评分方法和要求向被试交待清楚，然后让其用铅笔做出独立的自我评定。对于一些文化程度较低或特殊情况的被试，可由测试者以不带任何暗示或指向的方式将题目本身的意思告诉他。同时还要提示被试评定时间范围是"最近一周以内"。评定结束后应仔细检查问卷，若有漏评或重复评定的都要提醒被试再考虑评定。

2. 该量表采取五级评分

没有：自觉无该项症状（问题）。

很轻：自觉有该项症状，但对受检查者并无实际影响，或影响轻微。

中度：自觉有该项症状，对受检查者有一定影响。

偏重：自觉常有该项症状，对受检查者有相当程度的影响。

严重：自觉该症状的频度和强度都十分严重，对受检查者的影响严重。

3. 统计指标　SCL – 90 的统计指标主要为两项，即总分和因子分。

（1）总分　90 个项目单项分相加之和，能反映其病情严重程度。总均分：总分/90，表示从总体情况看，该受检者的自我感觉位于 1 ~ 5 级间的哪一个分值程度上。

阳性项目数：单项分 ≥2 的项目数，表示受检者在多少项目上呈现有"症状"。

阴性项目数：单项分为 1 的项目数，表示受检者"无症状"的项目有多少。

阳性症状均分：（总分 – 阴性项目数）/阳性项目数，表示受检者在"有症状"项目中的平均得分。反应该受检者自我感觉不佳的项目，其严重程度究竟介于哪个范围。

（2）因子分　共包括 10 个因子，即所有 90 项目分为 10 大类。每一因子反映受检查者某一方面的情况，因而通过因子分可以了解受检查者的症状分布特点，并可作剖面图分析。

计算公式如下：

因子分 = 组成某一个因子的各项目总分/组成某一因子的项目数

（3）各因子名称、所包含项目及简要解释

躯体化：共 12 项，包括 1，4，12，27，40，42，48，49，52，53，56，58。该因子主要反映身体不适感，如心血管、胃肠道、呼吸和其他系统的主诉不适，和头痛、背痛、肌肉酸痛，以及焦虑的其他躯体表现。

强迫症状：共 10 项，包括 3，9，10，28，38，45，46，51，55，65。主要指那些明知没有必要，但又无法摆脱的无意义的思想、冲动和行为，还有一些比较一般的认知障碍的行为征象也在这一因子中反映。

人际关系敏感：共 9 项，包括 6，21，34，36，37，41，61，69，73。主要指人际关系中不自在与自卑感，以及人际交流中的自我意识，消极的期待亦是这方面症状的典型原因。

抑郁：共 13 项，包括 5，14，15，20，22，26，29，30，31，32，54，71，79。以苦闷的情感与心境为代表性症状，还有生活兴趣的减退、动力缺乏、活力丧失等为特征。还反映失望、悲观以及与抑郁相联系的认知和躯体方面的感受，以及一些有关死亡的思想和自杀观念。

焦虑：共 10 项，包括 2，17，23，33，39，57，72，78，80，86。一般指那些烦躁、坐立不安、神经过敏、紧张，以及由此产生的躯体征象。测定游离不定的焦虑及惊恐发作是本因子的主要内容，还包括一项"解体"感受的项目。

敌对：共 6 项，包括 11，24，63，67，74，81。主要从思想、感情及行为三方面来反映敌对的表现。其项目包括厌烦的感觉、摔物、争论直到不可控制的脾气爆发等各方面。

恐怖：共 7 项，包括 13，25，47，50，70，75，82。恐惧的对象包括出门旅行、空旷场地、人群或公共场所和交通工具。此外，还有反映社交恐怖的一些项目。

偏执：共 6 项，包括 8，18，43，68，76，83。本因子主要围绕偏执性思维、投射性思维、敌对、猜疑、关系观念、妄想、被动体验和夸大等制定。

精神病性：共 10 项，包括 7，16，35，62，77，84，85，87，88，90。反映各式各样的急性症状和行为，以及精神病性行为的继发征兆的指征，有幻听、思维播散、被控制感等。

此外还有 19，44，59，60，64，66，89 共 7 个项目未归入任何因子，反映睡眠及饮食情况，分析时将这 7 项作为第 10 个因子来处理，以便使各因子分之和等于总分。

结果的解释：按全国常模结果，总分超过 160 分，或阳性项目数超过 43 项，或任一因子分超过 2 分，可考虑筛选阳性，需进一步检查。

（二）抑郁自评量表

抑郁自评量表（SDS）由 Zung 于 1965 年编制（表 6-5）。本量表主要用于成年人衡量抑郁程度且其在治疗过程中的变化情况。该量表使用方便，能直观反映抑郁患者的主观感受；但是对于严重阻滞症状的抑郁评定有一定困难。

表 6 - 5　抑郁自评量表（SDS）

指导语：下面有 20 条题目，请仔细阅读每一条，把意思弄明白，然后根据你最近一个星期的实际感觉在对应的选项进行选择，分别表示：1：没有或很少时间；2：小部分时间；3：相当多时间；4：绝大部分或全部时间。

项目	1	2	3	4
1. 我觉得闷闷不乐，情绪低沉				
*2. 我觉得一天之中早晨最好				
3. 我一阵阵地哭出来或是想哭				
4. 我晚上睡眠不好				
*5. 我吃的和平时一样多				
*6. 我与异性接触时和以往一样感到愉快				
7. 我发觉我的体重在下降				
8. 我有便秘的苦恼				
9. 我心跳比平时快				
10. 我无缘无故感到疲乏				
*11. 我的头脑和平时一样清楚				
*12. 我觉得经常做的事情并没有困难				
13. 我觉得不安而平静不下来				
*14. 我对将来抱有希望				
15. 我比平常容易激动				
*16. 我觉得做出决定是容易的				
*17. 我觉得自己是个有用的人，有人需要我				
*18. 我的生活过得很有意思				
19. 我认为如果我死了别人会生活得更好些				
*20. 平常感兴趣的事我仍然照样感兴趣				

注：* 为反向计分。

1. 评定注意事项　表格由被试自行填写，测试实施前一定向被试说明整个量表的填写方法和每题的含义（尤其是反向计分的各题），然后做出独立的、不受任何人影响的自我评定。每次评定时间一般 10 分钟，评定中要提示被试评定时间为过去一周。

2. 项目评定方法　抑郁自评量表（SDS）共 20 个项目，主要评定依据为项目所定义的症状出现的频度分为 4 级：没有或很少时间（过去一周内，出现这类情况的日子不超过一天）、小部分时间（过去一周内，有 1~2 天有过这类情况）、相当多时间（过去一周内，3~4 天有过这类情况）、绝大部分或全部时间（过去一周内，有 5~7 天有过这类情况）。正向评分依次评为 1，2，3，4；项目前有 * 的为反向评分题，得分为 4，3，2，1。

3. 统计指标　主要统计指标为总分。把 20 题的得分相加为粗分，粗分乘以 1.25，四舍五入取整数，即得到标准分或采用"粗分标准分换算表"作相同的转换。中国常模为 SDS 总粗分正常上限为 41 分，换算成标准总分正常上限为 51 分，分数越高，抑郁倾向越明显。按照中国常模结果，SDS 标准分的分界值为 53 分，其中 53~62 分为轻度抑郁，63~72 分为中度抑郁，72 分以上为重度抑郁。

（三）焦虑自评量表

焦虑自评量表（SAS）由 Zung 于 1971 年编制。本量表含有 20 个反应焦虑主观感受的项目，用于反映焦虑症状的有无及其严重程度，适用于有焦虑症状的成人，也可用于流行病学调查。量表中每个项目按症状出现的频度分为 4 级评分，其中 15 个为正向评分，5 个为反向评分。

本量表可以评定焦虑症状的轻重程度及其在治疗中的变化，适用于具有焦虑症状的成年人。主要用于疗效评估，不能用于诊断。无论量表的结构还是具体的评定办法，都与抑郁自评量表十分相似。SAS 适用于具有焦虑症状的成年人，也是一个含有 20 个项目，分为 4 级评分的自评量表，用于评估出焦虑患者的主观感受（表 6 – 6）；同时，它与 SDS（抑郁自评量表）一样，具有较广泛的适用性。

表 6 – 6　焦虑自评量表（SAS）

指导语：下面有 20 条题目，请仔细阅读每一条，把意思弄明白，然后根据你最近一个星期的实际感觉在对应的选项进行选择，分别表示：1：没有或很少时间；2：小部分时间；3：相当多时间；4：绝大部分或全部时间。

项目	1	2	3	4
1. 我觉得比平时容易紧张和着急				
2. 我无缘无故地感到害怕				
3. 我容易心里烦乱或觉得惊恐				
4. 我觉得我可能将要发疯				
*5. 我觉得一切都很好，也不会发生什么不幸				
6. 我手脚发抖打颤				
7. 我因为头痛、颈痛和背痛而苦恼				
8. 我感觉容易衰弱和疲乏				
*9. 我觉得心平气和，并且容易安静坐着				
10. 我觉得心跳得快				
11. 我因为一阵阵头晕而苦恼				
12. 我有晕倒发作，或觉得要晕倒似的				
*13. 我呼气吸气都感到很容易				
14. 我手脚麻木和刺痛				
15. 我因胃痛和消化不良而苦恼				
16. 我常需要小便				
*17. 我的手常常是干燥温暖的				
18. 我脸红发热				
*19. 我容易入睡并且一夜睡得很好				
20. 我做噩梦				

注：＊为反向计分

问卷的评定方法及注意事项与 SDS 相比，没有更特殊的要求。SAS 的主要统计指标为总分。在测试结束后，将 20 个项目的各得分相加即总粗分，再乘以 1.25 以后取得整数部分，就得到标准分。按照中国常模结果，SAS 标准分的分界值为 50 分，其中 50～59 分为轻度焦虑，60～69 分为中度焦虑，69 分以上为重度焦虑。

（四）A 型行为量表

1959 年美国学者弗雷德曼和罗森曼在临床实践中发现冠心病易罹患者的行为模式，即 A 型行为模式，并设计编制了 A 型行为量表（表 6 – 7）用来评估个体的行为模式，以了解被试冠心病的易罹患性。

表 6-7　A 型行为量表

指导语：请你对每个句子用"是"或"否"两个标准进行评定，符合你情况的选"是"，不符合的选"否"。本问卷各题的答案没有对错之分，请你如实填写。在一个题目上不要耗费太多的时间，尽快作答。

1. 我常常力图说服别人同意我的观点
2. 即使没有什么要紧事，我走路也很快
3. 我经常感到应该做的事很多，有压力
4. 即使是已经决定了的事，别人也很容易使我改变主意
5. 我常常因为一些事大发脾气，或和人争吵
6. 遇到买东西排长队时，我宁愿不买
7. 有些工作我根本安排不过来，只是临时挤时间去做
8. 我上班或赴约时，从来不迟到
9. 当我正在做事，谁要打扰我，不管有意无意，我都非常恼火
10. 我总看不惯那些慢条斯理，不紧不慢的人
11. 有时我简直忙得透不过气来，因为该做的事情太多了
12. 即使跟别人合作，我也总想单独完成一些更重要的部分
13. 有时我真想骂人
14. 我做事喜欢慢慢来，而且总是思前想后
15. 排队买东西，要是有人插队，我就忍不住要指责他或出来干涉
16. 我觉得自己是一个无忧无虑、逍遥自在的人
17. 有时连我自己都晓得，我所操心的事，远超出我应该操心的范围
18. 无论做什么事，即使比别人差，我也无所谓
19. 我总不能像有些人那样，做事不紧不慢
20. 我从来没想过要按照自己的想法办事
21. 每天的事情都使我的神经高度紧张
22. 在公园里赏花、观鱼时，我总是先看完，等着同来的人
23. 对别人的缺点和毛病，我常常不能宽容
24. 在我所认识的人里，个个我都喜欢
25. 听到别人发表不正确的见解，我总想立即去纠正他
26. 无论做什么事，我都比别人快一些
27. 当别人对我无礼时，我会立即以牙还牙
28. 我觉得我有能力把一切事情办好
29. 聊天时，我也总是急于说出自己的想法，甚至打断别人的话
30. 人们认为我是一个相当安静、沉着的人
31. 我觉得世界上值得我信任的人实在不多
32. 对未来我有许多想法，并总想一下子都能实现
33. 有时我也会说人家的闲话
34. 尽管时间很宽裕，我吃饭也很快
35. 听人讲话或报告时，我常替讲话人着急，我想还不如我来讲
36. 即使有人冤枉了我，我也能够忍受
37. 我有时会把今天该做的事拖到明天去做
38. 人们认为我是一个干脆、利落、高效率的人
39. 有人对我或我的工作吹毛求疵，很容易挫伤我的积极性
40. 我常常感到时间晚了，可一看表还早呢
41. 我觉得我是一个非常敏感的人
42. 我做事总是匆匆忙忙的、力图用最少的时间办尽量多的事情
43. 如果犯了错误，我每次都愿意承认
44. 坐公共汽车时，我总觉得司机开车太慢
45. 无论做什么事，即使看着别人做不好我也不想拿来替他做
46. 我常常为工作没做完，一天又过去了而感到忧虑
47. 很多事情如果由我来负责，情况要比现在好得多
48. 有时我会想到一些坏得说不出口的事
49. 即使受工作能力和水平很差的人所领导，我也无所谓
50. 必须等待的时候，我总心急如焚，像"热锅上的蚂蚁"
51. 当事情不顺利时我就想放弃，因为我觉得自己能力不够
52. 假如我可以不买票白看电影，而且不会被发觉，我可能会这样做
53. 别人托我办的事，只要答应了，我从不拖延
54. 人们认为我做事很有耐性，干什么都不会着急
55. 约会或乘车、船，我从不迟到，如果对方耽误了，我就恼火
56. 我每天看电影，不然心里就不舒服
57. 许多事情本来可以大家分担，可我喜欢一个人去干
58. 我觉得别人对我的话理解太慢，甚至理解不了我的意思似的
59. 人家说我是个厉害的暴性子的人
60. 我常常比较容易看到别人的缺点而不太容易看到别人的优点

TH =　　　　　CH =　　　　　L =

1. 评估方法　该问卷总共包括 60 题，分成三个部分。TH：共 25 题，反映时间匆忙感，时间紧迫感和做事快等特征；CH：共 25 题，反映争强好胜、戒心、敌意和缺乏耐心等特征；L：共 10 题，真实性检测题。前 50 题包含冠心病患者所具有的性格或行为表现的主要特征，L 的 10 题专门用来检测被试答题的真实性。

2. 统计指标　每题的答案与标准答案（表 6-8）相符合者记 1 分。

表 6-8　A 型行为量表标准答案

答"是"	答"否"
TH：2, 3, 6, 7, 10, 11, 19, 21, 22, 26, 29, 34, 38, 40, 42, 44, 46, 50, 53, 55, 58	
	TH：14, 16, 30, 54
CH：1, 4, 5, 9, 12, 15, 17, 23, 25, 27, 28, 31, 32, 35, 39, 41, 47, 57, 59, 60	CH：18, 36, 45, 49, 51
	L：13, 33, 37, 48, 52
L：8, 20, 24, 43, 56	

统计时先计算 L 量表的 10 题得分，如得分 ≥7 表示真实性不大，需剔除该问卷；如 L 得分 <7 则进一步调查其他两个量表的总分。

A 型行为量表评定是以 TH 分和 CH 分相加，即得行为总分以判断五种行为模式。总分超过 29 分的为 A 型行为倾向，高于 36 分时视为具有 A 型行为特征；27～29 分为中间型；19～26 分之间视作中间偏 B 型，低于 18 分时视为 B 型行为特征。

3. 评定注意事项　A 型行为的评估不能只靠问卷答案计算，必须结合临床观察和会谈，在会谈中应观察其表情特征。

> **知 识 链 接**
>
> **不同类型性格特点与疾病**
>
> 　　A 型性格的人脾气比较火爆、有闯劲、遇事容易急躁、不善克制、喜欢竞争、好斗、爱显示自己才华，对人常存戒心等。
>
> 　　B 型性格是一种典型的中庸性格，不争强好胜，不贪图名利，甘居中游，不易患高血压、冠心病。
>
> 　　C 型性格指那种情绪受压抑的抑郁性格，表现为害怕竞争，逆来顺受，有气往肚子里咽，爱生闷气的性格。C 就是取 Cancer（癌）的第一个字母，预示具有这种性格特征的人易患癌症。

本章小结

　　通过对本章节的学习，可全面了解了临床心理护理的涵义，掌握了一些临床常用的心理评估和测验的运用等，这些知识可以帮助我们顺利地提升心理护理的工作能力。

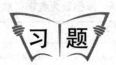

```
心理护理的基本技能
        心理护理的理论基础
        心理评估的涵义和方法
        常用的心理测验和评定量表
```

习 题

一、选择题

【A1/A2 型题】

1. 一个 20 岁大学生 IQ 为 106，他属于
   A. 非常优秀   B. 优秀   C. 中等
   D. 中下   E. 中上

2. 心理护理主要以_____理论为指导。
   A. 心理学   B. 医学   C. 精神病学
   D. 医学心理学   E. 护理学

3. SDS 特别适用于
   A. 发现抑郁状态   B. 焦虑症状评定   C. 确诊抑郁状态
   D. 恐怖症状评定   E. 疑病症状评定

4. 心理护理的原则不包括
   A. 交往性原则   B. 客观性原则   C. 针对性原则
   D. 自我护理原则   E. 启发性原则

5. 关于心理护理的目标下列哪项是错误的
   A. 满足被护理者的合理需求
   B. 给被护理者提供良好的诊疗和生活环境
   C. 消除或降低被护理者不良的心理反应
   D. 提高被护理者的适应和调节能力
   E. 提高被护理者的管理能力

6. 心理护理的方法不包括
   A. 解释   B. 疏导和劝慰   C. 承诺
   D. 占卜   E. 积极暗示

7. 心理护理的最终目标是促使被护理者的_____和健康发展。
   A. 心理健康   B. 心身健康   C. 身体健康
   D. 身心康复   E. 以上都对

8. SCL-90 每个项目采用的都是_____级评分。
   A. 2   B. 3   C. 4
   D. 5   E. 6

9. 自我护理不包括
　　A. 维护健康　　　　　　B. 自我诊断　　　　　　C. 自我治疗
　　D. 主动预防　　　　　　E. 拒绝保健

10. 收集信息的途径包括
　　A. 直接向被护理者了解　　　　　B. 向其家庭成员了解
　　C. 向其他工作人员了解　　　　　D. 通过实验、仪器分析
　　E. 以上都对

11. 抑郁严重指数为 0.68，其抑郁程度为
　　A. 正常　　　　　　　　B. 轻度抑郁　　　　　　C. 中度抑郁
　　D. 重度抑郁　　　　　　E. 极重度抑郁

12. 下列哪项不符合访谈的意义
　　A. 有目的的会话　　　　　　　　B. 在接见者和来访者之间进行
　　C. 为了沟通双方感情　　　　　　D. 心理咨询与治疗的一种技术
　　E. 随便聊天

二、思考题

张女士，57 岁，因为失眠看过很多医生，也吃了不少促进睡眠的药，但是并没有多大效果；这让她变得更加焦躁，对医生的意见越来越大。后来医生发现，张阿姨作息时间规律，每天不到 8 点就睡觉，凌晨 4 点自然醒来。每天中午还要再睡午觉，实际上睡眠已经很充足了，之所以说自己有睡眠障碍，是因为张女士的负面心理暗示。

请问：

（1）我们应该怎样正确地评估患者的需求？

（2）针对张女士的情况怎样开展心理护理？

扫码"练一练"

第七章 心理咨询与心理治疗

学习目标

1. **掌握** 心理咨询的基本技巧和常用的心理咨询与心理治疗方法。
2. **熟悉** 心理咨询的原则、模式与其在护理工作中的应用。
3. **了解** 常用心理咨询和心理治疗的理论。
4. 学会树立整体医学观和心身护理的健康观，为临床护理实践打下基础。

扫码"学一学"

第一节 心理咨询

故事点睛

旁白： 李姐，大学文化程度，独自抚养一个 10 岁的孩子。住院时查体发现乳房肿块，等待病检结果。一天护士小王看到李姐忧心忡忡脸色不好，就询问："李姐，你昨晚没休息好吗？这样可不利于疾病的恢复啊。"李姐对护士小王说："我昨天一夜没睡，担心结果是恶性的，还担心治疗费用和手术，更担心自己万一死了孩子怎么办？"

人物： 由两名学生分别担任故事中的人物，进行即兴表演。

请问：

1. 作为该患者的主管护士，可以为她提供哪些心理方面的帮助？
2. 在心理咨询的过程中，应注意遵循哪些原则？

一、心理咨询的概念与类型

（一）心理咨询的概念

心理咨询是指受过专业训练的咨询师依据心理学的理论，在良好的人际关系下，针对来访者的心理问题运用心理学的方法、技术，帮助来访者解决心理问题、提高适应能力、促进人格发展的过程。要正确理解这一概念，需把握以下几点。

1. 心理咨询中的人际关系是基础 良好的人际关系要以共情、理解和尊重为核心，咨询师与来访者既相互影响又相互作用，同时咨询师又需要保持中立态度，而来访者的主动参与和积极配合十分重要。罗杰斯指出："许多用心良苦的咨询之所以未能成功，是因为在这些咨询过程中未能建立一种令人满意的咨询关系。"这就说明，在心理咨询中起关键作用的不是咨询师的方法和技能，而是咨询师与来访者之间良好的人际关系。

2. 心理咨询是一种专业性活动 所有的心理咨询都要在心理学理论的指导下，运用心理咨询的专业技术进行工作，咨询师必须受过专业训练。从咨询师的角度看，帮助来访者更好地认识自我、接纳自我、开发自我，是一系列的心理活动；从来访者的角度看，需要接受新的信息，学习新的行为，学会解决问题的技能及做出某种决定，也是一系列的心理活动。

3. 心理咨询解决的是心理问题 心理咨询不解决求助者在生活中遇到的具体问题，解决的是心理问题以及由此引发的行为问题。心理咨询不是简单的同情、安慰、劝导或提出建议，

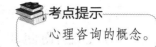

考点提示

心理咨询的概念。

也不是帮助他人解决问题，最终目的在于促进来访者的成长和发展，培养来访者觉察、感受、独立思考、有效决策和行动的自助能力。因此，助人自助才是心理咨询的最终目标，即通过咨询师的帮助，来访者学会自己解决自己的问题，而不是咨询师代替来访者解决问题。

（二）心理咨询类型

1. 按照咨询对象的数量划分

（1）**个体咨询** 是指咨询师与来访者之间一对一的咨询。其优点是针对性强、保密性好，咨询效果明显。缺点是咨询成本较高，需要双方投入较多的时间和精力。

（2）**团体咨询** 亦称小组咨询，指根据来访者问题的相似性，将他们分成若干小组，咨询师对一个小组的来访者同时进行咨询。团体咨询主要是通过团体成员之间的相互作用，影响或改变成员的认知方式、情感和行为。团体咨询的优点是咨询面广、咨询成本低，对某些心理问题效果明显优于个别咨询。缺点是同一类问题也可能因个体差异而表现出明显的特殊性，团体咨询往往难以兼顾每个来访者的需求。

2. 按照咨询的方式划分

（1）**门诊咨询** 指在门诊开展的心理咨询。如在综合性医院、专科医院所开设的心理咨询门诊，这是心理咨询最常见的方式。由于是咨询师与来访者直接面谈，能进行深入的交流，找出问题症结，给予有效的疏导和支持，故咨询效果好。不足之处在于对异地来访者不方便。

（2）**现场咨询** 是指咨询师到某一现场进行的心理咨询。例如，到学校、机关、部队、工厂、农村、家庭、病房等现场，对咨询对象提出的各种心理问题给予咨询帮助。现场咨询一般用于心理公益活动中，深入的咨询还需要来访者到咨询室进行。

（3）**互联网咨询** 是指借助互联网进行的心理咨询，这是近年来逐渐兴起的一种新型的咨询方式。对于那些不能面见咨询师或不愿面见咨询师的人来说，互联网咨询尤为合适。缺点是需要一定的设备条件和比较熟练的电脑操作技能。

（4）**专栏咨询** 指针对公众关心的一些较为普遍的心理问题，通过报刊、杂志、电台、电视台等大众传播媒介进行的专题讨论和答疑。这种方式便于普及心理卫生知识，具有教育面广的特点。缺点是只能对一些共性问题进行解答，不能对个性问题进行咨询。

（5）**电话咨询** 指利用电话开展的心理咨询。主要适用于心理危机、有自杀观念或自杀行为的人。目前，我国一些大城市已经开通了电话咨询，电话机旁日夜有咨询师守候，随时帮助咨询对象解脱心理困境、度过心理危机。优点是快捷、方便、保密性强。但由于缺乏面对面的直接交流，难以进行准确的心理评估，限制了咨询师的工作空间。

以上各种咨询方式是互为补充的，许多来访者通过专栏咨询认识到自己的心理问题或症状，再进行电话咨询、门诊咨询或互联网咨询；有些门诊咨询的来访者，回到异地学习、工作或生活后，通过电话咨询、互联网咨询继续得到咨询师的帮助；现场咨询中发现的心

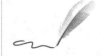

理问题严重的人，需要转到医院进行门诊咨询。因此，多种形式相互配合，有利于心理咨询的广泛开展和咨询效果的提高。

二、心理咨询的原则与模式

（一）心理咨询的原则

1. 保密性原则 咨询师需保守来访者的秘密，妥善保管来往信件、测试资料等材料。如因工作需要不得不引用咨询事例时，应对材料进行适当处理，不得公开来访者的真实姓名、单位或住址。

2. 理解支持原则 咨询师对来访者的语言、行动和情绪等要充分理解，不得以道德的眼光批判对错，要帮助来访者分析原因并寻找出路。

3. 积极心态培养原则 咨询师的主要目的是帮助来访者分析问题的所在，培养来访者积极的心态，树立自信心，让来访者的心理得到成长，自己找出解决问题的方法。

4. 时间限定的原则 心理咨询必须遵守一定的时间限制。咨询时间一般规定为每次50~60分钟（初次受理时咨询可以适当延长），原则上不能随意延长咨询时间或间隔。

5. "来者不拒、去者不追"的原则 原则上讲，到心理咨询室寻求咨询的来访者必须出于完全自愿，这是确立咨访关系的先决条件。没有咨询愿望和要求的人，咨询师不会去主动找他（她）并为其心理咨询，只有自己感到心理不适，为此而烦恼并愿意找咨询人员诉说烦恼以寻求咨询师的心理援助，才能够获得问题的解决。

6. 感情限定的原则 咨访关系的确立和咨询工作顺利开展的关键，是咨询师和来访者心理的沟通和接近；但这也是有限度的。来自来访者的劝诱和要求，即便是好意的，在终止咨询之前也是应该予以拒绝的。个人间接触过密的话，不仅容易使来访者过于了解咨询师内心世界和私生活，阻碍来访者的自我表现，也容易使咨询师该说的不能说，从而失去客观公正地判断事物的能力。

7. 重大决定延期的原则 心理咨询期间，由于来访者情绪过于不稳和动摇，原则上应规劝其不要轻易做出诸如退休、调换工作、退学、转学、离婚等重大决定。在咨询结束后，来访

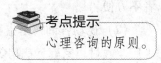

考点提示

心理咨询的原则。

者的情绪得以安定、心境得以整理之后做出的决定，往往不容易后悔或反悔的比率较小。就此应在咨询开始时予以告知。

（二）心理咨询的模式

1. 心理咨询的指导模式 指导模式是指咨询师对来访者的素质、兴趣、特长、性格等人格特质进行了解，并在此基础上对来访者的生活、学习、升学、就业等多方面问题进行综合性的指导。指导模式的理论基础主要是奥尔波特的人格理论和卡特尔的人格理论。

在心理咨询的指导模式里，咨询师关注的是来访者已经形成的遗传素质、人格特质、行为习惯等因素对当前行为的影响，重视来访者的个体差异。咨询师试图通过自己的知识、经验和专业技能，帮助来访者思考问题，做出决定。指导模式的一个基本目标就是帮助来访者获得他们必须自己解决问题与做出决定的意识与技能。咨询师还应该关注当前社会的一些信息以及对未来社会的预测，以便为来访者提供各方面的信息。心理咨询过程是一种特定的双向交往活动，咨询师在其中起着主导作用，因而咨询师的指导功能不能忽略。

2. 心理咨询的发展模式 发展模式是指咨询师遵循个体心理发展的一般规律，针对来

访者在不同发展阶段所面临的任务和矛盾进行咨询，以妥善解决其心理矛盾，促使其发展任务得以顺利完成。

发展模式的理论基础主要是皮亚杰的认知结构发展理论和埃里克森的心理社会发展理论。咨询师帮助来访者学会在整个人生历程中保持心理上或精神上的成长。个体在每个时期都有不同的发展任务需要解决，所以咨询师不仅要关注来访者当前时期任务的解决，帮助他们排除障碍，还要关注来访者下一时期发展任务的准备，对发展障碍进行早期发现和预防。发展模式的主要目标是充分发挥来访者的潜在能力，使个体能够适应社会的变化，比较和谐地与人相处，完成每一阶段的任务，逐步地完善自我。

3. 心理咨询的社会影响模式 社会影响模式是指咨询师依据社会心理学关于社会影响人际交往的原理对来访者进行咨询，注意来访者的价值观念、社会角色、社会文化和性别差异等多种社会因素的影响。社会影响模式的理论依据是米德的符号互动理论。人的行动就是"主我"和"客我"交互作用的产物。

社会影响模式的基本特征是从社会因素方面探讨有效咨询的条件和途径。咨询师要重视社会文化和个体社会化对来访者的影响。社会文化因素主要包括文化、家庭、学校、同辈群体和大众传播媒介。家庭是一个极为重要的社会化因素，是个体社会化的第一课堂，尤其是童年期，家庭及其主要成员在极大程度上影响着孩子的社会化和一般的精神健康与心理教育。学校是将儿童从家庭引向社会的第一架桥梁。当儿童进入学龄期以后，学校的影响便取代家庭上升到首要地位，成为最重要的社会化因素。学校教育是长期的系统的教育，对儿童的社会行为的影响作用是巨大的。同辈群体对青少年的社会化影响是最大的。同辈群体是一种非正式群体，他们有自己的价值标准和行为方式，易使其成员产生较高的认同感。所以应重视社会文化因素对咨询过程的影响，利用其对来访者的积极影响，尽可能避免消极因素对咨询过程的干扰。另外，家庭、学校和社会还要密切配合咨询师的工作，切实帮助来访者巩固咨询效果，更好地适应生活、适应社会。

4. 心理咨询的治疗模式 治疗模式是指咨询师运用有关心理学的理论和方法，通过影响来访者的认知、情绪和行为来调动其积极性，帮助来访者减轻心理压力和精神痛苦，改善或消除病理状态，促进来访者心理功能的恢复和协调。

治疗模式的基本特征是把咨访关系看作是一种特殊的医患关系，治疗与被治疗的关系。咨询师依据来访者的心理问题，以不同的理论和假说为基础，采取不同的治疗方法。

现代的心理治疗多采用几种治疗方法综合运用的策略。因为单一的理论往往有缺陷，不能对来访者的心理问题做出全面的说明，所以根据来访者的心理问题特点采用各派理论，取长补短。

三、心理咨询的过程与技巧

（一）心理咨询的基本过程

简单的心理问题，咨询师一次咨询可能会解决；但比较复杂的心理问题，就需要几次咨询才能解决。心理咨询的过程一般分为三个阶段，即初期阶段、中期阶段和后期阶段。

1. 初期阶段 主要是与来访者建立相互信赖的关系和收集来访者的信息，积极关注和倾听是咨询师此阶段的重要任务。

建立相互信赖的咨询关系的方法有以下几种。

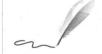

（1）给来访者留下良好的第一印象。

（2）以平等的身份对待来访者。

（3）耐心倾听来访者的叙述。收集来访者的信息，应着重了解来访者的基本情况、来访者的社会文化背景、来访者的心理问题。其中心理问题是收集信息的核心内容。

2. 中期阶段 主要任务是对来访者进行诊断分析，确立咨询目标、选定方案并解决问题。

（1）对来访者问题的诊断分析，确认来访者是否符合咨询范围。对于适合心理咨询的来访者，要进一步确认他的问题并分析其原因。

（2）双方确立咨询目标。确立咨询目标有助于咨询双方明确努力方向，促进双方积极合作，并对咨询效果进行评估。

（3）选定方案，解决问题。具体措施如下：①选定方案。选定方案对解决问题有重要意义。解决问题的方案可有多种选择，应依据实际的咨询情况和预计的结果做出可行的选择。②解决问题。方案选定后，要依据方案具体实施。解决问题时，要分清主次，应注意解决主要问题。

3. 后期阶段 在咨询结束之前做出结论性解释，咨询师要与来访者作一次全面的总结，回顾整个咨询过程，强调咨询要点，使来访者对自己有一个更清醒的认识，进一步了解问题的前因后果，明确今后的努力方向。引导来访者把咨询中学到的新经验应用到日常生活中去，逐渐做到不需要他人指点也能应付周围的环境。咨询师要渐渐退出自己的角色，脱离来访者的依赖。

结束后的追踪回访，可以评估诊断是否正确，帮助指导是否有效，而且可以起到强化咨询效果的作用。这也是心理咨询过程中不可忽视的一步。

（二）心理咨询的若干技巧

在心理咨询过程中，与来访者建立良好的关系，取得满意的咨询效果，需要运用心理咨询的技巧。这些技巧可通过心理咨询的正规训练获得，也可在实践中反复地摸索、锻炼和总结。心理咨询的技巧包括参与性技巧、影响性技巧及非言语性技巧。

1. 参与性技巧

（1）倾听 是心理咨询的第一步，是建立良好咨询关系的基本要求。倾听既可以表达对来访者的尊重，同时又可以让来访者在一种放松和信任的氛围中宣泄自己的情感。倾听时，咨询师要认真、设身处地地听；不带偏见和框框，不作价值评判。对来访者讲述的内容不表示惊讶、厌恶或气愤，予以无条件的尊重和接纳。倾听不仅用耳，更要用心。倾听时注意对来访者的讲述给予言语的和非言语的回应。只有认真地倾听来访者的叙述，才能发现其问题的症结所在，才能提出解决问题的建议。

（2）提问 分为开放式提问和封闭式提问两种形式。

开放式提问：是咨询会谈中较常用的一种提问方式，通常在会谈初期，资料的收集阶段较常使用。开放式问题常以"什么""怎样""为什么""能不能""愿不愿意告诉我……"等形式提问。通常不能用一两个字作答，而是引出一段解释、说明和补充材料。

封闭式提问：封闭式提问通常使用"是不是""对不对""要不要""有没有"等词来提问，而回答也是用"是""否"等一两个字简短回答。比如，"你是不是近来感到情绪压抑？""你常常失眠吗？"这类提问不引导来访者提供更多的信息，不扩大话题，而是就提问的问题进行查证。它的作用是获得特定的信息，澄清事实，缩小讨论范围。

（3）鼓励　是咨询师表达对来访者的接受，对来访者所谈的话题感兴趣，希望来访者将谈话继续下去。所用的技巧是点头、微笑，或者说一些肯定、赞同的话，比如"嗯""好""我理解"等。鼓励的另一个功能则是咨询师通过对来访者所述内容的某一点、某一方面作选择性关注而引导来访者的谈话朝着某一方向作进一步的深入。

（4）内容反应　也称释义。是咨询师将来访者所讲述的主要内容、思想，加以综合整理后，再反馈给来访者。其作用主要有三：①检查咨询师是否准确理解来访者所说的话；②给来访者传递一个信息，即我正专心听你讲话，从而提高来访者信心；③使来访者有机会再次审查其心理困扰，重新整合零散的事件和关系。

（5）情感反应　与上述的释义很接近，区别在于：释义着重于来访者言谈内容的反馈，而情感反应则着重于来访者的情绪反应。是指咨询师用词语来表达来访者所谈到、所体验到的感受，即有选择地对来访者在晤谈中的情绪内容予以注意和反应。它的作用是澄清事件后隐藏的情绪，推动对感受及相关内容的讨论，也有稳定来访者谈话心情的作用。

（6）概述　是咨询师把来访者的言语和非言语行为综合整理后，以提纲方式再对来访者表达出来。其作用是使来访者有机会回顾所谈内容，产生咨询的进展感，使会谈有一个喘息的机会。可以用于一次会谈结束前，也可以用于一阶段咨询完成时。

> **考点提示**
> 　心理咨询参与性技巧包含的内容。

2. 影响性技巧

（1）解释　是咨询师运用某一种理论描述来访者的思想、情感和行为的原因、实质等，使来访者从一个新的、更全面的角度重新面对自己的困惑、自己的周围环境及自己，并借助于新的观念、系统化的思想加深了解自身的行为、思想和情感，产生领悟，提高认识，促进变化。

（2）指导　是咨询师直接指示来访者做某件事、说某些话或以某种方式行动。指导是影响力最强的一种技巧。指导的作用在于直接造成来访者的认知、情感、行为，甚至性格改变。指导可分为一般指导和实用技术指导。一般指导，主要告诉来访者怎样看待自己的心理问题和心理困惑，如何与咨询师合作共同改进行为、解决问题。实用技术指导包括各种行为疗法的矫正程序、家庭作业、放松训练等。

（3）劝告　常用于咨询师传递信息、提出建议、给予保证、进行褒贬和反馈，以帮助来访者思考有关问题，做出决策。劝告没有指导要求的那么严格，来访者是否接受取决于咨询师的权威。劝告是否有坚实的事实基础和科学依据，以及劝告是否符合来访者的情况，取决于对来访者的了解，以及来访者真诚的合作态度。因此劝告最好是在来访者已有良好效果以及与咨询师关系较融洽时提出。

（4）自我开放　又称"自我暴露"。是咨询师主动将自己的情感、思想、经验向来访者表达的一种技巧，其作用有两点：①可缩短咨询师与来访者之间的人际距离，建立和促进咨询关系；②咨询师的这种开放的态度为来访者做出了示范，可促进来访者的自我表达。自我开放一般有两种形式：①咨询师把对来访者体验感受告诉来访者；②咨询师暴露与来访者所谈内容有关的个人经验。

> **考点提示**
> 　影响性技术在心理护理中的应用。

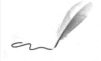

（5）反馈 是咨询师通过某种方式把咨询信息传递给来访者。其作用在于让来访者了解自己的问题、想法，在咨询师看来是否合理、有效，是否得到重视。咨询师经常给来访者反馈，可以使信息流畅、使谈话双方关系融洽。通过反馈，来访者不仅会获得"咨询师在注意听我的讲述，且肯定我的某些看法和意见"等信息；同时来访者又可以从咨询师的反馈中，获得对自己的一些新认识，以促进其发生改变。

四、心理咨询在护理专业工作中的应用

随着医学模式的转变，生物—心理—社会医学模式的发展，心理护理越来越被临床重视。作为临床护士掌握了一定的心理咨询技巧，可以在治疗上与患者耐心认真有效地沟通，精神上鼓励安慰患者，生活上照顾患者，使患者心理变化呈正向趋势，利于疾病向康复的方向发展，这是心理护理的出发点和目标。护理人员可以采用参与性技术和影响性技术与患者及家属进行沟通，对患者进行心理护理。

1. 收集患者信息，鼓励患者倾诉 耐心认真的倾听和提问有助于护士了解患者的情况，发现患者的心理问题。同时，也有助于患者对护士产生信任和亲切感，建立良好的护患关系。适当的鼓励和反应让患者觉得被重视，乐意表达自己的情绪和倾诉内心的想法，达到了情绪宣泄的效果。

2. 树立患者信心，发挥患者潜力 运用安慰与劝告可以使患者充分发挥其主观能动性和潜在能力，增强其克服困难及治愈疾病的信心。在临床中，患者总是容易将疾病看得过分严重，对自己的病情有很多顾虑和担忧，看不到希望，只看到消极不利的一面。此时，护士应安慰和指导患者接受现实，面对现实，充分认识到对自己有利的方面，树立信心，与疾病抗争，以积极的态度和行为面对人生，面对疾病。

3. 解除患者疑惑，提高患者满意度 解释和指导是帮助患者、家属解除疑惑，以患者为中心，实行人性化服务的方法之一，在护理中有重要地位。在临床实践中护士在实施各项护理治疗操作前后都应向患者和家属解释和指导，合理的解释和指导技术可以使患者家属了解医护人员实施救治的目的，解除思想顾虑，配合治疗护理，避免护患纠纷，提高治疗效果，提高患者的满意度。

第二节 心理治疗

一、心理治疗的概念与发展简史

（一）心理治疗的概念

心理治疗又称精神治疗，是在良好的治疗关系基础上，由经过专业训练的治疗师运用心理治疗的有关理论和技术，对患者进行帮助的过程，以消除或缓解患者的问题或障碍，促进其人格向健康协调的方向发展。

心理治疗有广义和狭义两种概念。广义的概念认为，每位医务人员同患者接触、谈话、诊疗的过程中，通过言谈举止、仪表态度等，对患者产生各种心理影响，直接或间接地改善患者的精神状态和躯体症状。狭义的心理治疗，指专业的心理治疗师运用心理学理论，针对患者有计划地实施以改善精神效果为目标的具体治疗方法。现代心理治疗已成为心理学和

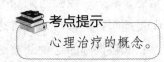

考点提示

心理治疗的概念。

医学不可分割的组成部分，其作用原理、适应范围、禁忌证、注意事项及具体操作方法的掌握和实施，均需经过专门的学习和训练。

（二）心理治疗的发展简史

追溯心理治疗的历史，可谓源远流长。在医学发展史上，国内、国外都有关于心理治疗内容的记载。如早在古希腊和古埃及时代，人们就利用暗示、音乐和催眠等手段治疗疾病，而我国传统中医学中有对患者采用"告之、语之、导之和开之"的疏导式心理治疗。

两千多年前，我国第一部医学著作《黄帝内经》就特别强调心理的作用，认为"精神不进，意志不治，病乃不愈"。这种认识充分体现了心理治疗的理念。由此可见，中医学关于心理治疗的理论已经有了雏形，并在临床中广泛应用，比较盛行的方法有运用符咒和语言起到祛除疾病的祝由、言语开导、情志相胜治疗、激情刺激和气功治疗等。现代心理治疗的方法在我国的应用开始于20世纪上半叶，当时仅限于精神病学领域，又由于主要沿用弗洛伊德精神分析法，脱离中国传统文化特点，效果不佳，影响较小。我国的心理治疗工作主要从1979年后才蓬勃开展，目前正走向成熟和纵深方向发展。

国外心理咨询的兴起至今已有100多年的历史，其起始和咨询对象的转折与下列因素有关：首先是20世纪初的职业指导运动；其次是心理卫生运动的发起与心理测量技术的发展及个体差异的研究；最后是以罗杰斯为代表的非医学、非心理治疗的崛起。19世纪末，奥地利精神科医生弗洛伊德（Freud）在研究催眠术的基础上创立了一整套精神分析理论和方法，成为心理治疗史上的一个里程碑。20世纪50年代末，建立在行为主义理论基础上的行为疗法开始迅速发展而成为心理治疗的又一个重要流派。近半个世纪以来，随着心理科学研究的深入，不但原有的心理治疗方法不断分化和完善，许多新的心理治疗方法也雨后春笋般地出现，如人本主义的患者中心疗法、认知学派的认知疗法、日本的森田疗法，以及随着现代电子学技术的应用而发展起来的生物反馈疗法等。而后家庭治疗、艺术治疗等等也开始兴起。

二、心理咨询与心理治疗的异同

（一）心理咨询与心理治疗的不同点

1. 对象不同 心理咨询的对象是有心理困扰的正常人，而心理治疗的对象是心理异常的患者。

2. 内容不同 心理咨询主要解决正常人的各种心理问题，如学习问题、工作问题、婚姻问题、家庭问题和人际关系问题等；而心理治疗主要诊治某些患者的异常心理，如神经症、性心理障碍、人格障碍、行为障碍以及心身疾病等。

3. 目标不同 心理咨询的目标在于促进心理健康发展，即通过心理咨询，使患者摆脱心理困扰、增强适应能力，充分开发潜能，提高发展水平；而心理治疗的目标在于纠正异常心理，即通过心理治疗，消除或缓解病理症状，使患者恢复正常生活。

4. 工作人员不同 心理治疗的工作人员主要是治疗师和临床心理学家，而心理咨询的工作人员主要是各类心理学工作者和社会工作者。

（二）心理咨询与心理治疗的相同点

心理咨询与心理治疗两者之间没有本质区别，常表现在以下方面。

1. 两者所采用的理论和方法是一样的 例如，心理咨询师与心理治疗师在工作过程中

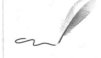

采用的认知疗法在理论上和方法上完全相同。

2. 两者都注重建立良好的人际关系 良好的人际关系贯穿咨询过程和治疗过程的始终，是心理咨询和心理治疗顺利进行的保障。

3. 两者相容 在实际工作中，心理咨询与心理治疗很难截然分开。例如心理咨询师和心理治疗师都会面对因人际关系问题、情绪障碍而来寻求帮助的患者。所以，心理咨询中有心理治疗，心理治疗中也有心理咨询。

三、心理治疗基本过程与工作原则

（一）心理治疗的基本过程

心理治疗和心理咨询的过程大体一致，也需要按照一定的程序进行。各种心理治疗技术依据的心理学原理不相同，其实际操作过程也有差异，但基本过程大致相同。

1. 问题探索阶段 在建立了良好的治疗关系的基础上，探索心理行为问题的成因及其相关因素是心理治疗的开始阶段。现阶段涉及生物、心理社会各方面的多种因素，如心理问题的表现，心理问题的病因，心理问题的相关因素等。

在进行问题判断的同时，还要注意了解患者对心理治疗的愿望，巩固其求助动机，树立对心理治疗的信心。必要时应通过对心理治疗的目的、意义、方法及效果等进行适当的解释和劝告，促使其积极参与治疗。但是，如果患者最终对心理治疗没有兴趣，则不应勉强。

2. 明确治疗目标阶段 这是心理治疗的第二阶段，通常必须用几天到几周时间对有关心理问题进行详细的治疗前测量和分析，发现和明确患者的主要问题和治疗的主要目标，制定治疗计划。

3. 治疗行动阶段 首先是选择治疗方法，心理问题的影响因素个体差异很大，因此在心理治疗时必须注意所使用的方法与患者的问题行为相匹配。然后是指导和实施治疗，在治疗开始前，治疗师应对患者进行有关治疗原理和目的等内容的指导。在治疗过程中，治疗师与患者要不断进行沟通交流，治疗师要注意患者对交谈信息的反馈，允许患者提出问题并及时作进一步解释，以提高患者对问题的认识及积极的参与意识，使各种治疗方案正确地得到贯彻和执行。

4. 疗效评估阶段 除了在治疗期间，要随时对患者治疗的情况进行分析，了解心理问题或问题行为改变的情况，判断治疗的进展外；经过一段时间的治疗后，还应对治疗的效果进行总的分析和评价，确定是否达到预期的目标和终止治疗时间。

5. 结束巩固阶段 心理问题很容易复发，因此，取得疗效后继续巩固，是治疗程序的最后的重要环节。巩固疗效的治疗计划必须事先与患者共同制订，耐心解释其必要性，并要求患者严格按计划实施，使患者真正掌握治疗过程中所学的东西，应用到现实生活中，至此可结束治疗。

（二）心理治疗的工作原则

在心理治疗的工作中应遵循下列工作原则。

1. 接纳性原则 即对所有患者，不论心理疾病的轻重，年龄的大小，地位的高低，初诊和再诊都一视同仁，诚心接待，耐心倾听，全心诊治。心理治疗师应持理解、关心的态度认真倾听患者的叙述，以了解病情经过，听取患者的意见、想法和心理感受，让患者感受到治疗师是可以信赖的。

2. 针对性原则　每种心理治疗的技术都有一定的适应证，治疗师应根据患者存在的具体问题（如心理问题、心身问题、行为问题或社会适应问题）的性质、程度，以及治疗师本人心理治疗技术的熟练程度、设备条件等情况，有针对性地选择治疗技术。针对性是取得治疗效果的保证，它来源于正确的分析和诊断。

3. 计划性原则　无论实施何种心理治疗，都应根据事先收集到的患者的具体资料，设计治疗的程序，包括采用的手段、时间、作业、疗程、目标等，并预测治疗过程中可能出现的各种变化和准备采取的对策。在治疗过程中，应详细记录各种变化，形成完整的病案资料。

4. 综合性原则　疾病是各种生物、心理社会因素相互作用的结果。因此在对某一疾病实施心理治疗时，应考虑综合利用其他的治疗方法和手段，如药物或理疗等，以增强疗效。

5. 灵活性原则　在心理治疗过程中，治疗师应密切观察患者的心身变化，随时准备根据新的情况灵活地变更治疗程序。与此同时，治疗师也要注意各种社会文化和自然环境因素，如文化传统、风俗习惯、文化程度、经济地位等对治疗过程的影响。

6. 保密性原则　心理治疗往往涉及患者的隐私。为保证材料的真实，保证患者得到正确及时的指导，同时也为了维护心理治疗本身的声誉和权威性，必须在心理治疗工作中坚持保密的原则。这包括治疗师不得将患者的具体材料公布于众，或在公共场合作为谈话内容。在学术活动或教学等工作中需要引用时，也应隐去患者真实姓名。

7. 中立性原则　心理治疗的最终目标是帮助患者自我完善与成长。因此，在心理治疗的过程中，治疗师要始终保持中立的态度，帮助患者解决自己的问题，助人自助，而不是代替患者做出选择或决定。

8. 回避性原则　心理治疗中往往涉及个人隐私，患者在熟人面前很难完全自我暴露，这给治疗师的诊断和治疗方案的制定设置了障碍，难以保证治疗效果。同时，治疗师也会遭遇角色冲突的尴尬，在治疗过程中难以保持中立的态度。因此，一般情况下应回避为亲友和熟人进行心理治疗。

此外，心理治疗的实施，需要一个安静、适宜、不受外界干扰的环境条件，才能保证治疗工作顺利进行。

第三节　常用心理咨询和心理治疗的理论与方法

扫码"学一学"

一、经典精神分析治疗

（一）基本理论

精神分析理论属于心理动力学理论，是奥地利精神科医生弗洛伊德于 19 世纪末 20 世纪初创立的。精神分析理论是现代心理学的奠基石，它的影响远不局限于临床心理学领域，对于整个心理科学乃至西方人文科学的各个领域均有深远的影响，它的影响可与达尔文的进化论相提并论。其主要理论内容包括以下几个方面。

1. 意识层次理论　该理论是阐述人的精神活动，包括欲望、冲动、思维、幻想、判断、决定、情感等等，会在不同的意识层次里发生和进行。

（1）意识　意识是当前注意到的心理活动，即感知外界的条件刺激。意识活动是遵循"现实原则"来行事的，即合乎社会规范和道德标准的各种观念才能进入意识界。

（2）前意识　前意识即当前未曾注意到，但一经他人提醒或自己集中注意力、努力回忆即可进入意识的心理活动，介于意识与潜意识之间。潜意识内的观念首先进入前意识才能到达意识界。前意识的作用是保持对欲望和需求的控制，使其尽可能按照外界现实要求和个人的道德来调节，是意识和潜意识之间的缓冲。

（3）潜意识　又译成无意识，是不能被人意识的。潜意识是人类心理原动力所在，其活动遵循"享乐原则"。因此这些活动的内容、观念或欲望如要进入意识，就要受社会道德标准的检验而遭到拒绝；但如不闯入意识界，就得不到满足。而人的

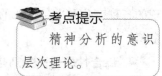

考点提示
　精神分析的意识层次理论。

一切活动都是以满足其愿望或欲望为前提的，为了使这些被压抑的观念或欲望能出现在意识中，只能乔装打扮，变相出现而获得间接满足。梦就是以这种形式来获得愿望的满足，神经症患者的各种症状，以及正常人偶然的失误如写错字、说错话、做错事或暂时遗忘都是变相满足的表现形式。

2. 人格结构理论　弗洛伊德认为人格结构由本我、自我、超我三部分组成。

（1）本我　本我即原我，是指原始的自己，包含生存所需的基本欲望、冲动和生命力。本我是一切心理能量之源，本我按"快乐原则"行事，它不理会社会道德、外在的行为规范。它唯一的要求是获得快乐，避免痛苦。本我的目标乃是求得个体的舒适，生存及繁殖，它是无意识的，不被个体所觉察。

（2）自我　自我在德文原意即是指"自己"，是自己可意识到的执行思考、感觉、判断或记忆的部分，自我的机能是寻求"本我"冲动得以满足，而同时保护整个机体不受伤害，它遵循的是"现实原则"，为本我服务。

（3）超我　超我是人格结构中代表理想的部分，它是个体在成长过程中通过内化道德规范，内化社会及文化环境的价值观念而形成，其机能主要在监督、批判及管束自己的行为。超我的特点是追求完美，所以它与本我一样是非现实的。超我大

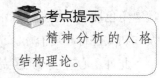

考点提示
　精神分析的人格结构理论。

部分也是无意识的，超我要求自我按社会可接受的方式去满足本我，它所遵循的是"道德原则"。

3. 性本能理论　弗洛伊德认为人的精神活动的能量来源于本能，本能是推动个体行为的内在动力。人类最基本的本能有两类：一类是生的本能，另一类是死亡本能或攻击本能。生的本能包括性欲本能与个体生存本能，其目的是保持种族的繁衍与个体的生存。弗洛伊德研究的性欲有着广义的含意，是指人们一切追求快乐的欲望，性本能冲动是人一切心理活动的内在动力，当这种能量（弗洛伊德称之为力必多）积聚到一定程度就会造成机体的紧张，机体就要寻求途径释放能量。

弗洛伊德将人的性心理发展划分为5个阶段：①口欲期；②肛门期；③性欲期；④潜伏期；⑤生殖期。

弗洛伊德在后期提出了死亡本能即桑纳托斯，它是促使人类返回生命前非生命状态的力量。死亡是生命的终结，是生命的最后稳定状态，生命只有在这时才不再需要为满足生

理欲望而斗争。只有在此时，生命不再有焦虑和抑郁，所以所有生命的最终目标是死亡。死亡本能派生出攻击、破坏、战争等一切毁灭行为。当它转向机体内部时，导致个体的自责，甚至自伤自杀；当它转向外部世界时，导致对他人的攻击、仇恨、谋杀等。

4. 释梦理论 弗洛伊德认为人类的心理活动有着严格的因果关系，没有一件事是偶然的。梦也不例外，梦绝不是偶然形成的联想，而是欲望的满足；在睡眠时，超我的检查松懈，潜意识中欲望绕过抵抗，并以伪装的方式，乘机闯入意识而形成梦，可见梦是对清醒时被压抑到潜意识中欲望的一种委婉表达。梦是通向潜意识的一条秘密通道。通过对梦的分析可以窥见人的内部心理，探究其潜意识中的欲望和冲突，通过释梦可以治疗神经症。

5. 心理防御机制理论 心理防御机制是自我的一种防卫功能。很多时候，当超我与本我之间、本我与现实之间出现矛盾和冲突时，人就会感到痛苦和焦虑。这时自我可以在不知不觉之中，以某种方式调整一下冲突双方的关系，使超我的检查可以接受，同时本我的欲望又可以得到某种形式的满足，从而缓和焦虑，消除痛苦；这就是自我的心理防御机制，它包括压抑、否认、投射、退化、隔离、抵消、转化、合理化、补偿、升华、幽默、反向形成等各种形式。人类在正常和病态情况下都在不自觉地运用心理防御机制，运用得当，可减轻痛苦，帮助度过心理难关，防止精神崩溃，运用过度就会表现出焦虑抑郁等病态心理症状。

（二）基本技术与治疗过程

精神分析理论的主要技术是治疗师帮助患者将压抑在潜意识中的各种心理冲突带入意识中，转变为个体可以认知的内容进行再认识，可以使患者重新认识自己，消除症状，改变原有的行为模式，达到治疗的目的。

1. 基本技术

（1）自由联想　是精神分析的基本手段。其主要的功能是降低患者的心理防御机制，逐渐接近无意识。治疗师鼓励患者毫无保留地说出他想到的一切，包括近况、家庭、工作、童年记忆、随想、对事物的态度、个人成就和困扰、思想和情感等，甚至是一些荒谬或奇怪的想法。自由联想是将患者带入无意识的路径之一。治疗师鼓励患者尽量回忆从童年起所遭受的一切挫折或精神创伤，使患者绕过平时的防御机制，逐渐进入无意识的世界，这样无意识里的心理冲突可逐渐被带入到意识领域，使患者对此有所领悟，从而建立现实的、健康的心理。自由联想几乎贯穿整个精神分析治疗的始终。

（2）阻抗分析　阻抗的产生是潜意识中本能地阻止被压抑的心理冲突重新进入意识的倾向，所以也称为"患者阻止改善过程的趋力"，因而"是康复力量与反对力量的妥协"。其表现多种多样，如患者会毫无理由地迟到；或正在叙述的过程中，患者突然停止话题，似乎已经没有什么东西可以谈了；或者推说想不起来了；或者顾此而言它；或者反复地陈述某一件事，交谈无法深入和扩展；或者认为分析治疗没有意义，要求终止治疗等。因此，治疗师的任务就是在整个治疗过程中不断辨认并帮助患者克服各种形式的阻抗，将压抑在潜意识中的情感释放出来。如果潜意识的所有阻抗都被逐一战胜，患者实际上已在意识层面上重新认识了自己，分析治疗也就接近成功。

（3）移情分析　是精神分析法治疗很重要的内容。患者会将治疗师当成是曾经与其有心理冲突的某一个人，将自己对某人的体验、态度、幻想等有关的情感不自觉地转移到治疗师身上，从而有机会重新"经历"往日的情感，这就是移情。移情可以是正移情也可以是负移情。正移情是患者爱恋情感的转移，即把治疗师当成喜欢的、热爱的、思念的对象。负移情是患者将过去生活中体验到的攻击、愤怒、痛苦、羞辱等情感投射到治疗师身上。面对患者的移情，治疗师应做出恰当的反应，以适当的节制和真诚的态度对待患者讲述的内容。通过对移情的分析，可以了解患者心理上的某些本质问题，引导患者讲述出痛苦的经历，揭示移情的意义，帮助患者进一步认识自己的态度与行为，并给予恰当的疏导，使移情成为治疗的动力。

（4）疏泄　是让患者自由地表达被压抑的情绪，特别是过去强烈的情感体验。事实上，疏泄往往通过移情作用表现出来。治疗师应鼓励患者疏泄。

（5）释梦　梦在精神分析治疗中具有重要的意义，它是通向潜意识的捷径。精神分析理论认为，梦代表着愿望的达成。弗洛伊德将梦的内容分为梦的显意和梦的隐意。显意指的是梦的实际内容，而隐意指的是显意所象征的意义。组成梦隐意的内容都是意识里难以接受的想法或导致精神痛苦的想法，这些想法储存在潜意识中，通过伪装作用得以在梦境中表达。将梦的隐意转变成梦的显意的过程就是梦的加工，它发生在潜意识水平上，使我们能够表达我们在意识层面无法接受的愿望和感情，以释放紧张和焦虑，具有一定的自我保护作用。梦的分析中，梦的显意是患者唯一能意识到的内容，也为治疗师揭示梦的隐意提供资料。

（6）解释　是治疗师在精神分析治疗过程中，对患者的一些心理实质问题，如潜意识的含义进行解释或引导，帮助患者将潜意识冲突的内容导入意识层面加以理解。解释是一个逐步深入的过程，根据每次谈话的内容，在患者自由联想及梦境内容的表达基础上，用患者能够理解的语言让他认识到心理症结之所在。通过解释帮助患者逐步重新认识自己，认识自己与他人的关系，使被压抑在潜意识的内容不断通过自由联想和梦的分析暴露出来，从而达到治疗的目的。解释应在对患者充分分析的基础上，在治疗的适当时机，用患者能够理解的语言才能起到治疗的作用。

2. 治疗的过程

（1）治疗的设置　精神分析治疗应在较为严格的治疗设置中进行，包括治疗室的布置，治疗应有固定的治疗场所、频率及治疗的时间，一般每周 2 ~ 3 次，每次 40 ~ 50 分钟。经典的精神分析治疗需要时间较长，每次约 50 分钟，每周 3 次，一般需要 300 ~ 500 次。因此治疗过程少则半年，长则 2 ~ 4 年。治疗师需要受过严格的精神分析专门训练。

（2）治疗开始　患者在安静的环境里斜躺在舒适的沙发椅上，将身体放松，自由而随意地联想、回忆。治疗师认真倾听患者的自由联想谈话，仅偶尔提些问题或作必要的解释。当患者无话可谈时，治疗师适当进行引导，使之继续下去，直至约定的时间。

（3）治疗的深入　以阻抗和移情的出现为特点。治疗师在倾听患者的自由联想时，跟随患者的联想走进患者的潜意识世界，和患者一起在其潜意识世界中观察，跟随患者的体验和感受，努力发现阻抗之所在及有意义的个人资料，观察和体验来自患者的移情反应，对患者的移情反应采取接纳、节制的态度。治疗师在治疗中需不断反思自己潜意识的反应，发现和监察并处理自己的反移情，并努力维护治疗性关系，从大量的自由联想和梦的分析中进行精神分析的治疗。

（4）结束前的分析　在精神分析诊断基础上，通过分析患者的阻抗、移情及梦的内容，形成干预的思路。处理移情、解释的技巧及把握解释的时机在此阶段具有重要的作用。最后，患者能从现实的态度，接受自己的过去和现在，更客观地、理性地重新认识自己，恢复来自内在的安全感、自尊、自信，接受治疗的结束，并将治疗中的建设性因素带到未来的生活中，使症状得以消除，人格得以成长。

（三）临床应用

精神分析疗法是在治疗癔症、强迫症的临床实践中总结出来的。多应用于各种神经症，主要有癔症、强迫症、恐怖症、性变态及性功能障碍等，以及某些身心疾病、人格障碍以及心因性的躯体障碍。这种方法不适合儿童或已呈精神错乱症状的各种精神病患者。由于它耗时长、效率低、费用开支大，现在很少有人应用。但这一经典治疗方法的影响不可低估，其基本原理和经典的心理分析技术仍在各种改良的心理分析疗法中应用。

二、行为治疗

（一）基本理论

行为主义理论认为，学习就是刺激与反应之间的联合（简称联结学说），常用 S－R 加以表示。该派理论的代表人物主要有桑代克、华生、斯金纳等。他们在研究方法上强调动物与人的行为类比的客观研究，着重于客观的观察和实验。

1. 经典条件反射理论 19 世纪 20 年代，俄国生理学家巴甫洛夫（Pavlov IP）进行了著名的条件反射实验研究。在实验中，用食物刺激使狗的口腔产生唾液分泌反应，食物是无条件刺激，所引起唾液分泌的反射过程叫作无条件反射。无条件反

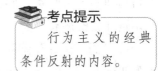

考点提示
行为主义的经典条件反射的内容。

射是本能行为，是不学自能的，例如婴儿出生后即有吮吸反射和拥抱反射等。如果在上述实验中，食物与另一种与唾液分泌原本无关的中性环境刺激例如铃声总是配对出现，经过一定时间的训练，单独铃声刺激也会引起狗的唾液分泌。此时，这种中性刺激（铃声）变成了条件刺激。铃声引起唾液分泌的反射过程就是条件反射。通过条件反射习得的行为不能被个体随意操作和控制，属于反应性行为，也称为经典条件反射。

2. 操作性条件反射理论 斯金纳认为，由于人的行动多半是各种各样的操作，因此操作行为更能代表实际生活中人的学习情境，他把重点放在结果控制下的操作学习上。在著名的斯金纳箱中，饥饿的老鼠在实验箱中会出现一系列的盲目行为（如乱叫、乱咬、乱窜、按压杠杆等），只要按动了杠杆，就能获得食物。食物的出现对按压杠杆的动作起到了强化的作用。经过反复实验，老鼠学会了按压杠杆获取食物的行为，即在操作杠杆和获取食物之间建立了条件反射。像这种伴随着行为（操作杠杆）出现的刺激结果（食物出现）对行为本身产生的强化作用称为奖励，刺激结果称为奖励物。

斯金纳十分重视强化的作用，他对强化的解释与巴甫洛夫有所不同，他把凡能增强反应概率的刺激，均称作强化物。他指出，行为之所以发生变化，是由于强化的作用。他认为，强化所增加的不是刺激－反应的联结，而是使反应发生的一般倾

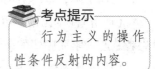

考点提示
行为主义的操作性条件反射的内容。

向性，即发生的概率。对有机物偶然出现的某一动作，若能立即给以强化，则该动作复现的概率就会大于其他动作，所以，强化是塑造行为和保持行为强度的关键。

3. 社会学习理论 社会学习理论不是对某一个单一体系或严密学派的指称，是一个内涵不甚明确的概念。早在 20 世纪 40 年代就有自称"社会学习"的理论，如米勒－多拉德

的模仿理论、米契尔的认知社会学习理论、班杜拉的社会学习（社会认知）理论等。这其中以班杜拉的社会学习理论最著名。

社会学习理论是在与传统行为主义的继承与批判的历史关系中逐步形成的，是传统行为主义陷入危机之后形成的多种学习理论的统称。它的基本特征是强调学习现象的社会性，并利用认知心理学的成果来说明人类行为。因此，常被称为新的新行为主义或第三代行为主义。

（二）基本技术与治疗过程

行为疗法是建立在行为学习理论基础上的心理治疗方法。其理论的核心内容是：人类的一切行为（正常的或异常的）都是通过学习得来的；因此，不良的行为习惯也可以通过学习得到修正和消退。行为治疗的方法种类繁多，在此，我们只介绍常用的几种治疗方法。

1. 系统脱敏 系统脱敏疗法由沃尔普在 20 世纪 50 年代末创立。这一疗法认为，人在放松和焦虑的时候肌肉处于拮抗状态，因此，我们可以帮助患者掌握放松的技术来对抗焦虑，达到治疗的目的。系统脱敏疗法常用于治疗恐怖症。治疗步骤如下。

（1）放松训练 放松可以产生与焦虑反应相反的生理和心理效果，如心率减慢、外周血流增加、呼吸平缓、神经肌肉松弛以及心境平静。肌肉放松的方法有很多种，最常用的是渐进性放松技术。

（2）制订焦虑等级表 对引起患者不良行为反应（如焦虑、恐惧）的情景刺激作详细的等级划分（一般分为 10 个等级），并由弱到强按次序排列成表备用。

（3）实施脱敏 在上述两个任务完成后，逐步按上述等级次序从轻到重进行脱敏训练。让患者想象或接触等级表上的每一情景并自我放松，完成对接触每一情景所致焦虑的去条件化。当患者经过反复训练，对某一情景不再出现焦虑，或者焦虑程度大大降低时，可进入高一等级情景，直至顺利通过了所有情景。每一场景训练一般需要重复多次，并可以在暂时失败时重新进行。

（4）时间安排 第一步周期通常为 2 周，患者实践中每次达到放松目的的时间大在 15 ~ 20 分钟；第二步周期为 1 周，患者实践中每次达到放松目的的时间在 5 ~ 7 分钟；第三步周期为 1 周，患者在焦虑等级量表的干扰下，用 2 ~ 3 分钟的时间达到放松目的；以后的周期中让患者逐渐、快速地面对焦虑场景而放松自己。重要的是在患者出现这些焦虑时尽早地使用此技术，以免患者焦虑发展到惊恐障碍。

2. 满灌疗法 满灌疗法又称暴露疗法、冲击疗法，其治疗方法是让患者面对能产生强烈焦虑情绪的环境，并保持一段时间，不允许患者逃避，焦虑情绪便逐渐由开始，达到高峰，进而下降，最终被消除，从而达到治疗的目的。满灌疗法的程序如下。

（1）体检 无重大躯体疾病和精神疾病、身体健壮的患者可用此法。严重心脑血管病患者、心理素质脆弱的患者、老人、儿童和妊娠妇女禁用此疗法。

（2）签订治疗协议 详细介绍治疗原理、过程、痛苦、疗效等。与患者签订治疗协议：①患者自愿；②治疗师可强制执行；③治疗师负责；④治疗可随时终止。

（3）准备治疗场所和刺激物 选择患者最恐惧的场所或刺激物，使患者身临其境并无处可逃。另外，准备必要的急救设备和药物（安定、普萘洛尔等），防止意外发生。

（4）实施治疗 要求患者直接进入引起焦虑的情景，不断地鼓励患者坚持，直至焦虑逐渐降低，方可让患者离开。避免治疗时间不足让患者离开，引起新的回避性条件反射，加重病情。

3. 厌恶疗法　它的作用机制是操作性条件反射中的惩罚原理。在某行为反应之后紧接着给予一个厌恶刺激，最终会抑制和消除此行为。

（1）常用的厌恶刺激　①电刺激；②药物刺激，如阿扑吗啡；③物理刺激，如戒烟机、橡皮筋等；④厌恶想象。

（2）厌恶疗法的治疗要点　①厌恶刺激在不良行为发生时始终存在；②刺激要产生足够的痛苦水平（尤其是心理上的痛苦）；③治疗要持续到不良行为彻底消除，持续的时间要足够长；④随时进行鼓励强化，并以患者自我控制为主。

厌恶疗法常用于治疗各种成瘾行为（药物依赖、酒精依赖、烟草依赖）、肥胖症、强迫症、性心理障碍、精神疾病等多种适应不良行为。需要强调的是，当所有良性的心理疗法无效时，方可采用厌恶疗法。实施此疗法的治疗师一定要接受过专门的训练，治疗师所在的医疗机构要认可这种治疗方法。为了避免法律上的纠纷，治疗前要签订知情同意书。

4. 阳性强化法　根据操作性条件反射的原理，如果在行为之后得到奖赏，这种行为在同样的环境条件下就会持续和反复出现，即正强化。每当患者出现所期望的心理与目标行为，或者在一种符合要求的良好行为之后，采取奖励办法，立刻强化，以增强此种行为出现的频率。这种治疗方法不仅可以用于长期住院的精神病患者，而且还可以用于精神发育迟滞、儿童孤独症等。

（三）临床应用

行为治疗的适应证主要有下列 7 项。

（1）神经症，如焦虑症、恐怖症、强迫症等。

（2）人格障碍的适应不良性行为。

（3）药物依赖，包括酒精依赖等。

（4）精神分裂症等患者的获得性适应不良行为。

（5）精神发育不全的行为问题。

（6）心身疾病。

（7）其他获得性适应不良性习惯，如口吃、拔毛、拔甲、夜尿等。

三、认知治疗

（一）基本理论

认知疗法是 20 世纪 50 年代发展起来的一种心理治疗技术。其理论基础是认知学派的理论观点，该理论认为认知活动决定人的情绪、动机和行为。认知心理学的主要代表人物有艾里斯和贝克。

1. 艾里斯的观点　情绪的产生源自于个体对当前事件的判断和看法。事件本身无好坏之分，当个体赋予它自己的偏好、观念和评价时，就可能产生各种不同的烦恼和困扰。使人们难过和痛苦的不是事件本身，而是人们对事件不正确的解释和评价。

艾里斯认为，烦恼和困扰的产生是由于个体存在非理性、非逻辑的观念，有以下具体表现。

（1）绝对要获得别人的喜爱和赞许；

（2）个人在生活的每个方面都能有所成就；

（3）犯了错误的人不可饶恕；

（4）不符合自己心愿的事情是非常可怕的事情；

（5）不愉快的事情总是客观因素所致，不是自己所能支配和控制；

（6）逃避生活中的困难和自己应承担的责任比正视它们更容易；

（7）以往的事情和经历决定一个人的现在和将来，这是永远难以改变的；

（8）人只有依赖比自己强的人，生活才能过得好；

（9）人生中遇到的每个问题，都应该有唯一正确的答案；

（10）其他人的动荡和不安，必然引起自己的动荡和不安。

以上这些观念具备三个主要特征：①要求绝对性。从自己的主观愿望出发，认为事情必须怎样、应该怎样，否则自己就难以接受。②过分概括化。往往以事物的某一方面或某一现象来评价整个事物。③糟糕至极论。对事物的发生会导致极端可怕、非常糟糕的预期，将自己陷入焦虑、抑郁、悲观、绝望等极度不良的负性情绪中。

因此，艾里斯认为，只有通过理性分析和逻辑思辨，改变患者的非理性、非逻辑的观念，帮助其建立理性、正确的逻辑观念，才能解决患者的情绪和行为问题。

2. 贝克的观点　贝克提出情绪障碍认知理论，认为心理障碍主要是在错误的思维前提下，对现实的误解而造成的。所以，要解决人的心理障碍问题，就要帮助个体解除歪曲的假想，学会用更现实的方法思维。

认知理论重视人对事物的判断、评价和理解，认为不良情绪和不良行为与不良认知有关。心理障碍的产生源于错误的认知过程，从改变不良的认知开始，到矫治不良的情感和行为。

应该看到，每个人的生活阅历、认知方式以及评价模式，具有不同的特点。人在认识和反应事物时，具有选择性和主动性。个体认知的改变，不是别人强加的，而是心理障碍者自己的改变。心理障碍源于障碍者自己信息加工系统的功能紊乱，认知的转变和重建只能靠障碍者自己。

（二）常见技术与治疗过程

认知疗法的种类很多，最具代表性的是艾里斯的理性情绪疗法和贝克的认知疗法。

1. 艾里斯理性情绪疗法

（1）**基本技术**　改变一个人长期以来形成的信念是一件困难的工作，治疗师要与患者一起分析产生不良行为背后的认知原因，改变不合理信念代之以新的合理信念。可采用ABCDE五项自我分析技术：A. 找出引起不良情绪的事件、诱因；B. 伴随该事件产生的不合理信念、想法；C. 描述由此导致的不良情绪和行为后果；D. 与不合理信念辩论，对不合理信念逐一反驳；E. 观察信念改变后产生的结果。

人的情绪和行为障碍（C）不是由某一激发事件（A）直接所引起，而是由于经受事件的个体对它不正确的认识和评价所产生的错误信念所导致。ABC理论认为A只是C的间接原因，B才是C的直接原因。因此，只有通过改变患者的不合理观念及评价（B），才能改变、控制患者的情绪和行为障碍（C）。要改变患者不合理的观念（B），就必须对其进行由浅入深、从现象到本质的加以驳斥和辩论（D），使之转变为合理的观念从而产生治疗效果（E）。当患者学会ABCDE五项自我分析技术后，可给其布置认知家庭作业，要求患者自己找出某个不合理信念并进行辩论。

（2）治疗的基本过程　首先是心理诊断阶段：在良好医患关系的基础上找出患者情绪困扰和行为不良的具体表现（C），以及与这些反应相对应的激发事件（A），并对两者之间不合理观念（B）进行初步分析，找出患者最迫切希望解决的问题，共同制定治疗目标，一般包括情绪和行为两方面的内容。向患者介绍 ABC 理论，使其接受该理论，并能认识到A、B、C 之间的关系，能结合自己当前的问题予以初步分析。

然后是领悟阶段：治疗师的主要任务是更加深入地寻找和确认患者不合理的观念，通过解释和证明使患者在更深的层次上领悟到，自己的情绪和行为问题是由于自己现在所持的不合理观念造成的，因此自己应该对自己的问题负责。注意引导患者把合理的观念与不合理的观念、表层错误观念与深层错误观念、边缘错误观念与中心错误观念、主要错误观念与次要错误观念区分开来。从而使患者对自己的问题及其与自身不合理观念的关系达到进一步的领会。

其次是修通阶段：治疗师的主要任务是采用各种方法与技术，对患者的非理性观念进行分析、辩论或批判，使患者不能为其非理性观念自圆其说，感到理屈词穷，真正认识到自己的非理性观念是不现实、不合乎逻辑的，从而修正或放弃自己原有的不合理的错误观念，代之以合理的观念来调整、控制自己的情绪和行为。

最后是再教育阶段：治疗师的主要任务是巩固治疗所取得的效果，进一步帮助患者摆脱旧有的不合理观念及思维方式，使新的合理观念和逻辑思维方式得以强化。治疗的主要目的在于帮助患者在认知方式、思维过程以及情绪和行为表现等方面重新建立起新的反应模式，以减少以后生活中出现情绪困扰和不良行为的倾向。

2. 贝克认知治疗的基本技术

（1）识别自动想法　自动性想法是介于外部发生的事件和个体产生的情绪体验、行为之间的那些想法。患者在认知治疗过程中要首先学习识别这些想法，特别是在愤怒、焦虑、抑郁等情绪之前出现的那些思想。治疗师可以采用提问的方法帮助患者识别自动想法，也可采用填空的方式引导患者发掘这些想法。

（2）识别认知错误　焦虑和抑郁患者往往采用消极的方式来看待和处理一切事物，他们的观点往往与现实大相径庭，并带有悲观色彩。常见的认知错误有任意推断、选择性概括、过度引申、夸大或缩小、全或无思维、强迫观念等。为了识别认知错误，治疗师应记下患者诉说的自动性想法以及不同的情景和问题，然后要求患者归纳出一般规律，找出其共性。

（3）真实性检验　识别认知错误后，治疗师和患者要一起设计严格的真实性检验，即检验并诘难错误信念。这是认知治疗的核心，因为不如此不足以改变患者的认知。在治疗中鼓励患者将其自动想法当作假设来看待，并设计一种方法来调查、检验这种假设。结果患者会发现95%以上的调查里这些想法和认知是不符合实际的。

（4）去注意　大多数抑郁和焦虑患者感到自己是人们注意的中心，自己的一言一行都受到他人的"评头论足"；因此，一致认为自己是脆弱的、无力的。如某患者认为自己的服装式样稍有改变，就会引起周围每一个人的注意和非难，治疗计划则要求患者的衣着不像以往那样整洁，然后去沿街散步、跑步，并要求患者记录不良反应发生的次数，结果患者发现几乎很少有人会注意到自己的言行。

（5）监察焦虑水平　许多慢性甚至急性焦虑患者往往认为自己的焦虑会一成不变地存

在下去，但实际上，焦虑的发生是波动的。如果人们认识到焦虑有一个开始、高峰和消退过程的话，就能够比较容易地控制焦虑。因此，鼓励患者对自己的焦虑水平进行自我检测，促使患者认识焦虑波动的特点，增强抵抗焦虑的信心，是认知治疗的一项常用手段。

（三）临床应用

认知疗法已广泛用于治疗很多疾病。主要用于抑郁性神经症、惊恐发作、广泛性焦虑、恐怖症、强迫症、自杀、进食障碍、睡眠障碍、酒精或药物依赖，以及心身疾病如偏头疼、慢性疼痛、哮喘、高血压等。此外还可用于儿童品行与情绪障碍的治疗。但对幻觉、妄想等精神病性症状和思维障碍、记忆障碍等器质性精神障碍、严重的人格障碍患者的治疗效果不佳。

四、患者中心治疗

患者中心疗法是 20 世纪 50 年代产生于美国的一种心理学术思想，代表人物有阿尔波特、马斯洛、罗杰斯等。

（一）基本理论

1. 马斯洛的自我实现论　马斯洛认为人类行为的心理驱力不是性本能，而是人的需要，他将其分为两大类、七个层次，好像一座金字塔，由下而上依次是生理需要、安全需要、归属与爱的需要、尊重的需要、认识需要、审美需要、自我实现需要。人在满足高一层次的需要之前，至少必须先部分满足低一层次的需要。第一类需要属于缺失需要，可产生匮乏性动机，为人与动物所共有，一旦得到满足，紧张消除，兴奋降低，便失去动机。第二类需要属于生长需要，可产生成长性动机，为人类所特有，是一种超越了生存满足之后，发自内心的渴求发展和实现自身潜能的需要。满足了这种需要个体才能进入心理的自由状态，体现人的本质和价值，产生深刻的幸福感，马斯洛称之为"顶峰体验"。马斯洛认为人类共有真、善、美、正义、欢乐等内在本性，具有共同的价值观和道德标准，达到人的自我实现关键在于改善人的"自知"或自我意识，使人认识到自我的内在潜能或价值，人本主义心理学就是促进人的自我实现。

2. 罗杰斯的自我理论　罗杰斯认为，刚出生的婴儿没有自我的概念。出生后，在与他人和环境的相互作用下，开始慢慢学会了区分"我"与"非我"。当最初的自我概念形成之后，人的自我实现趋向开始激活。在自我实现这一动力的驱动下，儿童在环境中尝试进行各种活动并积累了大量的经验。通过机体自动的估价过程，有些经验会使他感到愉快，有些则相反。愉快的经验会使儿童寻求保持、再现，不愉快的经验则促使儿童回避。在儿童寻求积极经验的过程中，有一种是受到他人的关怀而产生的体验，还有一种是受到他人的尊重而产生的体验，但他人的尊重和关怀是有条件的，这些条件体现着父母和社会的价值观，罗杰斯称之为"价值条件"。

儿童不断通过自己的行为体验到这些价值条件，不自觉地将其内化为自我的一部分。渐渐地，儿童被迫放弃按自身机体评价过程去评价经验，而改用内化了的社会价值规范去评价经验，导致儿童的自我和经验之间发生异化。当经验与自我之间发生冲突时，个体就会感到自我受到的威胁而产生焦虑、烦躁等自我失调的表现。这种自我失调乃是人类适应不良的根源。罗杰斯的以人为中心疗法的目标就是将原本不属于自己的、经内化而成的自我部分去掉，找回属于自己的情感和行为模式，只有这样才能充分发挥个人的潜能，成为一个健康完善的人。

（二）基本技术与治疗过程

罗杰斯的以人为中心的治疗目标是将原本不属于自己的是经内化而成的自我部分去除掉，找回属于他自己的思想情感和行为模式。因此，以人为中心疗法的治疗过程就是让患者处于治疗的中心地位，依靠调动患者的自身潜力来治愈疾病。在治疗过程中治疗师的任务不是教育、指导和训练，而是创造一种环境和心理氛围。

1. 无条件积极尊重与接纳　这是治疗师应具有的一种最基本的态度，是指治疗师不加任何附带条件地接受和（或）赞许患者。不论患者的情绪和思想多么混乱和不合理，治疗师始终对其表示关注和理解，使患者逐渐学会以同样的态度对待自己，逐渐减少否认、歪曲的经验，更趋于认同和体验自己的即时情感和经验。无条件积极尊重与接纳需要治疗师把患者作为一个"人"加以关注，并按患者本来的样子加以接受。

2. 共情　就是要求治疗师站在患者的角度考虑问题，按患者看待世界的方式理解其行为，以积极倾听、情绪反应和内容反应来表达对患者的理解。共情的目的是使患者感到自己被接纳和理解，并促进其自我表达和自我探索。

3. 真诚　是指治疗师以"真正的我"出现，不加伪装，不把自己隐藏在专业角色的后面，不带假面具，而是表里一致、真诚而自然地以真正的自我出现在患者的面前并让患者感受到。

（三）临床应用

以人为中心疗法不仅是一种心理治疗的方法，更主要是一种心理治疗的思想。以人为中心的思想，可增强其他心理治疗的疗效，作为心理治疗的一种辅助性手段。在临床实践中，以人为中心疗法主要适用于神经症和其他有消除自身心理障碍动机的人，精神病患者不适用。在国内还适用于针对正常人群的心理咨询。

五、森田疗法

森田疗法是日本森田正马教授创立、发展的一种治疗神经症的心理治疗方法。

（一）基本理论

1. 神经质的发生机制　森田正马在他的任何著作中均不使用"神经症"这个术语。而是把现在认为的神经症分成神经质和癔症。神经质是自我内省、理智、疑病；癔症是情感过敏、外向、自我中心。在神经质素质的基础上，由于某种契机导致的病态成为神经质。在癔症素质的基础上，由于某种契机导致的病态成为癔症。

2. 生的欲望　森田正马在这里主要指心灵深处的反省，可以包含以下几个方面。

（1）不想生病，不想死，想长寿；

（2）想更好地活着，不想被人轻视，想被人承认；

（3）想有知识，想学习，想成为一个伟人，想幸福；

（4）想向上发展。

总之，生的欲望是不同层次种种愿望的综合。

3. 疑病性基调　森田正马曾研究过神经质的发病，他不认为这种患者的动机有什么特殊性，因此他认为导致神经质发病的最重要的乃是患者的素质，所以便把它叫作疑病性基调。疑病性基调是森田正马的一种假说式的概念，虽说它是一种先天性的素质，但却不是一成不变的，它能随着环境（如父母的养育态度）的变化而变化。

4. 精神交互作用　对神经质发病有决定作用的是疑病性基调，对症状的发展有决定作用的是精神交互作用。如对某种感觉如果过度注意，感觉就会变得敏感，敏感的感觉更容易引起注意；感觉与注意相互作用，慢慢形成感觉过敏的精神过程。

（二）基本技术与治疗过程

森田正马根据其对神经质的认识，提出了针对性的治疗方法。治疗的着眼点在于陶冶疑病素质，打破精神交互作用，消除思想矛盾。其治疗要点是"顺其自然"和"为所当为"。

1. 顺其自然　森田正马把顺其自然看作是相当于佛教和禅宗中的"顿悟"状态。让患者老老实实地接受症状，真正认识到对它抵制、反抗、回避或压制都是徒劳的，不要把症状当作自己心身的异物，要对其不加排斥和抵抗，带着症状学习和工作。

2. 为所当为　森田疗法要求患者学习以顺应自然的态度不去控制那些不可控制的事物；但还要注意为所当为，即控制那些可以控制的事物。也就是要求患者一方面对自己的症状和不良情绪听之任之；另一方面要靠自己本来固有的上进心，努力去做应该做的事情。

除此以外，由于人格是个体行为的核心，森田疗法还要求患者面对现实，陶冶性格。发扬神经质性格中的长处：认真，勤奋，富有责任感等；摈弃神经质性格中的致病之处：极端的内省与完善欲。

（三）治疗过程

在治疗的准备阶段，首先让患者阅读森田疗法的小册子；其次与患者进行一次商谈，使患者对自己的病症有一定的认识，对森田疗法有一个基本的了解，以消除患者的疑虑，积极配合治疗。如果有必要可采取签订协议的方法，以保证治疗的顺利完成。

森田疗法的住院环境与一般医院有所不同。要求单人房间，房间布置像家庭环境一样。患者在住院期间可以发现许多与其症状类似的患者，认识到不是只有自己有这样的问题。在住院期间，患者不可避免地会诉说自己的症状及询问病情。治疗师只是要求患者生活于现实之中，即使患者反复询问，也不做任何回答。这样患者会逐渐不注意自己的症状而把兴趣转移于外部工作活动中，这叫作"无回答疗法"。患者尽管有些焦虑症状，但能够参加必要的日常生活和工作就可以出院。出院后可定期回院交流经验。

（四）临床应用

森田疗法的适应证主要包括强迫思维、疑病性神经症、焦虑性神经症和自主神经功能紊乱。癔症则不适合。抑郁性神经症可配合药物治疗。此外，对强迫行为、心理问题的躯体化也有效。目前在日本也用于治疗某些心身疾病，效果比较满意。

六、支持性心理治疗

支持性心理治疗指治疗师采用劝导、启发、鼓励、支持、说服等方法，帮助患者发挥其潜在能力，提高克服困难的能力，从而促进心身康复。它是一种基本的心理治疗方法，其原则在各种治疗模式中都可以采用。

（一）基本理论

支持性心理治疗基于应激理论发挥疗效。生活中任何环境变故，如升学、转换工作、失恋、亲人去世等都可能作为应激源给个体带来躯体及心理的反应，而应激源的严重程度、支持资源的多少、个体对挫折的看法及应对困难的潜在能力等都可影响个体应激反应的大小。支持性心理治疗就是从这些方面入手，减轻挫折、改变对挫折的看法、建议适应的方法、给个体以不同形式的支持，使其顺利渡过难关，解除症状和痛苦。

（二）基本技术与治疗过程

1. 倾听 治疗师认真倾听患者的倾诉，使患者感到治疗师在积极关注他们的痛苦，消除其顾虑和孤寂感，从而对治疗师产生信赖，有利于疏泄情绪。

2. 解释与建议 在建立起良好信任关系的基础上，治疗师以通俗易懂的方式，针对性地对患者的问题进行解释，并提出解决问题的建议。

3. 鼓励与保证 治疗师对患者潜在的优势、长处进行积极的鼓励，以使其充分发挥主观能动性，激发潜在能力，提高应付危机的信心。保证是治疗师对患者的承诺，常用于多疑和情绪紧张者，保证应恰当、实际，以免破坏患者的治疗信心。

4. 情感释放 让患者在治疗环境里宣泄情绪，在治疗早期有利于治疗师感受患者的内心世界，获得信任；但是，反复的情感释放并无益处。

5. 善用资源 帮助患者审查自身内在的或外在的各种资源，加以充分利用，并鼓励患者去接受来自家人、朋友、社会或各种机构的支持和帮助。

（三）临床应用

支持性心理治疗是临床上最基本的心理治疗模式，也是最广泛应用的治疗方法。该疗法特别适宜下列情况：患者遭遇严重的事故或创伤；患者自我能力脆弱或未成熟，需要他人给予长期心理支持；不适合分析性或其他特殊性心理治疗的患者。

知识拓展

心 理 剧

心理剧是西方最负盛名的团体心理治疗技术，创始人是雅各·莫雷诺（1889—1974 年）。心理剧能帮助参与者将心理事件，透过一种即兴与自发性的演剧方式表达出来。观众也是演员，演员也是观众，他们通过舞台，演出心里的东西，不管是过去、现在还是未来都可以演出来。通过扮演某一角色，患者可以体会角色的情感与思想，从而改变自己以前的行为习惯。在舞台上，患者所扮演的角色，其思想感情与平日的自己不同，他可以体验角色内心的酸甜苦辣，可以成为患者理想或幻觉的化身。专家可以在一旁指导，也可与患者一道表演。

七、暗示疗法

暗示疗法是一种古老的治疗方法，它是指治疗师通过对患者的积极暗示来消除或减轻疾病症状的一种方法。暗示之所以有治病作用，其机制并未完全搞清楚，但是可以肯定的是，暗示的确使人体产生明确的生理与心理的变化。

（一）基本理论

生理学家巴甫洛夫认为，暗示乃是人类最简单、最典型的条件反射。实验证明，人的生理活动和心理活动是相互影响、相互作用的。暗示所以能够对人的躯体和心理行为产生巨大影响，是因为暗示是一种人类所固有的普遍的心理特性，通过言语的联想过程转化为情绪状态，并产生心理冲动，直接作用于机体的各种机能和行为活动而发挥其作用。

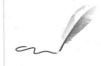

（二）基本技术与治疗过程

1. 暗示性的测试

（1）嗅觉法　用事先准备好的 3 个装有清水的试管，请患者分辨哪个装有水，哪个装有淡醋或稀酒精。分辨不出记 0 分，挑出一种记 1 分，挑出两种记 2 分。

（2）平衡法　让患者面墙而立，闭目，平静呼吸。治疗师站在患者身后，低调缓慢地说："请你集中你的注意力，尽力体验你的感觉，你是否感到有些站不住了，是否感到身体左右摇晃？"停顿 30 秒，重复问话三次后，请患者回答。未摇晃记 0 分，轻微摇晃记 1 分，明显摇晃记 2 分。

（3）手臂法　要求患者闭目，平伸双臂，用语言暗示患者的右臂越来越沉，沉得往下落。30 秒后，右臂下落不明显的记 0 分，下落 6～15 厘米的记 1 分，下落 15 厘米以上的记 2 分。

分数越高受暗示性越强。

2. 选择暗示治疗方法　暗示可以利用的方法很多，以下为一些常用方法。

（1）言语暗示　通过言语的形式，将暗示的信息传达给被暗示者，从而产生影响作用。如在临床工作中医务工作者告诉患者"这个药是专门治疗这种病的""针刺的止痛效果特别好"等，就是一种言语暗示治疗。又如在治疗癔症性失明时，轻压患者的双眼球同时用言语暗示："如感到酸胀，就证明眼功能正常，看到金色闪光点，就说明视力已恢复"，并让患者充分感受，失明症状会瞬时消失。

（2）操作暗示　通过某些对受暗示者的操作，如躯体检查、仪器探查或虚拟的简单手术而引起心理、行为改变的过程。如利用"电针仪"等治疗癔症性失音症，效果非常好。实施前，先介绍仪器的作用、可能的反应，告之通过仪器的治疗，疾病可以痊愈。当患者点头表示明白后，开始治疗。经过一段时间，令其试验发音"啊……"，结果真的发出了声音。

（3）药物暗示　给患者使用某些药物，利用药物的作用进行暗示。例如：用静脉注射 10% 葡萄糖酸钙，在患者感到身体发热的同时，结合言语暗示治疗癔症性失语或癔症性瘫痪的患者。安慰剂治疗也是一种药物暗示，如对心前区疼痛的患者应用安慰剂治疗，大部分患者疼痛症状明显改善。

（三）临床应用

暗示治疗对于癔症及其他神经症，疼痛、瘙痒、哮喘、心动过速、过度换气综合征等心身障碍，阳痿、遗尿、口吃、厌食等性与行为问题均有不同程度的疗效。

本章小结

通过对本章的学习，可系统全面地了解到心理咨询和心理治疗的理论框架和模型，掌握了常用的心理咨询和心理治疗的方法，树立了整体医学观和心身护理的健康观，为临床实践打下坚实基础。

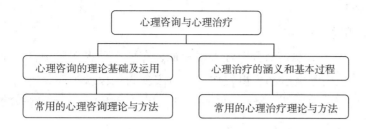

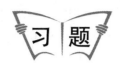

一、选择题

【A1/A2 型题】

1. 心理咨询的目的不包括

    A. 改变其原有认知结构　　　　　　　B. 帮助其自身发展

    C. 帮来询者作出决定　　　　　　　　D. 强化患者自我控制

    E. 给患者提供社会支持

2. 心理治疗和心理咨询本质上是相同的，但也有下列差别，应除外

    A. 工作任务不同　　　　　　　　　　B. 工作时间长短不同

    C. 对象和情境不同　　　　　　　　　D. 身份和工作方式不同

    E. 解决问题的性质和内容不同

3. 为保证材料真实，也为了维护心理治疗本身的声誉及权威性，因此心理治疗要坚持

    A. 真诚原则　　　　　　B. 耐心原则　　　　　　C. 保密原则

    D. 中立原则　　　　　　E. 回避原则

4. 不论进行何种心理治疗，治疗师均应遵守以下原则，但除外

    A. 真诚原则　　　　　　B. 保密原则　　　　　　C. 耐心原则

    D. 中立与回避原则　　　E. 标准化原则

5. 在为一名强迫症患者的治疗中，治疗师鼓励患者回忆从童年起所遭受的精神创伤与挫折，帮助他重新认识，建立起现实性的健康心理。这种疗法是

    A. 梦的分析　　　　　　B. 移情　　　　　　　　C. 自由联想

    D. 系统脱敏　　　　　　E. 自我调节

6. 为了戒除烟瘾，在每次吸烟后，应用某种引起恶心、呕吐的药物，反复几次，就再不想吸烟了。这种戒烟方法是

    A. 系统脱敏法　　　　　B. 条件操作法　　　　　C. 自我调整疗法

    D. 厌恶疗法　　　　　　E. 暴露疗法

7. 某患者害怕单独到百货商场、超市和一些其他大型商场购物，一进这些场所，就会感到胸闷、出冷汗，所以一直回避这些场所。心理治疗师详尽地了解了患者焦虑的场合和回避的程度，制定了一张等级表进行分级暴露。这种疗法是

    A. 快速暴露法　　　　　B. 自控技术　　　　　　C. 系统脱敏法

    D. 自我塑造法　　　　　E. 厌恶疗法

【A3/A4 型题】

（8～10 题共用题干）

一女大学生，19 岁，病前有强迫性人格特征，在一次动物实验中，因抓大白鼠的方法不对而被大白鼠咬，引起焦虑和恐惧发作。而后表现为见鼠就惊叫、害怕、心跳剧烈，发展到有人谈到老鼠也出现焦虑、紧张、出汗症状。患者主动求医，要求治疗。

8. 对这位患者心理评估的最佳方法是

    A. 调查法   B. 观察法   C. 会谈法

    D. 作品分析法   E. 心理测验法

9. 根据临床表现，应诊断为

    A. 焦虑性神经症   B. 疑病性神经症   C. 恐怖性神经症

    D. 抑郁性神经症   E. 强迫性神经症

10. 心理治疗方法应首选

    A. 自由联想疗法   B. 厌恶疗法   C. 奖励方法

    D. 系统脱敏疗法   E. 生物反馈疗法

二、思考题

刘女士，35 岁，某中学教师，3 个月前因工作问题与领导争吵，而后逐渐表现出情绪低落、兴趣减退，对未来悲观失望，认为领导和同事都疏远她，常有怨天尤人的表现；能主动求医，接触良好。

请问：

（1）患者主要的情绪反应是什么？

（2）最适合这位患者的干预方法是什么？请简述操作过程。

扫码"练一练"

第八章　患者与患者家属心理特征

第一节　患者与患者角色

扫码"学一学"

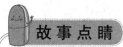

故事点睛

旁白：张帅在单位职工体检中被查出肝癌晚期。首次得知检查结果时，两腿一软，晕倒过去。醒来后，他的妻子建议他赶紧休假去医院做正规治疗，遭到了拒绝。张帅自己利用节假日多次到本地各个三甲医院复查，希望能够获得不同的诊断结果。当所有检查结果都显示诊断无误后，张帅出现情绪烦躁，经常与妻子吵架。吵完自己又痛哭流涕，埋怨老天对自己不公平，家人宽慰劝阻也不搭理。

人物：由两名学生分别担任故事人物，进行即兴表演。

请问：

1. 患者拒绝休假体现其当时的患者角色如何？
2. 如何理解该患者确诊前后心理的变化？

一、患者角色

（一）相关概念

1. 患者　患者（patient），又称为病人，有狭义和广义之分。狭义的患者单指患有各种躯体疾病、心身疾病、心理障碍或精神疾病等的人，不论其求医与否，均统称患者；广义的患者是指接受医疗卫生服务的所有对象，包括完全健康的人，如到医院做体检或保健咨询的正常人。广义的"患者"的概念是在生物－心理－社会医学模式指导下，人们对健康与疾病有了全新的认识后产生的。

2. 患者角色　每个人在社会上都同时扮演着多种角色，社会心理学理论认为，一个人就是他所扮演的各种社会角色的总和。当一个人被确诊患有某种疾病后，他就又获得了另外一个角色——患者角色（patient role）。患者角色，又称患者身份，这一概念是由美国社会学家帕森斯（Parsons T）提出的，是指患病个体在患病状态的同时有寻求医疗帮助的需要和行为，在患病、治疗和康复的过程，患者与家庭、社会及医务工作者之间产生的社会角色。

（二）患者角色的特点

1. 社会角色退化　个体患病后，可以从原来的社会角色中解脱出来，他原本承担的社会与家庭责任、权利和义务被酌情免除，并可根据疾病性质及严重程度，获得休息或接受医疗帮助。

2. 自控能力下降　个体患病后会出现软弱依赖、情绪多变、意志力减退和自我调节能力、适应能力、控制能力下降等，渴望得到照顾。

3. 求助愿望强烈　处于疾病状态中的个体，都希望摆脱疾病的痛苦，力求痊愈。为了减少病痛的折磨和尽快恢复健康，患者积极寻求他人的帮助。

4. 合作意愿增强　患者都渴望尽快康复，所以都会积极接受诊断、治疗和护理，与医务工作者、亲友或其他患者主动、密切合作，争取早日痊愈。

5. 康复后有承担病前社会责任的义务　患者在康复后，都要走出患者角色，恢复原有的各种社会角色，承担原来的社会责任。

二、求医行为及其影响因素

求医行为是指人得知自己处于疾病状态或产生病感后寻求医疗帮助的行为，是人类进行对抗疾病和保持身体健康的一种重要行为。

（一）求医行为的类型

求医决定的做出，可能是患者本身，也可能是他人或社会，可分为主动求医行为、被动求医行为和强制性求医行为三种类型。

1. 主动求医行为　是指患病后个体为治疗疾病、维护健康而主动寻求医疗机构或医师帮助的行为。这是大多数患者的求医行为。也可见于一些对自身健康特别关注的人、疑病症、药物依赖以及患者角色的假冒者。

2. 被动求医行为　是指患者无法和无能力作出求医决定和实施求医行为，而在他人劝说、督促或强迫下寻求医疗帮助的行为。常见于有病感而不愿或不能主动求医者、缺乏自主意识者或讳疾忌医者，如婴幼儿患者，处于休克、昏迷中的患者，危重病患者等。

3. 强制性求医行为　是指公共卫生医疗机构和患者的亲友或监护人为了维护社会人群和患者本人的健康和安全而对患者给予强制性治疗的行为。强制求医行为的对象主要是有严重危害公众安全的传染性疾病、精神疾病和对毒品严重依赖的人。

（二）求医行为的影响因素

求医行为是一种复杂的社会行为，受到诸多因素影响，大致可概括为以下几个方面。

1. 对疾病症状的觉察、认识和判断水平　包括患者对疾病症状出现的频率、症状的轻重以及该病症可能导致后果的严重性等的认识，是否有一定的医疗常识，对健康的重视程度等。

2. 社会经济地位　如有无公费医疗、医疗保险、家庭经济状况等。一般社会经济地位好的人往往更为关心自己的身体健康，而在自费医疗或需要自己承担高额医疗费用，甚至完全自付医疗费用的个体则多数为消极求医或拒绝求医，只是在迫不得已时才求医。

3. 文化教育程度　通常文化水平较高的人更能认识到疾病带来的危害，意识到及早防治的重要性，故其求医行为较文化程度低的人更积极。

4. 求医动机　包括疾病诊治、健康检查及非医疗目的的法律纠纷等。

5. 就医条件　如医疗水平、医疗设施、交通状况、居住地是否偏远、医疗卫生体制及医疗保险业务的开展与否、医疗手续是否繁杂等。

6. 求医经历　个体的求医经历往往会使其对医疗机构的信赖程度产生变化，影响求医行为。一个人在既往求医过程中对医疗机构有好的印象，他就会很乐意再次求医；在求医经历中有较强挫折感的人，其日后容易出现消极的求医行为。

7. 社会支持　如单位和亲属对求医行为的态度、关注与支持程度等。

8. 心理因素　如乐观与否、个人体验是否敏感等。

此外，还有其他影响因素，如工作太忙等。影响求医行为的因素并非单一的、绝对的，而是多种因素的综合作用。医务工作者应努力做好卫生宣教，增强人们的健康意识，激发正确的求医动机，促使患者实施恰当的求医行为。

三、遵医行为及其影响因素

遵医行为又叫治疗依从性，是指患者遵从医务工作者所开的处方和遵照医嘱进行检查、治疗和预防疾病复发的行为。

（一）遵医行为的类型

遵医行为一般分为两种类型：如果患者开始求医行为以后，完全服从医务工作者的指导和安排，配合做好诊断治疗，称为完全遵医行为。患者不能全面地遵从医务工作者指导安排，甚至拒绝配合诊断治疗，则称为不完全遵医行为或不遵医行为。

（二）遵医行为的影响因素

遵守医嘱看似患者单方面的行为，实际上在遵医行为背后却有着十分复杂的因素。在生活中，患者的不遵医行为相当普遍。产生不遵医行为的因素很多，主要与以下几方面有关。

（1）患者所患疾病类型、症状严重程度及患者的就医方式。

（2）医患关系，患者对医务工作者缺乏信任或有抵触情绪。

（3）患者对医嘱有理解上的偏差，或医嘱太复杂，患者记不住。

（4）患者对诊断检查及治疗措施有疑虑或恐惧，害怕带来痛苦或不良后果；或治疗措施与患者的主观愿望不吻合。

（5）治疗效果不明显，尤其是慢性疾病患者容易缺乏对治疗的耐心和信心。

（6）医疗知识贫乏，对不遵医行为的后果认识不足。

（7）由于继发性获益，企图长期占有患者角色，摆脱社会责任。

因为遵医行为与医院和患者都有关系，故提高患者的遵医率就需要各方面的有效配合。医院方面要加强医院质量管理，从各个方面提升医务工作者的业务素质和医德修养，提高患者的满意程度，以赢得患者的信任，融洽医患关系。医务工作者在下达医嘱时要简明扼要，通俗易懂，尽量提高患者执行医嘱的可能。患者方面要正确认识遵医的必要性和重要性，提高医药卫生知识素养，及时与医务工作者交流，以消除对检查和治疗的顾虑和偏见。

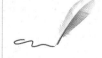

四、患者的角色冲突

（一）患者角色冲突的概念

患者角色冲突是指患者从其他角色向患者角色转换的过程中，出现心理、行为等方面的冲突与不协调，常表现为焦虑不安、愤怒、烦恼、茫然和悲伤。当患者的其他社会角色强度超过求医动机时，患者就容易发生心理冲突。其他社会角色的重要性、紧迫性及个性特征等因素会影响心理冲突的强烈程度，让患者进入患者角色发生困难。

（二）患者角色冲突的类型

1. 患者角色强化　是指个体由患者角色向正常角色转化过程中，不愿意退出患者的角色，往往不承认病情好转或痊愈，在心理上产生的一种退缩和依赖的心理活动。

2. 患者角色缺如　是指当个体由健康角色向患者角色转化的过程中，常出现的一种心理防御的表现。其原因可能是对自己疾病的严重程度和后果过于忽视，或者因为对突然患病缺乏心理准备，或者因为经济紧张、害怕花钱等。

3. 患者角色减退　是指由于某种原因，比如亲人突然生病、工作单位考评考核、晋升职称等，使得已经适应了患者角色的个体由于更强烈的情感需要从当下的角色中退出来，重新承担起原来角色的现象。

4. 患者角色恐惧　是指患者对疾病缺乏正确的认识和态度，患病后表现为对疾病的过度担忧、恐惧等消极的情绪反应，对进一步治疗缺乏信心，对康复过度悲观失望，甚至出现抑郁、厌世、自杀等。

5. 角色异常　是指患者受病痛折磨而产生悲观、失望等不良情绪，甚至因此出现异常行为，如对医护人员的攻击性言行、病态固执、抑郁、厌世甚至自杀等。

对于以上各种角色冲突，医护人员要理解这些行为并予以重视，在对患者进行医疗、护理的同时，要注意创造条件促使患者角色正确转变。随着疾病的好转、康复，要让患者从心理上逐步摆脱这种角色，恢复其应当承担的社会角色。

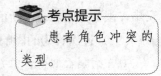

考点提示

患者角色冲突的类型。

扫码"学一学"

第二节　患者的一般心理问题

一、患者的心理变化过程

患者患病后由于生理状况和角色的变化，常会出现一些和正常人不同的心理现象，这些变化被称为患者的心理反应。患者在疾病的早期容易出现恐惧、焦虑、愤怒和情绪不稳定。在疾病的中期或晚期，容易出现抑郁、沮丧和绝望等心理反应。

（一）焦虑和抑郁

焦虑是一个人感受到威胁时产生的情绪体验，是最常见于综合医院患者的一种情绪反应。产生焦虑的原因是多方面的，包括对疾病的担心，对病因、转归、预后不明确；对有威胁性的特殊检查怀疑其可靠性和安全性；手术所致的焦虑等。适度的焦虑可以调动机体的防御机制，有利于疾病的康复，但是长期过度的焦虑会妨碍疾病的治疗和康复。

抑郁是一种由现实丧失或预期丧失而引起的忧愁压抑的消极情绪。其表现方式多种多样，有的少言寡语，对外界任何事物不感兴趣；有的哭泣不语；有的则自暴自弃，放弃治疗，甚至出现轻生念头。患者的抑郁情绪主要由治疗不顺利、不理想，缺乏治疗的信心和勇气所致。其次，与患者的年龄、人格、家庭因素也有关系。长期严重的抑郁对患者是不利的，抑郁一方面影响医师对疾病的诊断和治疗；另一方面也会降低患者的免疫力，从而引发新的疾病。

（二）否认和怀疑

否认是指个体有意或无意否定某一事实的存在，企图降低由该实践所引起的恐惧和焦虑等情绪。临床经常会看到有的患者否认自己有病，尤其是一些预后不良的疾病，以反向作用来加强否认作用。患者表现得像正常人一样，甚至增加工作和社会活动以现实其"健康"。医护人员自己患病时也有此现象。否认是一种自我防卫方式，可以避免过度的焦虑和空间，大多数患者否认过程会逐渐消失，但是不顾事实的否认会贻误治疗，甚至使病情恶化。

怀疑表现为对周围事物异常敏感，听到别人窃窃私语，就以为是在议论自己的病情，觉得自己病情很重，甚至没救了；对别人的好言相劝也怀疑，甚至曲解别人的意思；总是担心误诊，怕吃错药、打错针；怕别人有事隐瞒或没给他最好的治疗；担心医疗事故或意外不幸降落在自己身上等。

（三）恐惧和愤怒

患者的恐惧常伴随着疑虑。对诊断、治疗方法及效果的怀疑，担心误诊误治、药物的副作用、手术的后遗症等。害怕疾病的不良后果、治疗时的痛苦、术后疼痛以及担心疾病后的工作能力受影响等是引起恐惧的原因。不同年龄、性别的患者对疾病和治疗方法的恐惧是不同的。儿童患者的恐惧多与黑暗、陌生和疼痛相联系；成年患者的恐惧多与住院、损伤性检查、手术疼痛和后果、将来的生活能力等联系。

患者经常认为自己患病是不公开的，加上疾病的折磨，常常觉得愤怒。有时候，在治疗中遇到挫折也会产生愤怒。愤怒常导致攻击行为。常见的有外怒型和内怒型。前者攻击的对象是他人或外界事物，如医护人员和医疗设备；后者惩罚的对象是自己，如自杀、自伤。

（四）卑微和孤独

患者因体力下降、不能承担家庭和社会责任而感到不受重视、低人一等或因必须受人照顾而失去尊严感觉卑微。这种卑微感使患者表现为事事谨慎小心、不愿与人接触、有问题不敢问、胆小怕事等。

社会信息剥夺和对亲人依恋的需要不能满足是患者产生孤独感的主要原因。患者在医院这个特定的环境里，人员生疏、环境不适应、行为受到限制，与外界的各种联系突然中断，更加感到孤独。儿童患者和老年患者的孤独感更明显一些，常要求有人陪伴和照顾；需要隔离的病种使患者减少对外交往和外出机会，有与世隔绝、度日如年的感受。

（五）退化和依赖

患者有时候会表现出行为与年龄和社会身份不相符，突出表现就是孩子似的行为，这是一种退化心理。主要表现为高度的自我为中心，要求别人都围着他转；兴趣狭窄，只对与自己相关的感兴趣；情绪不稳定，思考问题缺乏逻辑性和现实性等。适度的退化是一种重新整合的过程，有利于疾病的治疗和康复。但是过度的退化会使患者缺乏与疾病作斗争的坚定信念，影响疾病的康复。

进入患者角色之后，大多数人会产生依赖心理，对自己日常生活自理的信心不足，事事依赖别人去做，行为变得被动顺从，情感脆弱。一向独立、意志坚定的人也可能犹豫不决。

二、认知的改变

患者患病后表现为主观感觉异常，记忆和思维能力也可受到损害。

（一）感知觉异常

知觉具有选择性、理解性等特点。患病后患者首先表现的是主观感受性增强，对周围环境的刺激（如声、光、温度、时间、他人的态度等）更为敏感，感知觉的指向性、选择性及范围都相应地发生了变化。

1. 躯体感受性增强 由于过分注意躯体的变化，患者主观感觉异常，敏感性增强。一方面，患者的症状表现为严重与病理改变不平行。有的患者对身体细微变化感受性增高，甚至可以感觉到自己的心跳和胃肠蠕动，或者出现一些奇特的不适感觉；另一方面，有的患者对正常的光线、声音、温度等刺激特别敏感，并伴有烦躁不安、激动等情绪反应。

2. 躯体感受性降低 有的患者对痛、温觉刺激感受性下降，如长期卧床患者因感受性降低而产生褥疮；也有的患者出现味觉异常，如味觉迟钝、吃饭如同嚼蜡、对食物过分挑剔。

3. 时空知觉异常 表现为时间感知错乱，分不清昼夜或上下午；有的患者有度日如年感；或出现感知空间方位错乱，甚至天旋地转。

4. 幻觉或错觉 如截肢以后的患者可能出现幻肢痛，或主诉已不存在的肢体有蚁走感等。有的患者出现幻觉，声称看到别人看不到的事物。

（二）记忆异常

患者可能出现不同程度的记忆力减退，不但近期记忆出现障碍，而且原有的知识经验也容易忘记。表现为不能准确回忆刚刚做过的事情、不能正确回忆病史或记住医嘱。

（三）思维异常

患者的思维活动也受到一定程度的影响。主要表现为思维判断能力的减低，依赖性提高，面临事情时瞻前顾后，犹豫不决；有的患者干脆不愿思考，往往请医生或家属替自己做决定。此外，患者的猜疑心理明显，且可能泛化到医疗的整个过程。患者往往变得特别"小气"，如怀疑家人和医护人员是否对自己尽心，对别人的建议往往将信将疑，甚至会曲解别人的意思，整天胡思乱想，惶惶不安。

三、患者常见的情绪反应

在各种心理变化中，情绪变化是大多数患者在病中不同程度地体验到的最常见、最突出、最重要的心理变化。患者面临疾病威胁，必然引起身心紧张，产生各种情绪反应。患者最为普遍存在的情绪特征是心境不佳，其次是情感脆弱、情绪不稳定，易气愤争吵或悲伤哭泣，易接受消极语言的暗示和诱导。患者临床常见的情绪问题有焦虑、恐惧、愤怒、抑郁等。患者情绪反应的表现和强度与对疾病的认知和评价有密切关系。

1. 情绪活动强度的变化 在许多情况下，患者对引起消极情绪刺激的反应强度大于正常人。一些微弱的刺激可使处于焦虑状态中的患者表现为反应过敏、惊恐不安。但也有少数患者表现为对刺激无动于衷、表情麻木，这通常预示着患者病情严重或严重心理障碍。

2. 情绪活动稳定性的变化　有些患者在病中表现为情绪不稳定，变得易激惹、情感脆弱、易受伤害，有时甚至为一些微不足道的小事发脾气或悲伤哭泣。

3. 情绪活动持久性的变化　通常情况下，患者的不良情绪持续时间较长，终日郁郁寡欢，对工作学习的影响较大。

四、患者的行为问题

治疗过程是患者以康复为目的而进行的意志活动，在这个过程中患者会产生意志行为的变化。

1. 意志活动减退　有的患者可能出现意志活动的减退，表现为主动性降低，配合治疗的愿望减退，特别是对于需要其自身承受一定痛苦的积极求治行为减退，不能按医师的要求完成治疗，使疗效受到影响。严重者可能出现对未来没有任何打算，对当前的生活没有任何愿望和积极主动的态度等表现。

2. 依赖　依赖是患者进入患者角色后产生的一种退化的心理行为模式。患者总担心别人会远离自己，怕受冷落、鄙视，希望亲人陪伴。行为上变得幼稚、顺从、被动依赖，能胜任的事情也不愿去做，要求别人更多的关心和呵护。患者也可由于自我暗示导致生活自理能力降低或丧失。躯体不适时发出呻吟、哭泣，甚至喊叫，以引起周围人的注意，获得关心与同情。有时即使是独立性很强的人和一向自负好胜的人，也可能会变得没有主见或畏缩不前，不能忍受委屈和挫折，稍遇困难便动摇、妥协、失去治疗信心。

3. 敏感多疑、缺乏主见　有的患者因患病会变得异常敏感，尤其是在诊断不明确时，尤以慢性疾病患者表现得更加明显。患者对他人的合理建议半信半疑，很想了解病情，却又怀疑甚至曲解医师的解释；总以为别人在议论自己的病情，疑心诊断有错、治疗不当。有些患者身体稍有异常感觉，便胡乱猜测，行为上盲从、被动，甚至接受一些迷信说教。

五、患者的心理需要

人们在健康时往往能主动去满足自己的各种需要，而患病后则无法以通常的方式满足一般人所共有的多种心理需要，甚至会因为社会角色的变化而产生新的需要。因此，护理人员应该认识并尽量满足患者的各种合理需要，以促进疾病的康复。

1. 患者的生理需要　患者的饮食、呼吸、排泄、睡眠及躯体舒适等基本生理需要的满足在患病后将受到阻碍或威胁。不同疾病及病情严重程度对生理需要的影响不一样，如食管癌患者因吞咽困难无法满足饮食需要，必须被动地借助一定的仪器进食；需要限制饮食的糖尿病患者或者需要限制烟酒的某些患者为满足其需求可能会"偷吃""偷吸"或者"偷喝"；腹部造口引流粪便或尿液的患者，造口排出物的不适气味和造口术所致的体态改变对其生活可能产生不利影响。因此，护理工作者体会到患者生理需要的特殊性会更有利于整体护理。

2. 患者的安全需要　安全需要是患者最基本和最重要的需要，也是求医的最终目的。疾病本身就是对安全需要的威胁。另外，患者在疾病诊断和治疗过程中往往会面临一些影响安全的诊疗措施，如某些诊断性检查、手术、药物治疗、交叉感染等，也使患者产生安全的需要。为了确保安全，患者往往希望了解医院、医务人员和自己所患疾病等重要信息，特别对可能出现的不良反应、不良后果、意外情况、疾病的预后等信息极为关注。普通患者与专业医护人员对于生命安全的理解会有较大的差异。护理工作中需要通过观察和沟通等方式评估患者的安全需要，适时给予安慰、解释等；在使用任何诊疗手段，特别是侵入性诊疗措施前做好解释，以消除患者的顾虑，让患者获得充分的安全感。

知识链接

患者的安全需要

安全需要是患者最重要、最迫切的需要。临床工作中，我们常常可以看得患者把疾病看得很重，有着这样那样的担心，具有明显的焦虑情绪。医护人员作为专业人士，在临床见的病情多，很可能见到过比该病患者更严重更危急的病情，同时出于专业需要要保持镇静，对疾病不会表现出与患者同等的重视。这可能引发某些患者的误解，觉得"医护人员不重视、不在乎我的疾病"，使患者的安全需要无法得到满足。临床护理工作中要考虑到这些可能性的存在，充分理解到患者的安全需要，从而有助于良好护患关系的建立和整体护理的开展。

---

3. 爱与归属的需要 患者住院后，遭受着疾病痛苦的折磨，加之又生活在一个陌生的环境里，导致他们产生非常强烈的归属需要。他们需要尽快熟悉环境，能与医务工作者和病友交流并被接纳；需要家庭、社会、医院及医务工作者的支持；需要保持与社会的联系和交往，获得关怀、同情及理解。他们对亲友是否探视、医务工作者态度如何等都特别在意。因此，医务工作者要特别留意自己的言行举止，努力建立良好的医患关系。具体可根据患者的情况和医院的客观条件，安排适当的活动，调动患者的积极性；帮助患者协调好病区小群体的人际关系，使其能在温馨和谐的人际氛围和医疗环境中得到治疗。

4. 尊重的需要 患者进入患者角色后，原有的社会角色随之丧失或减弱，成为"弱者"，经常处于被帮助和受支配的地位。同时，患者原有的能够满足尊重需要的途径会暂时缺乏，故自我评价往往较低，但他们却对别人如何看待自己极为敏感，自尊心极易受到伤害。这就导致其在新的人际群体中，其尊重需要可能会强于健康人。不论什么背景的患者都希望得到医务人员的尊重、重视或平等对待、赞扬和鼓励；希望自己对医院、医务人员批评和建议能够得到关注和采纳；希望医务人员对自己的隐私保密，向自己提供与疾病有关的诊治信息以及体现自己的知情同意等。在临床护理工作中，满足患者的尊重需要不仅是人文关怀，更涉及护理伦理和卫生法规，具有伦理和法律要求。

5. 患病时自我实现的需要 患病时，尤其是意外事故致残或遭受严重疾病打击的患者，自身能力受限，自我实现感下降。主要表现在表达个性和发展个人能力方面感到力不从心，自我实现感明显受挫。此时，患者急需要医务工作者、患者家庭和社会的鼓励，以帮助其树立战胜病痛的信心，提高战胜疾病的勇气。

总之，患者的心理需要会以各种方式表现出来，若得不到及时的满足便会产生一些抵触行为，影响治疗和康复。医务工作者在医疗活动中应仔细观察患者的情绪变化和行为反应及其背后起决定作用的心理需要，在确切了解患者心理需要的基础上，根据患者心理特点加以干预。

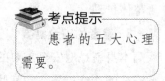

考点提示

患者的五大心理需要。

患者的心理需要

　　文中"患者的心理需要"是从马斯洛的需要层次理论展开阐述的，致力于说明相比正常人患者一般心理需要的特殊性。另外一种常见的观点认为，患者的心理需要包括：心身康复的需要、安全的需要、尊重的需要、归属与爱的需要、适当活动和刺激的需要以及信息的需要等。

扫码"学一学"

第三节　患者家属的一般心理过程

一、患者家属的心理变化过程

　　由于患者家属的年龄、性别、所接受的教育、家庭经济等诸多不同，其心理自然也各有轻微的不同之处，但其共同点则是值得关注的。

　　1. 意志受挫、信心丧失　患者患病期间，家属必然要花费大量的时间和精力照顾患者。尤其是一些病情严重，病程较长，或出现偏瘫、失语、生活不能自理的患者，家属在长期照顾患者的过程中常常忽视对自己的照顾，久而久之，对治疗丧失信心，易出现意志受挫的心理反应。

　　2. 疲乏、不耐烦和暴躁心理　家属因家庭、工作等生活规律受到干扰及担心自己在工作期间不能照顾患者而产生负罪感，长期压抑而隐瞒了自己的真实情况，极易出现疲乏和暴躁。稍有一点不称心，都可能对患者、亲友甚至医护人员发火，甚至提出一些不切合实际的想法，影响医护人员的正常医疗护理工作。

　　3. 恐惧、绝望心理　家属多因患者病情严重或病情进一步恶化，而对疾病的转归感到渺茫，对今后的生活失去动力，产生了严重的恐惧感，陷于悲观、绝望中而萌发不良的心理反应。

　　4. 抑郁、焦虑心理　多见于家属对患者病情不了解，缺乏疾病知识，担心家庭生活及经济来源，面对压力时往往无处倾诉或做出了努力却未能得到别人的关心和理解，如此来自各方面繁重的负担而让他们产生了抑郁、焦虑的心理反应。

二、患者家属常见的情绪反应

　　1. 恐惧和紧张　家属得知亲人病情已确诊时，表现出惊恐不安、不知所措、表情迟钝、注意力不能集中，以致日常活动出现反常或遗忘行为。过分的不安和紧张情绪在患者面前不易控制，使患者在心理上直接受到不良刺激。

　　2. 隐瞒和焦虑　大多数家属认为让患者了解病情会增加思想负担，因而千方百计对患者隐瞒真实病情，而其焦虑情绪无法控制，对患者的问话不能如实回答或者借口搪塞。直至患者病故后，则又感到亲人带着疑虑离去，没有留下遗言而深感内疚和不安。

　　3. 悲哀和沮丧　有的患者与家属感情深厚，是家庭中的主要经济收入者，或者是操劳家务、抚养子女的主要负责者，当预后日益不佳时，家属痛苦更甚，终日沉浸于悲伤之中。表现为愁眉不展、唉声叹气、精神不振、不思饮食、不能入眠、明显消瘦，甚至因悲痛过

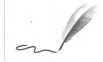

度而发生晕厥。

4. 厌烦和淡漠　少数家属与患者感情不佳，或因经济困难，或因患者长期影响家人正常生活与安宁而感到厌烦，甚至不愿关心照顾。有的认为既已送入医院，就已尽到了责任而不闻不问，一切依赖医护人员。平时很少关心探望，甚至怕被传染而不愿多接触患者。

三、患者家属的心理需求

心理需求指的是个人的一种心理上的要求。若是可以得到满足则可以消除或者降低他们的焦虑和烦恼，可以增加舒适感和幸福感。家属是患者最有力的社会支持，家属的心理需求如果得不到解决可能会影响患者疾病的恢复。因此了解家属的需求，以便为家属提供及时有效的帮助是非常重要的。

1. 家属对患者信息的需求　家属对患者生命安全强烈关注，希望亲人得到最佳的救治。家属焦虑及压力的来源全部来自患者的疾病发展与转归，时刻想了解患者的各方面的动态变化。他们对患者的诊断、病情发展变化、治疗方案和预后结果等信息有强烈的心理需求。他们希望每天能得到有关患者病情的消息，希望能了解患者病情的进展情况及每天的医疗费用情况。因此，医护人员应向家属详细解释患者病情及治疗方案，以及有关患者的动态信息、与病情有关的基本知识、健康指导以及相似病例的预后等内容，以满足他们的心理需求。有研究表明医护人员向患者家属提供及时、详细、真实的信息，使家属知情参与决策，有利于其减轻焦虑，提高控制能力和依从性，增加治疗满意度。此外，家属的文化程度越低，其对患者信息的需求则越高。因为其受到自身文化上的制约，其对疾病的了解很少，所以会产生茫然以及焦虑的心情。因此，医护人员应该把和患者病情相关的知识用简单易懂的话语跟家属讲解清楚。

2. 家属接近患者的需求　有资料显示，家属有接近患者的需求，包括空间及感情上的接近。家属希望能够时刻陪伴在患者身边，寸步不离，给予亲人无微不至的照顾和心理的支持。同时家属通过观察患者的身体变化可以直接了解患者的病情进展情况。尤其是患者经过抢救治疗后，家属迫切希望看到患者的整体情况和医生护士给予的处置，这样感觉才能放心一些。因此，医护人员在条件允许的情况下，应尽可能满足家属接近患者的需求。如当患者外出检查时，及时通知家属陪同，增加家属与患者的接触机会；对于 ICU 病房，也可以每天固定开放半个小时，由当班医生和护士陪同家属探视患者。在此期间加强与家属的沟通，允许家属短时间陪伴患者，指导其参与对患者的护理，耐心解答家属提出的疑问，以让家属的心理得到安慰，减轻其焦虑情绪。

3. 家属被关心及支持的需求　家属对患者生命安全的强烈关注，并花费大量的时间和精力照顾患者，常常忽视对自己的照顾，压抑自身的需求，如自己的饮食、睡眠等需求和情感需求。长期压抑而隐瞒了自己的真实情况，极易出现疲乏和暴躁，抑郁和焦虑等不良心理反应，甚至因此影响与患者、亲友和医护人员的关系。故医护人员一方面可以为家属提供力所能及的帮助支持，如详细介绍病情、病区环境、生活必需品的准备、科室联系电话、基础护理和生活护理指导等，减轻家属的焦虑、茫然和无助情绪。另一方面也需注重与家属的沟通交流，及时察觉家属情绪变化，必要时进行有效的心理疏导。鼓励家属将内心的痛苦和真实想法说出，并提供适当的场所和机会让家属宣泄内心的悲伤和压力，耐心倾听家属的诉说，理解与尊重家属的失落反应和悲伤，给予适当的安慰，为家属提供最大程度的情感支持。

本章小结

通过对本章节的学习，学生对"患者"概念的界定有了清晰的认识，了解到了患者患病后的心理变化过程以及其认知、情绪和行为方面的转变，同时对患者家属的心理变化过程、常见情绪反应和需求也有了足够认识和重视。

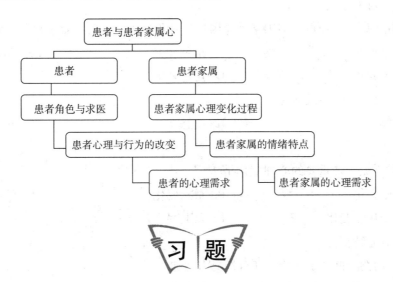

习题

一、选择题

【A1/A2 型题】

1. 人在社会中扮演多种角色，其行为应随时间、环境不同进行调整，这是

　　A. 角色期待　　　　　　　B. 角色转换　　　　　　　C. 角色冲突

　　D. 角色矛盾　　　　　　　E. 角色缺如

2. 关于求医行为，以下哪项最正确

　　A. 求医行为的人肯定自觉有病

　　B. 一个人身体出现病变时就会产生求医行为

　　C. 求医行为主要取决于疾病的性质

　　D. 求医行为受多种心理社会因素的影响

　　E. 求医行为主要取决于疾病的严重程度

3. 进入患者角色的根本原因是

　　A. 从原有的社会角色中解脱　　　　　B. 环境发生了改变

　　C. 患病　　　　　　　　　　　　　　D. 处于被帮助的地位

　　E. 享受特殊待遇

4. 患者由于工作繁忙或者家庭责任而不能安心治疗，这是

　　A. 患者角色冲突　　　　　　　　　　B. 患者角色缺如

　　C. 患者角色消退　　　　　　　　　　D. 患者角色隐瞒

　　E. 患者角色假冒

5. 某人已被确诊为某病，而本人否认自己有病，此人角色行为的改变属于

    A. 角色行为冲突   B. 角色行为减退

    C. 角色行为强化   D. 角色行为缺如

    E. 角色行为异常

6. 医师判断患者疾病已经康复，但患者本人认为自己还需要住院治疗，属于

    A. 角色行为减退   B. 角色行为异常

    C. 角色行为强化   D. 角色行为冲突

    E. 患者角色适应

7. 某患者疾病尚未痊愈，但因某种原因从患者角色过早地转入常态角色，此行为是

    A. 角色缺如   B. 角色冲突   C. 角色强化

    D. 角色异常   E. 角色减退

8. 患者最常见的情绪反应是

    A. 抑郁   B. 愤怒   C. 焦虑和恐惧

    D. 敌意   E. 自怜

9. 患者最常见、最重要的心理变化是

    A. 人格变化   B. 意志变化   C. 情绪变化

    D. 认知功能变化   E. 以上都不是

10. 患者意志特征是

    A. 主动性降低、耐受能力和自控能力增加

    B. 主动性降低、耐受能力和自控能力下降

    C. 主动性增加、耐受能力和自控能力下降

    D. 主动性、耐受能力和自控能力增加

    E. 主动性和自控能力下降、耐受能力增加

11. 患者的心理需要不包含下列哪项

    A. 需要尊重   B. 需要安全   C. 需要关心

    D. 需要明确的诊断   E. 需要获得事业的成功

12. 对于患者来说，最重要的、最优先的需要常常是

    A. 生理的需要   B. 爱和归属的需要   C. 安全的需要

    D. 尊重的需要   E. 自我实现的需要

二、思考题

某女青年，八级钳工，患糖尿病住院接受治疗。其离开了熟悉的工作环境和同事，感到孤独、情绪低落。一天，病区水管坏了没人修理。她主动将其修理好，得到了大家的肯定。在以后的几天，该青年情绪明显好转。

（1）这说明她的什么需要得到了满足？

（2）试论述如何满足患者不同的需要？

扫码"练一练"

第九章　不同疾病阶段患者的心理护理应用

学习目标

1. **掌握**　不同疾病阶段患者的心理特点。
2. **熟悉**　不同疾病阶段患者的心理护理。
3. **了解**　不同疾病阶段患者的心理主导需要。
4. 学会理解患者的心理反应，满足患者的情感需求。

故事点睛

旁白：小丽是一名乳腺癌患者，她来到心理咨询室，咨询王医生，小丽说："在没有查出来病之前，我的人生一片光明，有喜欢的工作，有美满的家庭。可是现在老天无情地拿走了这一切。"听后王大夫询问："你是什么时候发现疾病的？"小丽回答："发现左乳有个包块有一段时间了，但是女人爱美的天性让我迟迟没有下决心去检查。直到半年前，发现包块突然长大了并且有压痛，我才开始注意它，到医院做了相关检查，报告确诊乳腺癌。"

人物：由两名学生分别担任故事人物，进行即兴表演。

请问：

1. 故事主人公小丽此时的心理特点是什么？
2. 针对她的心理反应，该如何开展心理护理？

第一节　疾病早期患者心理特点与心理护理

患病初期，无论轻症或重症患者，无论患急性病或慢性病，必然会产生心理反应，但反应程度不一，表现复杂多样。护士应尽快了解和确定患者心理特点，有针对性地做好心理护理。

一、疾病早期患者的心理特点与需求

（一）心理特点

1. 否认与侥幸　一向健康的人对自己成为患者多感到突然，特别是被诊断为难治的严重疾病，震惊之后患者首先出现的心理反应就是否认，不相信自己患病，不接受医生的诊断；有的尽管身体已有不适仍坚持上班，想以此证明自己健康状况良好。之后患者常存侥幸心理，总希望医生的诊断是错误的，要求重新检查，迟迟不愿进入患者角色；或对疾病

扫码"学一学"

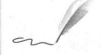

的严重程度半信半疑，尤其对病感不敏感的人，侥幸心理更为严重。

2. 抱怨与负罪感　当确认自己患病，有的患者会抱怨家人关心不够，没有照顾好自己；自怨没有量力而行导致身体健康受损。有的患者感受到疾病的痛苦与折磨，可产生"倒霉"心理，或视为上天的处罚，内心有负罪感。患者常以消极与生气的方式对待疾病，不愿诉说疾病的痛苦与症状，或向医护人员、家人寻事争吵以发泄内心痛苦。

3. 恐惧与忧心忡忡　急危重症的患者对突然发生的变故缺乏心理准备，可导致强烈而复杂的心理反应，如急性心肌梗死患者可因持续剧痛而产生濒死的极度恐惧，迫切希望得到最佳和最及时的救治，转危为安；身患难治疾病或不治之症、疾病可能影响身体功能与形象或面临大手术的患者，极易产生恐惧反应，表现为焦虑不安、紧张、忧心忡忡、夜不能寐、日不思饮；遭遇意外创伤的患者在疾病初期常表现"情绪休克"。

知识拓展

情绪休克

情绪休克即心因性木僵状态（不言不语，双目视而无睹，对人漠不关心）和心因性朦胧状态（茫然，对周围环境不够清晰的感知，不知自己所处环境），是一种心理防卫机制。

情绪休克可以减少因焦虑和恐惧而造成的过度心身反应，因而在一定程度上对个体起保护作用。但受伤者的这种安静行为表现，并不意味着伤势不严重，要防止被表面现象所迷惑，延误抢救时机。实际上，在大批受伤者中间，那些不喊不叫的人，有时反而比某些叫声响亮者伤势更重。

4. 轻视或满足　有的患者因工作繁重、经济压力或知识不足等而轻视疾病；有的患者因患一般疾病，病程不长，预后较好，能暂时脱离紧张的工作岗位，或受到别人的照顾，成为亲朋好友关注的对象，虽然有病，心理却得到一定的满足，表现为情绪轻松，愿意谈自己的病情及预后。

5. 陌生与孤独感　初次住院的患者对病区环境不熟悉，对医生和护士不了解，对医院的饮食习惯、作息制度等不适应而易产生陌生和孤独感。

（二）主导心理需要

主要体现为尊重和安全的需要。患者盼望得到热情接待，希望医务人员一视同仁；期望有经验的医师看病，能及时做出诊断和制订治疗方案，渴望早日康复。

二、疾病早期患者的心理护理

心理护理的重点是给予较多的心理支持，协助患者正确认识和对待病情，减少患者的紧张情绪，使之初步适应医院的环境，较好配合治疗与护理。

1. 有效沟通　护士应礼貌、热情地接待患者，安排整洁、安静、舒适的病室环境；主动与患者沟通，了解患者的感觉，给患者以安慰等，向患者介绍科室的环境及有关医院的制度，向患者介绍主治医师的情况，通过良好的言语与行为同患者建立相互信任的人际关系。

2. 满足需要　在不违反治疗原则的情况下，尽量满足患者的生活需要，适当照顾患者的原有生活习惯和爱好；对病情严重、生活不能自理的患者，协助他们保持整洁与卫生；对患者不愿提及的生理缺陷或其他隐私，应严守秘密，维护其自尊，帮助患者接触病友，消除或减轻其陌生感和孤独感。

3. 心理支持和疏导　鼓励患者表达感受，倾听其诉说，帮助患者宣泄恐惧、忧虑等不良情绪；鼓励恢复期的病友现身说法，解除同类患者的顾虑。动员患者的社会支持系统，鼓励家属和亲朋来访，使患者感受到被关心与重视，获得心理支持。

4. 认知干预　帮助轻视和否认患病、心存侥幸、抱怨和有负罪感的患者理清思路，明确问题，指导患者提高认知和应对能力，帮助患者尽快进入角色，解除负罪感，正视疾病，积极配合治疗和护理。

第二节　疾病发展及稳定期患者的心理特点与心理护理

扫码"学一学"

经过一段时间的诊断、治疗和护理，多数患者的病情明确，且日趋稳定和好转，患者的心理反应较前和缓。慢性疾病患者可因病程较长、病情反复发作，导致情绪不稳。此期加强心理护理有利于增强治疗效果，缩短病程。

一、疾病发展及稳定期患者的心理特点

（一）心理反应

1. 接受与适应　此期患者已接受自己有病，逐渐适应医院的生活；患者变得顺从，与医护人员关系和谐、依赖，迫切要求多用药，用好药，早日解除病痛；患者把注意力集中于身体体征的变化，想了解自己的体温、脉搏、血压等情况，想了解病情和治疗方案，急切想知道各项检查的结果。

2. 担心和焦虑　有些患者的情绪随着病情发展而变化，有时高兴，有时失望；急躁、紧张、焦虑等消极情绪时常出现。有些患者仍对疾病心存忧虑，担心急性病变成慢性病；术后的患者常担心刀口裂开或出血等意外，害怕活动会造成伤口愈合困难不愿下床活动；病情反复急性发作、迁延不愈又无特效药治疗的慢性疾病患者，常陷入求生不得，求死不成的无奈、焦虑状态。

3. 沮丧与厌倦　主要见于患慢性疾病的患者。患者可因疾病需长期治疗且经久不愈、甚至终身生存在慢性病痛中而陷入沮丧、失望等心境；有的患者认为给家人和亲朋造成沉重的经济和照顾负担，失去生活信念，悲观绝望，产生厌世意念。

（二）主导心理需要

主要表现为身体安全、病情信息和友爱的需要。患者希望获得病情变化的讯息，希望早日恢复健康，希望与医生、护士及病友建立良好的关系。

> **考点提示**
> 疾病发展及稳定期患者的心理特点。

二、疾病发展及稳定期患者的心理护理

此期的护理重点是保持良好的护患关系，加强与患者的沟通，调节患者的不良情绪。

1. 维护良好的护患关系　继续协助患者的生活护理，关心患者的起居，鼓励患者适当活动，使患者感到温暖，维护已建立的良好护患关系。

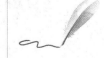

2. 调节患者的不良情绪 及时将病情好转的信息反馈给患者，消除患者的顾虑，增强其战胜疾病的信心；沟通过程中注意应用积极暗示性语言，鼓励患者为早日康复做出努力。提醒患者的亲友在探视时话题不宜集中在病情。可利用间歇或专门时间开设健康教育讲座，宣传相关疾病的知识，说明疾病的演变过程，减轻患者的心理压力。

知识链接

急性心肌梗死

急性心肌梗死是一种由心理、社会和生物等多种致病因素引起的心身疾病，死亡率较高，已成为我国三大死亡疾病之一。

在疾病处于亚急性期时患者会出现遭受疾病痛苦折磨后的一种倒退行为。此期护士应多与患者沟通，了解其性格特征、饮食习惯和本次发病的诱因，有针对性地进行心理疏导、认知训练和放松治疗；对患者的情绪进行耐心、细致的疏导，适当地引导、调控，使患者情绪稳定，能够积极主动地配合治疗。

扫码"学一学"

第三节 疾病恢复期患者的心理特点与心理护理

恢复期指患者经过治疗和护理，身体逐步康复，生活逐步恢复正常的过程。在此期间，患者的心理由于病情病种、文化层次、个性特征、经济状况等因素，表现多种多样，有些心理状态可致恢复期延长。护士应采取有效措施，加强指导，协助患者身心早日康复。

一、疾病恢复期患者的心理特点

（一）心理反应

1. 兴奋与欣慰 有些患者因病痛减轻或消除，自认为病愈而产生兴奋情绪，甚至不听从医护人员的劝说，过多活动；多数患者为身体的逐步康复，即将离开治疗和休养的环境，回到正常的生活中而感到欣慰。

2. 焦虑与忧伤 有的患者害怕疾病恢复不彻底而形成慢性迁延性疾病；特别是疾病或外伤遗留残疾者，无一例外地忧虑日后的学习、婚姻、生活及工作能力、社会适应等问题，他们担心难以胜任原来的工作，担心出院后能否得到家庭、单位的接纳和照顾，因而产生焦虑情绪。

3. 悲观与绝望 主要见于意外创伤造成永久性严重残疾的患者，他们无法承受残疾对未来人生所造成的重大挫折，对如何度过漫长且艰难的人生感到悲观绝望，自暴自弃，严重时可产生轻生念头。患者放弃必需的功能锻炼，康复过程延长，结果可导致"小残大废"，使局部的残疾成为背负终生的沉重包袱。

4. 依赖与退缩 久病后患者依赖性增强，始终认为自己不能多活动，不能工作，不愿脱离患者角色，安逸于别人照顾的生活。有些患者有退缩表现，如术后因怕痛而放弃功能锻炼；或怀疑身体尚未痊愈，害怕疾病反复，希望延长住院时间。急危重症患者可能对重症监护病房产生依赖。

（二）主导心理需要

主要表现为对外部世界信息的需要。随着身体的康复，心理活动逐渐转向外部世界，关心社会大事，迫切希望了解工作单位和家庭亲友的信息。部分患者的自我实现需要上升。

二、疾病恢复期患者的心理护理

此期的护理重点是提供支持和咨询，帮助患者恢复自主生活，提高适应能力，恢复社会角色功能，使患者从心理、身体和社会三方面获得全面康复。

1. 提供信息与知识　通过健康教育，说明疾病的转归，介绍出院后自我护理、保健常识，学会康复方法，使患者正确领会出院后如何服药、巩固疗效、加强功能锻炼，以减轻因出院而产生的焦虑。

2. 心理支持与疏导　鼓励患者参与制订康复计划，克服依赖性，尽快适应病前生活。对不能恢复病前状况的患者，给予精神上的安慰和疏导，帮助他们面对现实，从焦虑和忧伤中解脱，建立乐观的生活态度，做情绪的主人。

3. 自护行为塑造　运用强化理论，通过赞扬的方式强化患者的自护行为；以奖励的方式消退依赖行为，给以正性行为强化，指导患者在力所能及的范围内承担生活的责任，做力所能及的工作，提高适应生活及社会的能力。

4. 协助认知治疗　对遗留残障、悲观绝望的抑郁患者，特别是烧伤毁容或肢体残缺的年轻未婚者，协助医生实施认知疗法，帮助患者建立正确的认知方式，正确面对目前的健康状态；用模范事例鼓励他们建立信心，克服消极情绪，从绝望中走出，适应新的生活方式；最大限度发挥自己的潜能，避免局部残疾导致心理的残疾甚至残废。同时应主动与患者接触，加强监护，严密防止自杀行为。

本章小结

通过本章的学习，学生对疾病不同阶段患者的心理特点有了充分的了解，增进了对患者心理的认知，掌握了疾病不同阶段患者的心理护理技能。实践中采取有针对性的护理措施，可以帮助患者减轻心理负担，化解心理问题，提升整体护理的质量。

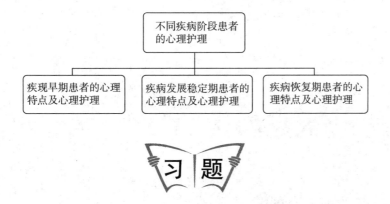

习题

一、选择题

【A1/A2 型题】

1. 疾病早期患者的心理特点不包括

  A. 否认   B. 恐惧   C. 适应

  D. 抱怨   E. 孤独

2. 疾病恢复期患者的心理护理重点内容不包括

  A. 提供信息与知识   B. 心理支持与疏导

  C. 自护行为塑造   D. 协助认知治疗

  E. 帮助患者适应医院环境

3. 慢性疾病的患者，因疾病需长期治疗甚至终身生存在慢性病痛中，患者容易出现_____的心理反应。

  A. 沮丧与厌倦   B. 恐惧与忧心忡忡

  C. 否认与侥幸   D. 陌生与孤独感

  E. 以上都不是

4. 疾病早期患者的心理护理应注意

  A. 有效沟通   B. 满足需要

  C. 心理支持和疏导   D. 认知干预

  E. 提高患者的社会适应能力

5. 疾病恢复良好，但患者仍认为自己不能多活动，不能工作，不愿脱离患者角色，害怕疾病反复，希望延长住院时间。这反映了患者_____的心理特点。

  A. 焦虑与忧伤   B. 悲观与绝望   C. 依赖与退缩

  D. 沮丧与厌倦   E. 孤独与陌生

二、思考题

  患者张某，男36岁，因交通事故致残，行右大腿截肢术。术后患者听从医嘱，积极配合治疗，病情稳定转入康复期，但此时患者出现情绪波动，对未来产生悲观的想法，并出现消极治疗、对抗康复训练的情况。

  请问：

  （1）该患者存在的心理反应是什么？

  （2）针对患者的心理反应，护士应当如何做好心理护理？

扫码"练一练"

第十章　不同疾病种类患者的
心理护理应用

学习目标

1. **掌握**　各类患者心理护理的具体措施。
2. **熟悉**　各类患者的心理特点；患者心理的影响因素。
3. **了解**　危机事件常见原因；术前焦虑与手术结果的关系。
4. 具有理解患者心理感受的能力，能针对不同患者的心理特点运用心理护理技能。

第一节　疼痛患者的心理特点与心理护理

扫码"学一学"

故事点睛

　　旁白：在第二次世界大战期间，战斗中受重伤的士兵被送进野战医院进行治疗。医生发现这些重伤伤员3个人中只有1个人感到非常痛而要求镇痛，其他士兵或者否认大面积创伤的疼痛，或者只感到轻微疼痛而不需要任何镇痛药物。这些伤员并非完全不能感觉疼痛，在护士给他们静脉穿刺不成功时，他们也跟平常人一样的抱怨疼痛。

　　人物：由3~4名同学分别扮演伤员、医生、护士进行即兴表演。

　　请问：

　　1. 否认大面积创伤疼痛的士兵，真的不能感觉疼痛吗？

　　2. 哪些因素会影响疼痛的感受？

　　疼痛是机体对存在或潜在损伤的综合体验，表现为生理上和心理上的一系列反应，是一种不愉快的感觉和情绪上的负面感受。由于疼痛具有心理学属性，因此，了解疼痛的心理学知识，减轻患者疼痛，是护理工作者重要且迫切要解决的护理问题。

一、疼痛患者的心理特点及影响因素

　　1. 心理特点　疼痛是一种复杂的心理和生理状态，常伴有不舒适、不愉快的情绪反应。疼痛的心理学特点有以下方面。

　　（1）疼痛是个体化的主观体验。患者的疼痛症状是否出现及疼痛强度与心理状态有关，且与不愉快的情绪相伴。

　　（2）疼痛具有明显的个体差异。相同性质和强度的刺激作用于不同个体，所引起的心

理反应具有明显的个体差异。

（3）不同性质的疼痛刺激所伴随的心理反应也存在较大差异。慢性疼痛的心理反应主要表现为抑郁；急性危重患者疼痛的心理反应主要表现为紧张和恐惧。

2. 疼痛的影响因素　疼痛与心理因素有着密切关系。心理性成分对疼痛性质、分辨和反应程度以及镇痛效果都会产生影响，可以说心理因素伴随着疼痛的全过程有时甚至是疼痛独立的原发因素。此外，社会文化因素也会影响人们对疼痛的认识、感受和反应，具体包括：①早期经验；②对情境的认知评价；③情绪状态；④注意力；⑤人格特征；⑥暗示。

二、疼痛患者的心理护理

疼痛可使患者出现焦虑、抑郁等一系列心理反应，甚至愤怒、恐惧及其他心理问题。对疼痛患者除了药物处理外，可以采取以下措施进行心理护理。

1. 减轻患者心理压力　护理工作者应耐心倾听患者关于疼痛的主诉，尊重、理解患者疼痛时的行为反应；向患者详细解释疼痛的原因及规律性，协助患者克服疼痛。

2. 保持良好情绪状态　使疼痛患者保持良好的情绪状态十分重要。持续的不良情绪或心理问题，可使疼痛迁延不愈；有些不良情绪本身可以引起疼痛，尤其是焦虑和抑郁。

3. 分散注意力　护理过程中，可运用放松疗法、听音乐、看电视、愉快交谈等分散患者的注意力，从而减轻疼痛。

4. 积极暗示　暗示可对患者的痛阈值和耐受性产生特殊影响。积极暗示可使患者心情放松、消除紧张，提高其痛阈值，对降低疼痛或止痛有良好效果。

5. 运用松弛疗法　疼痛患者常伴有明显紧张情绪。用松弛疗法可使患者放松，缓解紧张情绪，从而减轻疼痛。常用的松弛疗法有瑜伽、坐禅、气功、渐进式放松等。

扫码"学一学"

第二节　危机事件后创伤患者的心理特点与心理护理

一、危机事件后创伤患者的心理特点及影响因素

危机事件是指人们无法预料或难以预测的，突发的带有一定危险性的事件，一般具有突发性、紧急性、高度不确定性、影响的社会性和决策的非程序化的特征。危机事件常见的原因有以下两种。

（1）重大的自然灾害　如地震、洪水、海啸等威胁生命安全的伤害。

（2）严重的生活事件　如重大的生产事故、交通事故、暴力事件等。

当个体遭遇危机事件时，常常引起一系列生理、心理和行为反应。认识和理解这些心理反应、行为特点，可为护理人员开展危机事件后创伤患者的心理护理奠定基础。

（一）危机事件后创伤患者的心理特点

1. 情绪激动　由于危机事件的突发性、紧急性和损害后果的不确定性，患者面对突发的创伤，大多伴有情绪激动、理智不足等心理特点。

2. 认知狭窄　危机事件后创伤患者易导致认知范围变窄，注意力较多局限于自身伤情变化，对其他事物的判断很容易出现偏差。

3. 意志减弱　这种心理活动特点，几乎在每个危机事件后创伤患者的身上都有不同程

度的发生。表现出独立性下降、依赖性增强、约束力减弱，甚至惊慌失措、退行性行为等。

4. 敏感性增强 危机事件的高度不确定性，使患者在遭遇后敏感性明显增强，不仅对环境变化敏感，也高度紧张地关注其自身健康问题。

5. 心理反应复杂 危机事件后创伤患者的心理反应复杂。创伤早期患者的心理反应有：情绪休克、紧张、恐惧、庆幸、内疚、焦虑等；随着时间推移，创伤康复期患者心理反应发生变化，有的患者表现为创伤后适应和成长，也有患者出现社会功能缺陷、依赖性增强、悲观、绝望、创伤后应激障碍等。

人们在经历危机事件后都会出现程度不等的心理反应，随着时间推移逐渐平复，这是正常的心理过程。而对于异乎寻常的、威胁性、灾难性事件，当危机事件的强度与主观体验超出个体耐受能力时，出现过于严重、延迟和（或）持久的反应，可发展成为创伤后应激障碍。创伤后应激障碍的三大核心症状为：警惕性增高、闯入体验、回避，其他症状中，抑郁很常见，负罪感也常见于灾害的幸存者。

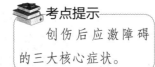
考点提示

创伤后应激障碍的三大核心症状。

（二）心理反应的影响因素

（1）损伤程度危机事件后躯体功能损害程度、有无伴随症状体征、有无合并其他的疾病是影响患者心理的主要因素。

（2）个性特征年龄、性别、个体经历等都会对心理反应造成影响。

（3）认知评价对危机事件和现实处境的评价会影响患者的心理。

（4）社会因素社会支持水平低，创伤前后有负性生活事件者易产生心理问题。

（5）环境因素治疗康复环境，相关人员态度等，也将影响患者心理健康。

二、危机事件后创伤患者的心理护理

（一）创伤早期患者的心理护理措施

1. 重建心理安全感 危机事件发生后应尽快使伤者脱离事件现场，避免进一步伤害，建立心理安全感。

2. 稳定患者情绪 危机事件后，患者急于了解自己的伤势及预后，护理人员应根据患者伤情、预后、接受能力，适时告知，使患者逐步完成身心调适，适应新角色。

3. 心理支持 护士应鼓励患者表达对事件的想法与感受，耐心倾听患者诉说危机情境，多加安慰，消除患者恐慌、担心。

4. 强化创伤患者的社会支持系统 患者的社会支持情况会影响患者的康复，争取家属及社会支持，能帮助患者保持良好心理状态。

（二）创伤康复期患者的心理护理措施

1. 帮助患者树立自信心 对于自我价值降低、自暴自弃的患者，要启发、鼓励他们振作精神，注意引导激发患者价值感，树立自信心。

2. 对创伤后躯体障碍患者进行心理护理 为患者提供情感宣泄的条件，鼓励其表达感情。共同讨论所面对的问题及可能的解决方案，帮助患者认识自身的力量和拥有的资源。

3. 对创伤后应激障碍患者进行心理护理 对确诊的创伤后应激障碍处理起来比较困难。一般的措施是提供情绪上的支持，鼓励复述受创经历，结合既往经历加速度过有关的情绪反应。

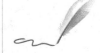

第三节　慢性病患者的心理特点与心理护理

慢性病是对一类起病隐匿，病程长且病情迁延不愈，病因复杂疾病的概括性总称。在慢性病的发生、发展、转归过程中，心理因素不可忽略。护理工作者针对慢性病患者的心理特点，实施心理护理，对改善患者病情，提高患者生活质量有着十分重要的意义。

一、慢性病患者的心理特点及影响因素

慢性病一旦患病多难以治愈，患者疾病反复发作、病情逐渐恶化，甚至出现各种并发症，造成生活质量下降、劳动能力丧失、寿命缩短。病情严重地影响着患者的生活、学习、工作和家庭，使其产生复杂的心理反应；另外，年龄、性别、人格特征、社会支持程度也会影响患者心理。慢性病患者心理特点如下。

1. 紧张焦虑　长期的疾病折磨，患者容易出现紧张、焦虑、忧愁、愤懑、急躁、烦闷等消极情绪。其中，紧张、焦虑是慢性病患者最常见的心理问题，主要表现为烦躁、失眠、易怒、有度日如年的感觉。

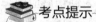

考点提示

慢性病患者最常见的心理问题是紧张、焦虑。

2. 心境抑郁　慢性病患者可因其疾病需长期治疗且经久不愈，持续的陷入沮丧、抑郁的心情状态。

3. 个性改变　慢性病患者由于长期忍受疾病折磨，心身疲惫，使他们产生诸多疑虑，对医疗技术水平责怪，对家人埋怨，个性改变，出现敌对、怨恨和易怒的性格特点。

4. 角色强化与依赖　有些慢性病患者进入角色后，逐渐适应，形成患者角色习惯化，将照顾视为理所当然，依赖护理人员和家人的照顾，拒绝承担力所能及的活动。

二、慢性病患者的心理护理

1. 全面评估患者身心状态　护士要全面评估患者身心状态，将疾病治疗与心理护理有机结合，才能有效开展慢性病患者心理护理。

2. 给予积极的心理支持　护理工作者应结合慢性疾病病程长、见效慢、易反复的特点展开心理护理。帮助患者正确认识慢性疾病，给予有针对性的帮助；积极动员患者家属、亲朋好友多鼓励、多关心患者，使其重建生活信心。

3. 生理护理与心理护理相结合　对慢性病患者的护理要做到身心同护，应及时妥善处理患者不舒适症状，避免出现不良情绪。对可能引起患者身体感受不适的护理操作，应动作熟练、轻柔，尽可能减轻生理上的不适带来的心理痛苦。

4. 帮助患者克服依赖心理　某些患者安于患者角色，将家人的照顾视为理所当然，依赖心理成为慢性病患者身心康复的巨大障碍。护士应帮助患者淡化患者角色，实施"慢性病的自我管理"，摆脱依赖心理，尽早达到身心全面康复。

第四节　手术患者的心理特点与心理护理

手术是临床上治疗疾病的重要手段。手术对于患者是一件严重的应激事件，会导致患者出现各种心理反应。心理反应过于强烈时，会影响手术的顺利进行和术后康复进程。护

理工作者应了解手术患者的心理特点，提供有效心理护理，消除患者消极心理，保证手术顺利进行，促进患者康复。

一、手术患者的心理特点及影响因素

（一）手术前患者的心理特点及影响因素

1. 心理特点　手术作为疾病诊疗的一种手段，本身即可成为患者较强烈的应激事件。面对手术，患者的心理反应是复杂的，有对手术成功的期待，也有对手术的担心、紧张、焦虑、猜疑、抑郁，甚至是恐惧。其中，担忧和焦虑是最常见的心理反应。患者表现出紧张不安、忧心忡忡、焦躁、失眠多梦等，严重者甚至会伴有胸闷、气促、出汗等自主神经功能失调的症状。

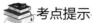 **考点提示**
手术患者最常见的心理反应是担忧和焦虑。

> **知识拓展**
>
> **术前焦虑与手术结果的关系**
>
> 术前焦虑程度与术后效果存在着倒"U"形关系：术前焦虑水平很高或很低者，术后心身反应严重且恢复缓慢；术前焦虑水平适中者，能较好适应手术和术后各种情况，术后恢复效果最好。这是因为高水平焦虑降低患者痛阈及疼痛耐受性，使其在术中及术后痛苦感受更强烈，导致对手术效果感觉不佳；术前焦虑水平低或没有焦虑的患者，因采取了回避和否认的心理应对机制，对手术缺乏应有的心理准备，影响术后康复。

2. 术前患者心理的影响因素　导致患者术前担忧和焦虑的原因很多，主要包括以下方面。

（1）对手术的安全性缺乏了解；

（2）担心手术效果；

（3）害怕疼痛；

（4）缺乏信任；

（5）其他方面，如担心手术费用、手术对生活的影响等。

（二）手术后患者的心理特点及影响因素

手术效果是影响术后患者心理的主要因素。多数患者因手术解除了病痛而心情轻松愉快。然而，手术后的躯体不适和疼痛；手术引起部分生理功能丧失和体像改变等，都会明显地影响着患者的心理。术后患者有以下心理特点。

1. 心理退化现象　手术带来的痛苦、紧张，强化了患者角色，使其感情变得脆弱、幼稚、顺从、依赖。

2. 焦虑、自卑、抑郁心理　部分患者因对术后一些正常感受和反应缺乏认识和了解，从而产生焦虑心理；有的患者术后因生理功能丧失和体像改变而自卑、抑郁，尤其是一些特殊手术，如乳房切除术、眼球摘除术等。

3. 术后持久疼痛　疼痛是一种复杂的生理心理反应。一般情况下，如果患者手术伤口愈合良好，功能恢复，而疼痛持续存在数周或更长时间，又没有躯体情况时，则成为一种

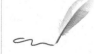

术后不良心理反应。

二、手术患者的心理护理

（一）手术前患者的心理护理

术前患者的心理状态存在个体差异性，护理工作者应采取有针对性的心理护理，减轻患者的应激反应。具体措施如下。

（1）提供有关信息。介绍医院制度、病室环境等信息，消除陌生感；对于手术复杂、危险性大、心理负担重的患者，可为其介绍手术医生的业务水平和以往手术成功的经验，让患者产生安全感。

（2）建立良好的护患关系。良好的护患关系可赢得患者及家属的信任，增强患者对手术的安全感，使患者以良好的心态配合手术，确保手术顺利进行。

（3）帮助患者获得有力的社会支持。家属在精神上和物质上给予的支持，同事、朋友及时的探视，能给患者勇气，减轻术前焦虑。

（4）保证患者充足的睡眠。提供患者舒适的睡眠环境，对明显焦虑难以入睡者，按医嘱给予药物，降低焦虑，保证睡眠。

（5）指导患者进行行为训练。针对患者手术特点指导患者进行行为训练，比如床上大小便的训练、排尿反射控制训练、咳痰训练等，在一定程度上能调节患者焦虑情绪，帮助他们增强心理应对能力。

（二）术后患者的心理护理

患者经过手术，尤其大手术，一旦从麻醉中醒来，他们迫切渴望知道自己手术的真实情况和手术效果。由于术中躯体组织受到不同程度的损伤，伤口的疼痛，以及对预后的担心，使患者心情焦躁不安。对术后患者的心理护理应做好以下几个方面。

（1）及时告知手术效果。患者醒来后，护士应及时向患者反馈手术完成情况，告知手术的效果，以便及时消除患者的疑虑。

（2）帮助患者缓解疼痛。护士应告知患者术后疼痛是一种正常反应，是暂时的，让患者有心理准备；通过引导患者听音乐、看电视等分散注意力，缓解焦虑紧张情绪，减轻疼痛；通过护理指导和训练，帮助患者掌握科学的自护方法，减轻术后活动时的伤口疼痛；对剧烈疼痛者遵医嘱应用药物缓解。

（3）帮助患者克服抑郁情绪。反复手术久治不愈、术后生活难以自理者，易出现抑郁情绪，护士应给予心理支持，鼓励和开导患者，帮助克服抑郁情绪。

（4）鼓励患者积极对待人生。手术导致生理功能损坏或外观缺失的患者，会受到巨大的心理创伤，应给予关心、照顾、支持和鼓励，并提出一些补救建议，如安装假肢、假眼球等，使患者勇敢地面对生活。

第五节　癌症患者的心理特点与心理护理

扫码"学一学"

癌症已成为严重危害人类健康的常见病、多发病，是目前主要的死亡原因之一。有关研究发现，心理社会因素与癌症发生、发展密切相关，妥善解决癌症患者的心理问题，能提高他们的生存质量。

一、癌症患者的心理特点及影响因素

癌症患者心理特点与疾病程度、病情阶段、个人认知、人格特征等因素相关。癌症患者中普遍存在的 C 型人格特征，它可促发癌症的发生。许多资料表明：忧郁、失望、悲哀等不良情绪是癌症的先兆；恶劣情绪是癌症的活化剂。

癌症一直以其高死亡率使患者产生强烈的心理反应。在疾病发生、发展、变化过程中，癌症患者的心理也在逐渐发生变迁，根据癌症的诊断、治疗和转归可将患者的心理特点划分为以下四个阶段。

（一）诊断阶段心理特点

此阶段的心理主要表现为怀疑、否认、逃避。最初得知癌症消息时，首先表现为震惊、茫然和不知所措。当震惊过后，常常通过逃避、否认、幻想等心理防卫机制来缓解诊断带来的痛苦。患者一方面不相信自己患癌症的事实，到各医院重复检查；另一方面，又担心癌症诊断被证实而惶恐不安、焦虑。

（二）确诊阶段心理特点

一旦认识患癌的客观事实，患者心理状态即开始出现新的变化，主要心理特点如下。

1. 恐惧 是恶性肿瘤患者普遍存在的情绪反应。由于人们对癌症的认识存在不同程度的片面性，普遍存在"谈癌色变"的情况，因而感到强烈的恐惧心理。

2. 愤怒与沮丧 一旦癌症被证实，有的患者产生敌对行为，将怒气转移到医护人员及亲友身上；也有的患者痛恨命运的不公、悲观、沮丧、绝望，甚至产生轻生的念头。

3. 认可和悲观 随着时间推移，患者逐渐接受患癌的事实，情绪趋于平静，但多数患者不能恢复患病前的情绪状态，出现消极悲观。

（三）治疗阶段心理特点

这时的多数患者已被迫接受癌症的事实，开始积极配合治疗与护理。此时的患者处于希望与绝望的矛盾中，任何病情变化及治疗的反应均可引起情绪上的巨大波动，此阶段的心理特点如下。

1. 侥幸与幻想 有的患者心存侥幸，寄希望于民间偏方，希望发生医学奇迹。甚至由于治病心切，陷入"病急乱投医"的误区，服用各种所谓的"神药"，耽搁正规治疗。

2. 合作与依赖 无可改变的事实迫使他们与疾病妥协，生存的欲望使他们愿意配合治疗，甚至患者角色表现得相当"出色"。此阶段的患者易产生较强的依赖性，依赖于药物和治疗，把生的希望甚至于日常生活护理全部交给医护人员。

3. 焦虑与恐惧 随着病程的发展，患者开始比早些时候更多地意识到疾病的不良预后。同时，癌症治疗所带来的各种不良反应，也给患者的心理构成很大压力。难以排遣的"病情恶化"的阴影，使患者感到严重的焦虑和恐惧。

4. 抑郁与绝望 患者对医生的治疗表现出极大的希望，一旦希望落空，患者会陷入极度的抑郁和绝望之中，甚至丧失治疗的信心和生活的勇气。

5. 消极拒医 部分患者担心癌症治疗会对个人形象和家庭生活造成不良影响，从而出现消极拒医的心理与行为。

（四）康复与转归阶段心理特点

随着病程的推进，有的患者通过治疗护理逐渐康复，开始适应以后的生活；有的患者能够带病保持积极乐观心态，努力享受生活；有的患者因沉溺于患者角色，表现为行为退缩，不愿与人交往；还有的患者由于癌症的复发、转移和疼痛，丧失治疗的勇气和信心，消极、被动等待死亡，甚至出现自杀行为。

二、癌症患者的心理护理

癌症患者的消极心理反应的表现形式及程度千差万别，但都可归因于人本能的畏惧死亡。癌症患者的心理活动、情绪好坏、生活态度对病症的转归与康复密切相关。因此，护理工作者应了解癌症患者的心理特点，采取有针对性的心理护理措施。

（一）诊断阶段

护理工作者应对患者的怀疑、否认和逃避的情绪反应表示理解，暂时不要打破患者的心理防卫机制，要关心、同情、理解患者，给予其积极的情感支持。

（二）确诊阶段

1. 慎重告知 诊断对已确诊为癌症的患者，应根据患者的人格特征、应对方式及病情程度，慎重决定如何告知患者真相。

2. 纠正错误认知 应加强癌症科普知识的宣教，使患者认识癌症虽是严重威胁人类健康的疾病，但只要早发现、早诊断、早治疗，保持积极的心态，还是有可能治愈的；即使不能完全治愈，也可提高生存质量。

3. 给予积极的心理支持 大量研究表明，正确认识癌症，保持良好心态的癌症患者，5年生存率显著提高。护理工作者应给予积极暗示，利用家属、亲朋好友的支持和现身说法者的榜样力量，让患者感到希望，提高战胜疾病的勇气和信心。

（三）治疗阶段

1. 进行心理疏导 指导患者通过听音乐、静思、放松心身的行为方式，改善焦虑和抑郁等不良情绪。

2. 减轻疼痛 由于疼痛可以加剧患者心身交互影响的恶性循环，因此，处理原则首先是要采用各种措施减轻和消除疼痛，同时处理疼痛出现的心理问题。

3. 争取社会支持 鼓励家属、同事和朋友给予患者积极支持，鼓励患者参加"抗癌俱乐部"等组织，融入社会。

4. 榜样示范 通过组织"抗癌明星"与患者交流与讨论，使患者从"明星"的现身说法中获得巨大的心理支持和情感鼓励，增强治疗的信心。

知 识 拓 展

三阶梯镇痛法简化为二阶梯镇痛法

世界卫生组织癌痛三级阶梯镇痛法中第二级阶梯应用的最初理由是：30年前许多国家不生产吗啡和（或）不能有效购买到吗啡。第二级阶梯鼓励医生应用容易获得的镇痛药物。强阿片类与弱阿片类相比，低剂量吗啡的镇痛效能更强，且作用时间更快。因此，现在许多容易得到吗啡的国家，已简化三阶梯镇痛疗法为二阶梯镇痛疗法：越过先前的第二级阶梯，直接从第一级阶梯上调进入第三级阶梯，这已经成为成人和儿童的标准临床镇痛实践方法。

（四）康复与转归阶段

和谐的人际关系、良好的家庭和社会支持是癌症患者改善不良情绪、回归社会的信心来源。护理工作者应鼓励患者采取有效应对方式，重建生活；积极参加社会活动，如抗癌社团，回归社会；对于濒临死亡的患者，给予心理支持和安慰，实施临终关怀，维护患者的尊严。

第六节　临终患者的心理特点与心理护理

扫码"学一学"

临终是指生命过程即将终结。临终患者面对即将结束的人生，难免感到悲伤和痛苦，有着特殊的心理反应。护理工作者应了解其心理特点，采取相应的心理护理措施，使患者在生命最后阶段能平稳、安详、无痛苦、有尊严地走向终点。同时对临终患者家属给予心理支持，减轻家属的悲痛情绪。

一、临终患者的心理特点及影响因素

（一）临终患者心理特点

在临终期，由于患者直接面临着死亡的威胁，这一巨大的心理应激，使其心理状态与一般患者有明显的不同。大多数临终患者心理活动变化分为以下五个阶段。

1. 否认期　患者不承认即将离开人世的事实，心理尚未做好接受疾病严重后果的准备，"不，这不会是我，那不是真的"，这是患者面临死亡首先产生的心理反应。

2. 愤怒期　噩耗被证实，患者不再坚持否认态度，而表现出愤怒、怨恨，抱怨命运不公，对周围的人产生敌视的态度，很容易因一些小事向他人发怒。

3. 协议期　此阶段患者承认和接受疾病的事实，开始理智地考虑一些现实问题，为了延长生命，提出许多承诺作为交换条件。这时患者对治疗抱有希望，能顺从地接受治疗，积极配合护理。

4. 抑郁期　当患者发现身体状况日益恶化，意识到治疗无望，自己日益接近死亡，会有强烈的失落感，表现悲伤、退缩、情绪低落、沉默寡言。

5. 接受期　接受期是临终患者的最后阶段。患者心情平静，接受即将死亡的事实。有的患者以平和的心态等待死亡的到来，有的患者因为疼痛难忍而求速死。

（二）临终患者心理影响因素

1. 人格特点　人格影响认知水平和应对方式，不同人格特质临终患者对临终的重大打击的承受能力不同，应对策略不同，其心理行为反应也因人而异。

2. 疾病情况　临终患者随着治疗的进行，疾病的程度会发生变化，病情加重时经受病痛对身体和精神的双重折磨，会悲观、绝望、丧失信心；病情稳定时，痛苦减轻，患者心情好转，又会燃起生存的希望。

3. 家属态度　家属对临终患者治疗与照顾的态度若是积极主动的，会给患者带来欣慰感、满足感，提高患者的生存质量；反之，家属放弃的态度就会加重患者痛苦程度，并加快死亡步伐。

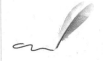

二、临终患者的心理护理

（一）临终关怀与临终患者的心理护理

护理工作者应根据临终患者不同阶段的心理特点，采取相应的心理护理措施，最大限度地帮助患者减轻痛苦，提高生存质量，使其平静、有尊严地离开人间。

1. 否认期患者 护理人员应始终保持真诚的态度，不要轻易揭穿患者的防卫机制，注意医护人员和家属言语要保持一致；在与患者交谈中使患者逐步正视自己的病情，面对现实。

2. 愤怒期患者 宽容和接纳是对此期患者最好的照顾。应理解患者的内心感受，疏导患者情绪；劝说家属不要计较与难过、应给予患者宽容、关爱、理解与支持。

3. 协议期患者 此期患者开始接受事实，主动配合医护人员治疗。要充分利用患者的这种心理特点，调动患者的积极性，更好地配合治疗。

4. 抑郁期患者 抑郁期患者已知道自己所剩时间不多，表现极度伤感，甚至哭泣，大多数患者在这个时候希望多见亲戚朋友，得到更多人的同情和关心。此期要注意密切观察患者的行为变化，预防自杀倾向。

5. 接受期患者 此期患者心理虽已消除恐惧，但心身处于极度衰竭状态。护理工作者要提供舒适的环境，减少外界干扰，加强生活护理；帮助患者了却心愿，尊重其选择，使患者安详、平静地走向生命的终点。

（二）临终患者家属的心理护理

在患者即将辞世时，家属情绪上的纷乱和悲痛是巨大的。在护理临终患者的同时，还要注意做好家属的心理支持，积极引导，减轻其悲痛情绪。解释生老病死是谁也无法抗拒的自然规律，劝导节哀顺变；指导家属照料患者的生活，在照料亲人中获得心理慰藉；避免家属因过度悲伤带来不必要的负面影响。

本章小结

通过本章的学习，可了解了不同种类患者的心理特点，增进了对不同患者心理的认知，掌握了针对不同种类患者的心理护理技能。帮助患者化解心理问题，提高整体护理能力，促进患者身体早日康复。

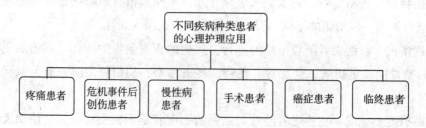

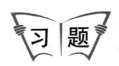

一、选择题

【A1/A2 型题】

1. 影响疼痛的心理因素不包括
   A. 情绪状态　　　　　B. 暗示　　　　　　　C. 经济因素
   D. 人格特征　　　　　E. 认知评价

2. 手术患者术前最常见的心理反应是
   A. 抑郁、恐惧　　　　B. 愤怒、敌对　　　　C. 担心、焦虑
   D. 敏感、猜疑　　　　E. 过度依赖

3. 有关术前焦虑的程度与手术效果的关系，正确的说法是
   A. 无焦虑者手术效果最好
   B. 轻度焦虑者手术效果较好
   C. 严重焦虑者手术效果最差
   D. 过度焦虑者不用服药，避免影响手术效果
   E. 对手术满不在乎，有助于手术的顺利进行

4. 下列不属于创伤后应激障碍的症状是
   A. 警惕性增高　　　　B. 闯入体验　　　　　C. 回避
   D. 过度焦虑　　　　　E. 负罪感

5. 濒死期患者临终阶段的心理反应，一般排列顺序为
   A. 否认期、抑郁期、协议期、愤怒期、接受期
   B. 否认期、协议期、愤怒期、接受期、抑郁期
   C. 否认期、愤怒期、协议期、抑郁期、接受期
   D. 抑郁期、愤怒期、否认期、协议期、接受期
   E. 抑郁期、否认期、愤怒期、协议期、接受期

6. 慢性病患者疾病难以治愈，病程长、疾病反复发作，同时还面临着病情加重和并发症的威胁，最常见的心理问题是
   A. 紧张焦虑　　　　　B. 悲观厌世　　　　　C. 揣测多疑
   D. 恐惧担心　　　　　E. 愤怒不满

7. 当一个人真的意识到病情严重，初次感到死亡的威胁时，典型的反应是
   A. 感到抑郁，无精打采　　　　　　B. 感到愤怒，无端指责他人
   C. 感到震惊，并否认疾病　　　　　D. 接受事实，顺其自然
   E. 积极配合治疗，寻找可能的补救办法

8. 当外科手术不得不摘除某些器官时，心理护理应着重进行
   A. 多做解释，说明做手术的意义
   B. 生活上多给予照顾
   C. 协作训练，提高生活自理能力，提升信心

D. 多给予安慰和同情

E. 什么都不说，让他安心养病

9. 患者男性，69 岁，胰腺癌晚期，病情日趋恶化，患者情绪低落，要求见好友，并急于交代后事，此时患者心理反应处于

A. 抑郁期　　　　　　　B. 愤怒期　　　　　　　C. 否认期

D. 协议期　　　　　　　E. 接受期

10. 刘阿姨，70 岁，患高血压十余年，一个多月前开始出现胸闷、心前区疼痛，近日疼痛加剧、变频，去医院检查确诊为冠心病。患者焦虑明显，对她进行心理护理的以下哪项措施不对

A. 首先要建立良好的护患关系，取得患者信任

B. 帮助患者认识焦虑

C. 使用放松技术

D. 一旦出现焦虑，应给予抗焦虑药物

E. 多加安慰，稳定情绪

二、思考题

谢先生，63 岁，肺癌晚期，消瘦、贫血，身体极度衰弱。最近住入临终关怀病房后，情绪异常，烦躁不安，暴躁易怒，事事不合心意，不讲道理。抱怨家人不关心自己，指责医护人员不尽力，不配合治疗护理。

请问：

（1）患者的心理反应属于哪个阶段？

（2）针对患者的心理反应，护理工作者应当如何做好心理护理？

扫码"练一练"

参考答案

第一章

1. ADE	2. A	3. ABC	4. E	5. A
6. ABC	7. BCDE	8. A	9. A	10. ABC

第二章

1. C	2. B	3. B	4. E	5. B
6. D	7. C	8. B	9. A	10. E
11. D	12. E	13. B		

第三章

1. A	2. B	3. C	4. D	5. A
6. B	7. B	8. ABCE	9. AB	10. B

第四章

1. C	2. A	3. B	4. D	5. B
6. A	7. ABC	8. ABCD	9. ACD	10. ABCD

第五章

1. A	2. A	3. C	4. E	5. B
6. B	7. E	8. A	9. B	10. C
11. E	12. A	13. B	14. C	15. B
16. A	17. D	18. D	19. E	20. C
21. B	22. E	23. E	24. B	25. D
26. B	27. A			

第六章

1. C	2. A	3. B	4. B	5. B
6. A	7. D	8. D	9. E	10. E
11. C	12. E			

第七章

1. C	2. B	3. C	4. E	5. C
6. D	7. C	8. B	9. C	10. D

第八章

1. B	2. D	3. C	4. A	5. D
6. C	7. E	8. C	9. C	10. B
11. E	12. C			

第九章

1. C   2. E   3. ABCD   4. ABCD   5. C

第十章

1. C   2. C   3. B   4. D   5. C

6. A   7. A   8. C   9. A   10. D

参考文献

[1] 钱明，周英．护理心理学［M］．北京：人民军医出版社，2012.

[2] 刘晓虹．护理心理［M］．上海：复旦大学出版社，2015.

[3] 崔巧玲，孙立波，刘瑞海．护理心理学［M］．武汉：华中科技大学出版社，2012.

[4] 沈键．护理心理学［M］．上海：同济大学出版社，2013.

[5] 周丽娟．临床心理护理指导手册［M］．北京：人民军医出版社，2015.

[6] Robert Twycross，Andrew Wilcock．引领姑息关怀［M］．李金祥主译．北京：人民卫生出版社，2017.

[7] 王辉．护理心理学［M］．北京：化学工业出版社，2014.

[8] 钟志兵．护理心理［M］．北京：中国医药科技出版社，2016.

[9] 李正姐．护理心理学［M］．北京：中国医药科技出版社，2015.

[10] 雷秀雅．心理咨询与治疗［M］．北京：清华大学出版社，2010.

[11] 李丽华．护理心理［M］．北京：人民卫生出版社，2014.

[12] 陈燕．护理心理学［M］．广州：暨南大学出版社，2014.

[13] 杨艳杰．护理心理学［M］．北京：人民卫生出版社，2012.

[14] 王辉，吕薇．护理心理学［M］．大连：大连理工大学出版社，2013.

[15] 赵小玉．护理心理学［M］．北京：中国协和医科大学出版社，2012.

[16] 杭荣华，刘新民．护理心理学［M］．合肥：中国科学技术出版社，2013.

[17] 吴斌．护理心理［M］．北京：科学出版社，2013.

[18] 曹枫林．护理心理学［M］．北京：人民卫生出版社，2013.

[19] 戴小阳．常用心理评估量表手册［M］．北京：人民军医出版社，2012.

[20] 姜乾金．医学心理学［M］．北京：人民卫生出版社，2005.

[21] 钟友彬，张坚学，康成俊．心理咨询与心理治疗［M］．北京：人民卫生出版社，2011.

[22] 蒋小剑．护理心理学［M］．长沙：中南大学出版社，2011.

[23] 孙学礼．医学心理学［M］．成都：四川大学出版社，2003.